AF501999

Paris, 15 *décembre* 1859.

MONSIEUR,

J'ai l'honneur de vous adresser la première feuille d'un ouvrage du docteur Comet, dont je suis éditeur. Un prospectus ne vous aurait pas fait aussi bien connaître le sujet traité et le but que se propose l'auteur.

Vous trouverez, Monsieur, dans la lettre de l'auteur à l'éditeur, des renseignements sur le mode de souscription adopté pour la publication de l'ouvrage en douze livraisons mensuelles sous couverture, que les souscripteurs recevront chaque mois franches de port par la poste au domicile indiqué. Des titres, une table des matières et une couverture de couleur, imprimée, seront adressés à la fin de l'année pour brocher le volume.

La première livraison paraîtra le 5 janvier.

Le prix de la souscription est de six francs qu'il faut adresser à l'éditeur, avec la demande, en un mandat ou en timbres de poste, à la librairie de M. Plon, imprimeur-éditeur, rue Garancière, 8, à Paris.

J'ai l'honneur d'être, Monsieur,

Votre très-humble et très-obéissant serviteur,

H. PLON.

P. S. Ayez l'obligeance de communiquer la feuille ci-jointe, après l'avoir lue, aux personnes que le sujet pourrait intéresser.

LA VÉRITÉ

AUX MÉDECINS ET AUX GENS DU MONDE

SUR

LE DIAGNOSTIC ET LA THÉRAPEUTIQUE DES MALADIES,

ÉCLAIRÉS PAR LE SOMNAMBULISME NATUREL LUCIDE.

DE LA CATALEPSIE,

OBSERVATIONS DE FACULTÉS SURNATURELLES

DE CLAIRVOYANCE, D'INTUITION, DE PRÉVISION ET D'EXTASE.

DU MAGNÉTISME ANIMAL ET DE SES EFFETS,

Instruction pratique sur son application au traitement des maladies.

PAR LE DOCTEUR COMET,

Chevalier de la Légion d'honneur, ancien professeur d'Anatomie physiologique, membre de plusieurs Sociétés savantes, etc.

PARIS

HENRI PLON, LIBRAIRE-ÉDITEUR,

RUE GARANCIÈRE, 8.

1861

LA VÉRITÉ

AUX MÉDECINS ET AUX GENS DU MONDE.

PARIS. — TYPOGRAPHIE DE HENRI PLON
RUE GARANCIÈRE, 8.

LA VÉRITÉ

AUX MÉDECINS ET AUX GENS DU MONDE

SUR

LE DIAGNOSTIC ET LA THÉRAPEUTIQUE DES MALADIES,

ÉCLAIRÉS PAR LE

SOMNAMBULISME NATUREL LUCIDE.

DE LA CATALEPSIE,

OBSERVATIONS DE FACULTÉS SURNATURELLES DE CLAIRVOYANCE, D'INTUITION, DE PRÉVISION ET D'EXTASE.

DU MAGNÉTISME ANIMAL ET DE SES EFFETS,

Instruction pratique sur son application au traitement des maladies.

PAR LE DOCTEUR COMET,
Chevalier de la Légion d'honneur, ancien professeur d'Anatomie physiologique,
membre de plusieurs Sociétés savantes, etc.

PARIS
HENRI PLON, LIBRAIRE-ÉDITEUR,
RUE GARANCIÈRE, 8.

—

1861
1860

LA VÉRITÉ

AUX MÉDECINS ET AUX GENS DU MONDE

SUR

LE DIAGNOSTIC ET LA THÉRAPEUTIQUE DES MALADIES,

ÉCLAIRÉS PAR

LE SOMNAMBULISME NATUREL LUCIDE.

OBSERVATIONS DE FACULTÉS SURNATURELLES

DE CLAIRVOYANCE, D'INTUITION ET D'EXTASE, DÉVOLUES A QUELQUES INDIVIDUS DANS L'ÉTAT DE SANTÉ ET DE MALADIE.

OPINION RAISONNÉE SUR

LE MAGNÉTISME ANIMAL ET SES EFFETS

PAR LE DOCTEUR COMET,
Chevalier de la Légion d'honneur,
fondateur de l'*Abeille médicale*, et rédacteur de ce journal jusqu'en 1856, etc.

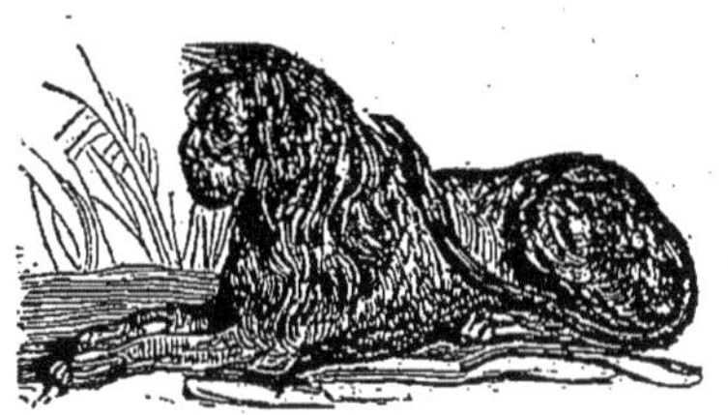

PARIS
HENRI PLON, IMPRIMEUR-ÉDITEUR,
RUE GARANCIÈRE, 8.

1860

PARIS. — TYPOGRAPHIE DE HENRI PLON
RUE GARANCIÈRE, 8.

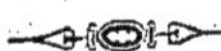

L'AUTEUR A L'ÉDITEUR,

POUR SERVIR D'AVIS AUX LECTEURS.

MON CHER MONSIEUR PLON,

En ma qualité de médecin, à mon âge, pour prendre congé utilement et honorablement du monde, je suis décidé, comme je vous en ai parlé l'an dernier, à entreprendre une publication sérieuse que des circonstances que je dois seulement qualifier d'extraordinaires m'ont mis à même de mener à bonne fin.

D'abord j'ai voulu attendre que le temps ait calmé la profonde émotion que ma longue et douloureuse étude m'a causée. Mes larmes auraient effacé mes lignes. Le sujet à traiter me laissera toujours bien assez de souvenirs pénibles de l'existence mystique à laquelle j'ai assisté, pendant plus de seize ans, tour à tour consterné, rassuré, puis épouvanté et rempli d'angoisses, par les communications d'*outre-vie* qui m'étaient faites par ma chère *malade*.

Puis je voulais faire un livre tout de vérité. Comment en coordonner, classer, diviser les matières? Mon sujet ne se prêtait pas à cette disposition méthodique. Je voulais être concis; je l'eusse été trop en procédant comme je me le proposais. Il est indispensable que tout ce que j'ai de bon à faire connaître soit nettement exposé, mais suffisamment développé. Mon cadre était trop étroit. En définitive, je reconnus qu'il ne m'était pas possible de m'astreindre à un plan quelconque. Il faut une liberté entière d'allure, pour témoigner d'une chose sincèrement et complétement. Il faut dire et redire parfois, sans se répéter fastidieusement sans doute, ce qui doit servir à corroborer une vérité qui sans cela aurait pu ne pas assez pénétrer le lecteur.

Qui sait, en outre, si, pendant le cours de la publication d'un ouvrage de cette nature, une question, une objection, une communication ne pourraient pas m'être utilement faites ? Tant de médecins ont assisté à la manifestation des faits que j'ai à exposer! Et encore une critique, plus ou moins juste, mon livre étant achevé, pourrait venir ternir ou voiler la vérité que j'aurais mise en lumière; il faut pouvoir la défendre et la faire briller de nouveau.

C'est une œuvre consciencieuse et méritante non par la forme, mais par le fond, que je tiens à entreprendre. Vous savez bien, mon cher Monsieur Plon, que ce n'est pas une spéculation, puisque je n'ai pas voulu éditer moi-même mon livre. Je n'ai plus et ne veux plus avoir d'intérêts matériels à soigner ou à espérer. Ce n'est pas non plus un travail de satisfaction d'amour-propre que je désire faire, puisqu'il ne sera pas de nature à m'attirer les éloges bien empressés des savants; au contraire, je m'attends à bien des sarcasmes et à beaucoup d'imputations peu charitables pour être venu, après mon long silence, traiter avec plus d'autorité que bien d'autres une question médicale des plus irritantes. C'est un devoir que j'avais à remplir, et auquel je n'ai pas voulu me soustraire *quand même*.

Pour le monde, il ne m'importe pas davantage d'obtenir son suffrage; je ne veux plus avoir de rapports avec lui que par ma publication. Je sais que je sème au milieu des rochers, mais la vérité germe partout.

Ce n'est donc pas un livre proprement dit qu'il nous faut faire, mon cher Monsieur Plon, mais un Recueil paraissant par livraisons mensuelles. C'est le seul mode de publication qui puisse me permettre de poursuivre ma tâche dans des conditions de tous points favorables. Les faits pourront être successivement présentés sans fatiguer le lecteur, et porteront leur lumière avec eux.

Il ne faut pas que le prix de ce Recueil soit élevé au-dessus de celui d'un volume in-8° ordinaire, que les douze livraisons annuelles formeront avec les titres et tables des matières, soit six francs par souscription, franc de port par la poste.

Cette publication durera-t-elle plus d'un an? — Deux ans, trois ans? Je ne sais pas; mais tout l'indispensable sera renfermé dans le premier volume, achevé en 1860. Je ne veux pas engager au delà l'avenir ni moi-même, personne ne pouvant me suppléer dans mon travail. Nous verrons bien ce qu'il sera possible, bon et utile de faire avant l'expiration de la première année, et alors nous en aviserons nos souscripteurs.

Votre bien dévoué,

Le Docteur Comet.

INTRODUCTION.

La vérité *consiste à énoncer ce qui est, tel qu'il est.*

Ce n'est pas la première fois que nous proclamons devant nos confrères cet axiome incontestable qui renferme la meilleure définition de la vérité, surtout en matière de science.

En médecine, comme en toute autre science, il y a des vérités d'ordres différents. Le récit des faits et le caractère connu de l'observateur rentrent dans la vérité historique et morale; les inductions tirées des faits appartiennent aux vérités métaphysiques; les appréciations qu'on en fait sont du domaine des vérités logiques; enfin les résultats obtenus et constatés sont l'expression de la vérité pratique.

Il semblerait donc que rien ne devrait être plus facile que d'arriver en médecine à trouver la vérité, c'est-à-dire la certitude scientifique et pratique. Depuis qu'on recueille des observations, qu'on les commente, qu'elles dirigent la pratique de l'art, et que chaque praticien énumère les résultats qu'il obtient, nous devrions posséder une masse énorme de vérités, et nos livres actuellement ne devraient plus contenir ni des collections de faits ni des discussions dogmatiques, mais seulement de simples propositions, des aphorismes, des sentences, des lois simplement formulées.

Nous sommes bien loin d'en être arrivés là, même pour ce qui a été le mieux observé et discuté : le diagnostic et la thérapeutique des maladies. Dans quels ténèbres n'a-t-on pas dû rester plongé sur la question si généralement dédaignée du somnambulisme *naturel* lucide, ou des effets du magnétisme animal? Jusqu'à présent on n'a rien fait qu'affirmer ou nier. On n'a pas même voulu observer, on n'a pas pu discuter; on a seulement disputé avec passion.

C'est qu'aussi avant de procéder à la manifestation de la vérité en quelque recherche que ce soit, il est de la plus haute importance de se bien rendre compte des dispositions naturelles de son esprit. Quelque question que l'on veuille examiner, quelque point de la science que l'on veuille étudier, il est absolument nécessaire de se demander : Que sais-je là-dessus? Comment sais-je? Quelles raisons ai-je de savoir? Si après cette espèce d'examen de conscience on arrive à se convaincre que l'on ne possède que des notions vagues et confuses, que ces notions ont été acquises par des études incomplètes, et que les raisons de croire sont insuffisantes, il faut sans délai tâcher d'oublier ce qu'on ne sait qu'imparfaitement, car on n'a acquis qu'un préjugé scientifique.

Il vaut mieux ne pas savoir que savoir mal, et c'est un grave tort que de s'évertuer pour n'arriver qu'à compromettre une bonne cause par des faits et des arguments insuffisants pour la soutenir. La condition la plus heureuse pour se livrer à un travail fructueux, serait de n'avoir aucune idée préconçue sur le sujet qu'on veut élucider. Rien n'est plus difficile que d'extirper un préjugé chez les autres comme chez soi-même.

Et ce n'est pas tout que d'être exempt de préjugés; il faut encore n'avoir aucun intérêt moral ou matériel à faire prévaloir telle ou telle opinion; il faut que le résultat auquel on arrivera, quel qu'il soit, vous trouve complétement indifférent, ou que vous n'en éprouviez d'autre satisfaction ni d'autre avantage que ce que l'on ressent par l'accomplissement d'une chose honnête et utile.

Ces préceptes, quelque rigoureux qu'ils paraissent et de quelque difficulté que soit leur application, sont cependant la condition indispensable de toute bonne méthode philosophique. L'histoire des erreurs de l'esprit humain prouve surabondamment leur justesse. Qui ne sait avec quelle facilité on fait tout converger vers une idée favorite? La plupart des grands théoriciens ne sont-ils pas partis d'une opinion préconçue pour édifier leurs systèmes? Ne se sont-ils pas tous armés des mêmes moyens de défense? n'ont-ils pas tous invoqué les faits, et souvent les mêmes, pour étayer leurs diverses doctrines? En quoi différaient-ils seulement? Dans l'interprétation des faits, qu'ils étaient résolus d'avance à faire parler non pas d'après la conviction que ces faits avaient apportée dans leur esprit, mais dans l'intérêt exclusif de leur système préconçu.

Pour l'honneur de notre science, il est juste de dire que ce n'est pas seulement aux médecins que ce reproche s'adresse. Dans toutes les branches des connaissances humaines, on retrouve ce penchant, et il faut qu'il soit bien irrésistible pour que les esprits les mieux trempés, les intelligences les plus fécondes et les plus vigoureuses n'aient pu s'y soustraire. Ainsi donc, esprit libre de préjugés et sans préoccupation d'intérêt quelconque, telle est la condition nécessaire pour celui qui veut se livrer avec fruit à la recherche de la vérité.

Puisque, ainsi que nous l'avons énoncé, plusieurs sortes de vérités composent la *vérité absolue*, dans quelque partie de science d'où l'on veuille la faire surgir; nous devons nous servir avec avantage de l'ordre que nous allons adopter : Vérités de fait; vérités d'induction; vérités d'application; vérités de résultat.

Placé sous l'empire des principes ci-dessus posés et dont nous sommes fermement pénétré, nous allons entrer en matière après une courte profession de foi nécessaire, en raison de la spécialité du sujet que nous avons à traiter. Nous nous soumettons entièrement et volontiers aux conditions d'une loi imposée par Bordeu, d'illustre mémoire, à tous les révélateurs scientifiques.

Voici les paroles textuelles du législateur : « L'ob-» servateur, ou celui qui pourrait fournir des obser-» vations bien faites, ne serait point celui qui se con-» tenterait de dire : *J'ai vu, j'ai fait, j'ai observé;* » formules avilies aujourd'hui par le grand nombre » d'aveugles de naissance qui les emploient. Il fau-» drait que l'observateur pût prouver ce qu'il a vu » par des pièces justificatives, et qu'il démontrât ce » qu'il a vu et su voir en tel temps ; ce serait le seul » moyen de convaincre les pyrrhoniens, qui n'ont que » trop le droit de vous dire : *Où avez-vous vu? Com-» ment avez-vous vu?* Et qui plus est encore : *De quel » droit croyez-vous avoir vu? Qui vous a dit que vous » avez vu?* »

NOUVEAU MOYEN DE MAGNÉTISATION.

En ce moment des faits étranges, résultant d'expériences faites dans les hôpitaux, sont simultanément communiqués aux Académies des sciences et de médecine.

Nous pensons devoir en consigner ici un court résumé. Plus tard nous signalerons avec détails les expériences faites et les résultats obtenus. Nous étudierons avec soin ce qu'on se borne maintenant à appeler une *méthode d'anesthésie hypnotique*, et que nous considérons comme une action magnétique de la plus haute puissance connue.

On lit dans la *Gazette des hôpitaux* du 8 décembre 1859 : « M. Velpeau a communiqué hier à la séance de l'Institut le ré-» sultat d'expériences nouvelles faites dans le but de provoquer

» l'anesthésie chirurgicale. Cette méthode, importée tout récem-
» ment à Paris par M. Azam, professeur suppléant à l'École de
» médecine de Bordeaux, et employée par M. Broca auquel il
» l'avait communiquée dans le service de M. Follin, à Necker, a
» produit des résultats très-remarquables. M. Follin a pu prati-
» quer une opération douloureuse, l'incision d'un vaste abcès de
» la marge de l'anus chez une femme d'une pusillanimité exces-
» sive, sans qu'elle en ait eu conscience, l'opération ayant été
» faite pendant un sommeil anesthésique des plus profonds, qui a
» duré environ dix minutes. Trois fois sur quatre, dans le même
» service, on a pu obtenir le même jour les phénomènes d'anes-
» thésie et de *catalepsie provoquée*, annoncés par M. Azam.

» Cette méthode n'est pas nouvelle : elle a été instituée en An-
» gleterre dès 1842, par M. Braid; mais elle était tombée depuis
» dans l'oubli. Voici en quoi elle consiste :

» On place à sept ou huit pouces au-dessus du front de la per-
» sonne qu'on veut endormir, un objet brillant (1) qu'on l'en-
» gage à fixer. Il ne tarde pas à se produire, par suite de cette
» fixité du regard, un strabisme convergent et supérieur. Bien-
» tôt, quelques précautions accessoires aidant, le sujet éprouve
» d'abord une grande fatigue, puis après un laps de temps va-
» riable de deux ou trois minutes, la pupille se dilate et se con-
» tracte alternativement, les paupières vacillent et le malade perd
» doucement connaissance. Alors survient une période d'anes-
» thésie qui dure de trois à douze minutes environ. Pendant cette
» période les membres sont en *catalepsie*. Après l'anesthésie sur-
» vient une hyperesthésie de tous les sens, surtout du sens de
» la température. Il serait trop long d'énumérer ici tous les phé-
» nomènes physiologiques qui se produisent dans cette circon-
» stance. Qu'il nous suffise de dire que le moyen pour réveiller
» le malade est des plus simples. Il consiste à souffler vivement
» sur les paupières ou à les frictionner avec les doigts. Le ma-
» lade s'éveille rapidement, sans conscience ni souvenir de ce
» qui s'est passé. »

On nous assure qu'en faisant sa communication à l'Académie des sciences, M. Velpeau n'a pas craint de dire : « Voilà qui » touche de bien près à la réalité du magnétisme animal. » D[r] C.

(1) On s'est servi avec le même résultat, d'une spatule, d'une paire de ciseaux; plus tard on se servira peut-être de tout autre corps ou d'un doigt seulement.

LA VÉRITÉ

AUX MÉDECINS ET AUX GENS DU MONDE

SUR

LE DIAGNOSTIC ET LA THÉRAPEUTIQUE DES MALADIES,

ÉCLAIRÉS PAR LE

SOMNAMBULISME NATUREL LUCIDE.

La Vérité sur cet état particulier de la vie humaine qui a été désigné sous diverses appellations toutes fausses (somnambulisme lucide, facultés de clairvoyance, d'intuition, d'extase), mais que j'ai adoptées pour mieux fixer l'attention du lecteur et en être mieux compris; la *vérité* sur cet état de la vie humaine qui se manifeste par des facultés surnaturelles intimes et psychiques, suis-je dans le cas sinon de la démontrer, au moins de l'exposer, de l'établir par des faits exacts, aussi authentiques que possible, multipliés, observés, étudiés et recueillis dans des circonstances excluant toute supercherie? Enfin ces faits se sont-ils produits exempts d'erreur et d'une manière assez continue pour qu'ils puissent être considérés, par les esprits les plus sévères, comme suffisamment concluants?

J'ai le droit de répondre hautement, OUI, et sans hésitation, comme le témoin sincère appelé par la justice à dire, sous serment, devant Dieu et devant les hommes, *la vérité, toute la vérité, rien que la vérité...* Je le jure!

Jusqu'en 1838, je ne pouvais, comme le plus grand nombre de mes confrères, ajouter la moindre créance à l'existence de la clairvoyance dans l'état dit de *somnambulisme lucide.* Je riais et je me moquais comme eux de la crédulité des adeptes.

J'avais, comme la plupart des médecins qui ne sont pas disposés à croire ce qu'ils n'ont pas vu, touché, analysé ou systématisé, une connaissance insuffisante des faits sur lesquels on appuyait la réalité de l'*état lucide.* Néanmoins, sans confondre absolument ces faits avec l'état *somnambulique physiologique* généralement admis, je ne les en détachais pas entièrement, pour ma plus grande liberté à rester dans l'incrédulité.

Les manifestations surnaturelles que j'ai à relater se sont toutes produites *spontanément,* à l'abri de toute manœuvre de nature à les déterminer; mais ce qui a beaucoup influé sur l'insouciance, le mépris même des médecins pour tout ce qui se rattache aux effets du *magnétisme animal,* dont il n'est du reste pas question dans l'observation que je dois tout d'abord présenter comme base fondamentale de ce travail, c'est que pour fixer l'attention d'un médecin sur un fait surnaturel psychique ou vital, il faut avant tout lui montrer un *malade;* alors il consent à examiner le patient pour trouver la cause morbide ou plutôt l'état pathologique, parce que selon lui il ne peut s'agir que d'une lésion organique ou fonctionnelle produisant un trouble simulant, en l'exagérant, l'expression d'une faculté déjà existante.

Tout ce qui ne peut s'expliquer selon la théorie des organiciens, qui ne permettent pas qu'on les appelle matérialistes, n'est que l'expression d'un cauchemar, d'une rêverie, d'une sotte crédulité ou de la jonglerie.

Les prophètes révélateurs, le Christ même, reviendraient parmi les hommes, les esprits forts répondraient à ceux qui leur parleraient des prédictions et des miracles accomplis : « Ce sont des malades ou des » fourbes. »

Comment se fait-il que les médecins consentent à admettre des effets surnaturels produits par une lésion des organes ou un trouble profond des fonctions organiques, et qu'ils déclarent ces effets impossibles par une suractivité normale ou accidentelle des facultés de l'âme? Il y a cependant peu de médecins qui ne croient pas ou qui osent avouer qu'ils ne croient pas au souffle divin de vie, à l'âme; mais il leur faut absolument la *maladie* pour développer au delà de l'état ordinaire ce que, dans cet état ordinaire, on n'obtient que par l'intégrité organique et fonctionnelle des appareils qui constituent l'être vivant en parfaite santé et jouissant complétement de ses facultés de tout ordre.

Donc, voici un point très-important à examiner dans la question dite du *somnambulisme lucide* : ce mode anormal de la vie est-il compatible avec l'état de santé, ou n'est-il que l'expression de l'altération ou du trouble fonctionnel de certains organes, leur cri de souffrance? On peut poser le problème en ces termes : Les facultés surnaturelles de clairvoyance, d'intuition, d'extase, selon les termes en usage, sont-elles compatibles avec l'état de santé, ou ne sont-elles qu'un effet de maladies apparentes ou latentes, sous l'influence desquelles ces facultés surnaturelles se développent? Tout d'abord et sans effort, il vient à l'esprit cette objection concluante : Si pour la manifestation complète des facultés dont l'homme est naturellement en possession, il est bien avéré qu'il est indispensable que ses organes et leurs fonctions se trouvent dans un état d'intégrité parfaite; qu'au contraire la maladie, et souvent même la plus légère cause de trouble fonctionnel, physique ou moral, met obstacle chez l'homme au libre exercice de ses facultés et parfois les pervertit; comment peut-on logiquement attribuer à une cause morbide, permanente ou périodique, un développement surnaturel de ces mêmes facultés portées au delà de leur plus haute puissance? à tel point même qu'il n'est plus possible d'en distinguer l'expression humaine, et qu'on est entraîné à les confondre avec les attributs d'essence divine?

Mais il me faut avant tout exposer les faits, et pour que le témoignage que je vais rendre à la vérité sur ceux de ces faits qui sont arrivés à ma parfaite connaissance soit solidement établi; pour écarter d'avance tout soupçon d'exagération dans mon récit, d'influences particulières ou d'opinions médicales préconçues, de croyances préexistantes qui auraient pu porter la fascination dans mon esprit, je vais faire connaître la situation exceptionnelle, je peux même dire unique, où je me suis trouvé pendant près de dix-sept ans. On aura ainsi la certitude que j'ai toujours été dans les conditions les plus favorables pour bien voir, pour observer régulièrement avec patience et précision; enfin que je puis avec toute l'indépendance et toute la franchise nécessaires rapporter ces faits, les expliquer et déduire les conséquences qu'on peut en tirer.

C'est par ma femme que je me suis trouvé à même d'observer et d'étudier dans ses diverses évolutions la manifestation successive des facultés surnaturelles désignées sous la dénomination de somnambulisme lucide, de clairvoyance, d'intuition, d'extase. Ma femme est entrée dans cet état mystique durant la convalescence d'une phlegmasie pulmonaire aiguë grave. Il est utile, pour les médecins surtout, que je donne l'historique des principaux incidents qui ont précédé et accompagné l'invasion de la maladie; et aussi que je résume l'expression des faits surnaturels qui ont eu lieu de prime abord. Je ne puis le faire d'une manière plus exacte et plus authentique qu'en reproduisant un Mémoire que j'ai présenté le 26 novembre 1839, il y a vingt ans, à l'Académie royale de médecine; l'original de ce travail existe dans les archives de cette Compagnie.

A MESSIEURS LES MEMBRES

DE L'ACADÉMIE ROYALE DE MÉDECINE.

Messieurs,

Madame Comet, mon épouse, est sujette à des congestions sanguines pulmonaires, qui se manifestent subitement à des époques plus ou moins rapprochées, et qui présentent tantôt les signes caractéristiques de la pneumonie, plus rarement ceux d'une phlegmasie de la membrane qui tapisse les bronches et les poumons, car madame Comet n'est point, comme on dit, fréquemment enrhumée. Ces congestions ont, depuis environ vingt ans, toujours été combattues avec succès, par l'emploi de la saignée faite largement, et quelquefois répétée à un jour ou deux de distance, sans exiger une diète absolue pendant le temps que s'opérait la résolution. La malade entrait promptement en convalescence et recouvrait toute sa santé. Jusqu'à l'année dernière je lui ai presque toujours donné des soins, sans réclamer l'assistance de mes confrères. D'ailleurs j'étais habitué à vaincre.

Madame Comet n'a jamais éprouvé le plus léger accident nerveux; c'est une femme d'un caractère doux, égal, bienveillant, et les traits de sa figure en sont l'expression la plus parfaite qu'on puisse imaginer, encore même aujourd'hui qu'elle a atteint sa quarante et unième année. Mais elle est douée d'une force morale peu ordinaire chez les personnes de son sexe, et c'est surtout pendant le cours de ses maladies, quelque douloureuses qu'elles soient, qu'elle montre une résignation admirable; MM. Husson et Rayer peuvent en témoigner.

Madame Comet n'a jamais éprouvé ni compris ce que l'on veut exprimer par les mots de *vapeurs*, de *spasmes*, d'*irritation nerveuse*. Excepté par des congestions pulmonaires, sa santé n'a jamais été compromise, et l'exercice des fonctions générales, et en particulier de la menstruation, s'est toujours bien exécuté. Sa constitution, sans être forte, est résistante; aucune diathèse particulière ne semble prédominer. On pourrait cependant dire, si on voulait absolument caractériser son tempérament, qu'il résulte de l'union des systèmes vasculaires sanguin et lymphatique.

A la fin d'octobre 1838, madame Comet fut atteinte d'une nouvelle congestion qui se déclara dans la partie inférieure du poumon gauche. J'hésitais à recourir comme d'habitude aux évacuations sanguines, parce que ma femme était alors mal remise d'une pneumonie dont elle avait été atteinte trois mois avant. Dans l'intervalle elle avait subi l'opération de l'extraction d'une dent de sagesse, et il en était résulté des accidents nerveux locaux fort graves, qui avaient troublé sa convalescence et empêché qu'elle ne fût complète. Ceci est à la connaissance du docteur Londe.

Malgré l'indication précise de tirer du sang, j'hésitais, dis-je, par les motifs que je viens d'énoncer, et aussi parce que certains confrères m'avaient reproché de saigner ma femme à la plus légère menace d'un point fluxionnaire, et que ma confiance dans les succès que j'étais habitué d'obtenir m'abandonnait. Je réclamai les conseils de M. Husson d'abord, et ceux d'un de mes voisins, le docteur Deschamps, dont j'avais été à même d'apprécier le mérite. La nécessité d'ouvrir la veine fut reconnue : je fis deux saignées de douze onces chacune, à vingt-quatre heures de distance à peu près. Le sang était séreux et ne présentait pas les caractères qui déterminent ordinairement le médecin à ne point ménager sa soustraction. D'un autre côté, la malade était très-faible, elle n'avait éprouvé aucun avantage de ces deux saignées; le pouls, rare et profond, ainsi que les symptômes généraux, n'accusaient que peu de fièvre. Cependant le râle crépitant, d'abord limité dans la partie inférieure du poumon gauche, semblait s'étendre dans toutes ses divisions supérieures, et le poumon droit, resté sain, commençait à faire entendre le même phénomène. A une simple gêne de la respiration succéda en quelques heures une toux quinteuse, opiniâtre, convulsive même; les bronches furent envahies par l'irritation, et en moins de vingt-quatre heures une expectoration considérable s'établit. Néanmoins les symptômes fébriles n'étaient pas encore très-intenses.

M. Rayer fut appelé à notre aide; il diagnostiqua une *double bronchite*, dont les conséquences lui semblaient douteuses, à cause de l'étendue immense de la surface affectée, et tout au moins une durée assez longue à la maladie. Malgré nos répugnances à recourir de nouveau à une évacuation sanguine, il insista pour que, dans un cas aussi grave, on eût recours à la saignée : nous nous rendîmes à son avis.

Vers deux heures de l'après-midi je tirai douze onces de sang. Pour la première fois, sur plus de cent saignées que madame Comet a subies depuis vingt-deux ans, il se manifesta une syncope, à laquelle la position horizontale remédia. Mais la toux continuait, et l'expectoration n'était pas moins abondante; il y eut seulement dans la soirée un peu de calme. Vers les dix heures, la malade s'était assoupie, lorsque tout à coup une convulsion des muscles du bas-ventre et du diaphragme se déclara avec une violence extraordinaire. Je pris cet état spasmodique pour des efforts de vomissement; toutefois, cela n'était pas; car, dans un moment de relâche, je fis boire une grande tasse de tisane, et la convulsion revenant aussitôt, aucune portion de la boisson ne fut rejetée.

Un tel état était un supplice et semblait ne pouvoir se prolonger sans danger : j'avais chez moi du laudanum de Rousseau; j'en administrai dix ou douze gouttes dans un peu d'eau sucrée; en quelques minutes tous les accidents cessèrent.

Pendant que la malade, qui, une demi-heure avant, ne pouvait pas soulever la tête sans être menacée d'une syncope, se tenait forcément sur son séant, par l'effet des convulsions, j'appliquai mon oreille sur les parois postérieures de la poitrine, pour reconnaître l'état des poumons : à mon grand étonnement, plus de râles d'aucune sorte, pénétration facile de l'air dans les cellules pulmonaires, enfin apparence de la disparition complète des signes du catarrhe. La crise se termina vers onze heures; la malade était bien faible, mais toussait rarement et expectorait fort peu; tout, pendant la nuit et la journée du lendemain, se maintint dans cet état; mais le soir, à la même heure, des convulsions non moins violentes que les premières eurent encore lieu, et cédèrent de même par l'emploi de dix gouttes de laudanum de Rousseau. Après elles plus de toux, point d'expectoration, le catarrhe semble ne plus exister. Le surlendemain, vers quatre heures après midi, je vins trouver à l'Académie, qui était en séance, M. Rayer, qui ne pouvait croire à ce que je lui disais de la disparition presque subite des phénomènes caractéristiques de la double bronchite qui avait succédé à la congestion pneumonique. Il ne considéra pas les accidents nerveux qui avaient eu lieu, et dont je redoutais le retour, comme graves; il remit sa visite au lendemain. Je parlai ensuite à M. Husson, qui entra dans mes vues et m'engagea à administrer un lavement au quinquina et à l'assa-fœtida, ce qui fut fait vers les sept heures. Néanmoins, à onze heures l'accès convulsif revint avec la même intensité que les jours précédents; j'eus encore recours à l'opium, et il céda. Dès ce moment l'affection catarrhale ne laisse aucune trace, la respiration est parfaitement libre, la malade ne tousse pas une seule fois, et au lieu d'un énorme vase, elle n'a pas même besoin d'un mouchoir pour cracher. MM. Rayer et Husson constatent le fait à un jour de distance. La malade n'éprouve dans l'intervalle des convulsions, qui se renouvellent régulièrement tous les soirs, qu'une faiblesse extrême et véritablement inquiétante.

Pour vaincre la périodicité des accès (les lavements à l'assa-fœtida et au quinquina ayant été sans effet), nous administrâmes le sulfate de quinine en lavement, trois jours de suite, de 15 à 45 grains par jour, mais sans succès. Il n'en résulta qu'un dévoiement abondant de matières fétides et liquides, qui se prolongea et mit madame Comet aux portes du tombeau. Les accès convulsifs abandonnèrent cependant leur siége primitif, et s'étendirent aux membres supérieurs et inférieurs; ils étaient accompagnés de trismus et de renversement et flexion du tronc en arrière. En quelques minutes ils étaient maîtrisés par l'ingestion de l'opium.

Le dévoiement incessant, la prostration générale des forces me déterminèrent à abandonner toute médication. J'agis plutôt d'inspiration que par raisonnement. J'alimentai à petites doses, mais d'une manière continue, avec des gelées de volaille, des potages clairs, d'abord; puis avec des biscuits, de la biscotte, enfin avec des viandes rôties ou grillées, du pain bien cuit, et des vins généreux de Bordeaux et de Malaga. Les attaques de nerfs revenaient toujours exactement à la même heure et n'ont jamais cessé depuis lors; il y a maintenant treize mois. Mais par l'alimentation graduée, le dévoiement diminua immédiatement et cessa; les digestions furent faciles et complètes, les excréments se moulèrent, et leur expulsion fut quotidienne; les forces revinrent, et les convulsions furent constamment vaincues par l'opium, qui ne laissait aucun effet consécutif résultant ordinairement de l'usage de cette substance; son action semblait tout employée à combattre le trouble de l'innervation, et n'a jamais eu d'influence sur le sommeil, qui était bon et naturel.

Au bout de deux mois, madame Comet pouvait sortir à pied ou en voiture, se nourrir convenablement, sans être astreinte à un régime particulier, et semblait n'avoir à redouter que ses attaques de nerfs. On essaya des préparations de fer, des médicaments dits antispasmodiques, de la valériane, du musc, du castoréum, on revint au quinquina; mais toute médication était fâcheuse, et troublait notablement l'organisme et surtout les fonctions digestives. Au contraire, le vin, le café à l'eau, les aliments stimulants, le punch même pris à assez haute dose lui étaient favorables.

Enfin madame Comet parvint à jouir d'une très-bonne santé vingt-trois heures sur vingt-quatre; elle se livrait à ses occupations journalières, à la promenade, et pouvait passer ses soirées en société, au concert, au spectacle. Mais lorsque l'heure de la crise était arrivée, on lui administrait l'opium, et alors elle entrait dans un état cataleptique et de somnambulisme léger qui cessait tout à coup au bout de quelques minutes, et dont elle n'avait pas le souvenir.

L'habitude vint émousser l'action de l'opium, et je fus obligé d'en accroître la dose jusqu'à la quantité énorme de 3 gros 24 grains de laudanum de Rousseau, pris en une seule fois au moment de l'accès, mais toujours avec le même avantage, et sans inconvénients, si ce n'est la saveur désagréable de cette préparation, qui excitait de fortes répugnances, et qu'il m'a été impossible de masquer.

Les choses en étaient là au commencement d'octobre dernier, et je me désolais de ne pouvoir apprécier où je m'arrêterais dans l'administration de l'opium. J'en parlai à plusieurs confrères membres de cette Académie, entre autres à M. Cruveilhier, qui constata plusieurs fois par lui-même l'état de la malade et la nécessité de continuer l'usage de l'opium à doses toujours croissantes. Personne ne voulut me donner un conseil décisif.

J'abrége, Messieurs, car tous les détails intéressants de cette observation ne peuvent pas vous être exposés ici (1); je me hâte d'arriver à l'énumération des phénomènes extraordinaires qui se sont manifestés depuis quelque temps, et dont la science a le plus haut intérêt à constater l'existence. La malheureuse affection de ma femme porte avec elle une consolation, car elle fera juger souverainement une question qui a été l'objet de grandes discussions dans le sein de cette Aca-

(1) Ces détails, relatifs aux faits de lucidité, de clairvoyance, d'intuition, nous les donnerons successivement à nos lecteurs à la suite de ce Mémoire, qui ne devait pas s'écarter de certaines conditions académiques et scientifiques; mais ce qui se racontait alors avec réserve et tout bas, nous le dirons maintenant tout haut et sans réticences. Vingt ans de silence et d'observation patiente et douloureuse sur des faits qui se sont produits régulièrement et ostensiblement pendant un si grand nombre d'années me donnent aujourd'hui, quatre ans après la mort de ma femme, toute l'autorité nécessaire pour les publier. A mon âge et dans ma retraite, on ne m'accusera pas, sans doute, d'enthousiasme irréfléchi ou d'intérêt personnel? Dr C.

démie, et dans la presse où j'ai pris une part active. Je veux parler de la lucidité et de la clairvoyance des somnambules, des prodiges qu'ils réalisent, et auxquels, il y a trois mois, je ne croyais pas, et qu'aujourd'hui je regrette d'avoir taxés publiquement de manœuvres frauduleuses, de jongleries intéressées.

Permettez-moi, cependant, de vous relater quelques circonstances qui ont précédé le passage de l'état de catalepsie et de rêverie dans lequel madame Comet était plongée lors de ses crises ordinaires, qui ont duré onze mois, car il s'est opéré un grand trouble dont M. Cruveilhier pourra témoigner, avant que ma femme acquît les admirables facultés dont elle est maintenant douée pendant ses accès.

Avant de l'avoir prouvé, je sens que cela semble ridicule à dire, et ce n'est pas sans avoir vérifié devant un grand nombre de témoins plusieurs fois les faits que je me suis décidé à venir vous faire ma communication. Il y a des sarcasmes à endurer peut-être, des paroles pénibles à entendre; mais avant d'être convaincu je n'ai pas accueilli avec assez d'indulgence les affirmations des autres, pour exiger que l'on ait pour moi plus de bienveillance. Pourtant, qu'il soit bien entendu que je ne suis mû par aucun autre motif que l'intérêt de la science et de l'humanité; je ne viens pas exploiter le hasard d'un événement, pour obtenir la somme affectée au prix fondé par M. Burdin; je suis certain que ma femme remplit les conditions de son programme, mais ce n'est point de l'argent que je veux gagner, c'est l'approbation de mes confrères, et je ne ferai rien de ce qui pourrait la borner. Ainsi donc, si ma femme résout le problème qu'on croyait insoluble, nous nous engageons d'avance à ne point réclamer le montant du prix; le fondateur le gardera ou l'emploiera comme bon lui semblera; nous entendons expressément n'être pas considéré comme candidat au concours.

Eh bien, Messieurs, madame Comet lit, les yeux fermés, à travers des corps opaques, sans que les caractères reçoivent une lumière directe, et probablement elle lirait sans lumière. Elle désigne le plus petit corps qu'on lui présente enfermé dans la main; plusieurs expériences peuvent être faites dans l'espace de quelques minutes; rien ne la dérange que les attouchements et les bruits insolites, et toute personne à elle connue ou étrangère peut se mettre en rapport avec elle, sans préparation, sans l'intervention d'un tiers. Point de magnétisme préalable; point de magnétiseur. Bien plus, elle devine la pensée qui se rapporte à elle, et les actes improvisés qui se passent dans des appartements contigus au sien; elle indique avec précision l'heure où ses accès la prendront le lendemain, leur durée actuellement variable chaque jour; prescrit la dose d'opium qui lui est nécessaire, la fait diminuer ou augmenter selon le besoin, et toujours avec bonheur. Enfin, au milieu des actes prodigieux de son âme intelligente et clairvoyante, il y a un fait qui domine et qui doit servir à l'appréciation de la réalité de tous les autres, la malade a annoncé, à plusieurs reprises et dans des accès différents, le jour de la semaine, la date du mois où elle recouvrera la santé, et où elle sera délivrée de ses crises. Cette époque n'est pas très-éloignée.

Je reprends ma narration au point où il est nécessaire de vous reporter pour vous faire connaître comment madame Comet est passée d'un état maladif extraordinaire, mais non pas inconcevable, à celui tout à fait surnaturel où elle se trouve actuellement.

Je dois d'abord faire un résumé de l'état où se trouvait ma femme pendant les accès, et durant l'intervalle des crises ordinaires, dans l'espace de onze mois jusqu'au 3 octobre dernier, époque à laquelle s'est opérée la modification qui l'a fait entrer dans ce qu'à défaut d'autre expression, je me vois forcé d'appeler *somnambulisme lucide*.

Quelquefois elle était en proie à des frayeurs, à des visions d'objets horribles. D'autres fois, et le plus souvent, elle éprouvait des émotions douces. J'avais remarqué que les crises étaient toujours accompagnées de songes riants, lorsque ma femme s'était trouvée dans des circonstances qui avaient, avant l'accès, fixé agréablement son attention, et *vice versa*, ou encore lorsqu'elle assistait à un concert, au spectacle, ou qu'elle était en société, en voiture. Alors jamais de pénibles pensées n'excitaient ses esprits. Un jour l'accès l'avait surprise causant au milieu de sa famille. Son siége était placé sous un tableau à musique : j'eus l'idée d'en pousser le ressort, après lui avoir fait prendre sa dose de laudanum. Quelques airs de danse se firent entendre, elle se crut au bal et exécuta la pantomime d'acceptation d'invitations à danser, les politesses d'usage en pareil cas, et lorsque la musique cessait, elle agissait comme si elle était satisfaite de prendre du repos, mais rentrait en danse aussitôt que la musique se faisait entendre de nouveau. Elle acceptait les boissons qu'on lui présentait comme des rafraîchissements du bal, dégustait fort exactement ce qu'elle prenait, et lorsque la crise avançait vers sa fin, elle demanda à se retirer, crut monter en voiture, la sentir rouler, en éprouver les chocs et rentrer chez elle. Alors elle se déshabilla en partie, rangea ses bijoux, fit le simulacre de se coucher et recouvra sa raison.

Cet effet de la musique, dont le rhythme était cadencé et la mesure bien marquée, m'engagea à me procurer une boîte portative mécanique à musique, pour la faire jouer en temps utile; c'est-à-dire quand l'état cataleptique était bien déclaré, en général cinq à six minutes après l'ingestion de l'opium. A défaut d'administration de la dose exacte, il y avait toujours des convulsions affreuses qui duraient jusqu'à ce que la quantité nécessaire de laudanum fût entièrement prise; à trois gouttes de moins, l'action bienfaisante n'avait pas lieu.

Constamment les mêmes effets se manifestaient; en voici la description : quand le regard de la malade s'était éteint, quand son oreille s'était fermée, quand sa bouche ne pouvait plus articuler de mots, quand ses membres conservaient l'attitude qu'on voulait leur donner, quand enfin elle était tombée dans un véritable état de catalepsie, la respiration et la circulation s'effectuant comme dans l'état normal, je faisais résonner la musique, et immédiatement la malade écoutait, les membres se relâchaient, la paupière se soulevait, et son œil fixe lançait un regard pénétrant, mais immobile. Puis sa langue se déliait, et de ses lèvres sortaient quelques chants essayés. Les sons bruyants ou discordants la font tressaillir. Quand c'est un air de danse elle porte ses mains à sa robe, et, assise, elle exécute les mouvements des pieds et du tronc comme si elle dansait, et toujours en mesure. Mais aussitôt l'heure de la crise écoulée, elle s'éveille, le teint frais, les traits joyeux, en disant : *Me voilà revenue!* Elle reprend ses habitudes ordinaires, ne se souvient de rien. Les nuits sont calmes, le réveil naturel, et pendant le jour rien n'indique ce qui doit arriver le soir.

Pendant les dix premiers mois écoulés depuis la manifestation des accès, madame Comet a été sujette à des congestions pulmonaires caractérisées par un point de côté à gauche, comme cela lui arrivait avant l'existence des crises nerveuses. Trois saignées de douze onces chacune ont été pratiquées avec succès pour remédier à ces accidents, à peu près de trois en trois mois; l'une a été faite quelques minutes avant l'heure de l'accès, et cet accès a eu lieu sans modification aucune, et la dose d'opium a dû être la même.

Il faut dire aussi que la durée des accès, dans le principe, n'était, après l'administration du laudanum, que de trois ou quatre minutes; ils se sont ensuite prolongés pendant un quart d'heure, vingt minutes, une demiheure, et successivement jusqu'à une heure et demie;

une seule fois pendant deux heures. Depuis les longues crises la catalepsie a disparu, mais l'état somnambulique s'est développé d'une manière extraordinaire.

Néanmoins tout se passait encore d'une manière satisfaisante pendant et hors des crises jusqu'au 5 octobre dernier. Celle qui eut lieu ce jour-là n'offrit rien de particulier pendant sa durée, qui fut d'une heure dix minutes; au réveil la malade éprouva une grande faiblesse musculaire, non pas de la fatigue, mais une sorte de défaillance. Cet accident n'avait jamais encore eu lieu; au contraire, après la crise, il y avait toujours jouissance complète des facultés; exercice parfait des fonctions en général, et en particulier de la locomotion, à laquelle madame Comet se livrait avec plus de satisfaction et de force qu'elle ne l'eût fait avant l'accès. Dans la nuit du 3 au 4 la malade dormit bien comme à l'ordinaire, mais au réveil, en voulant se mettre sur son séant, il y eut défaillance, elle ne put pas se lever même pour laisser faire son lit, les tendances à la syncope se renouvelant aussitôt que le tronc était légèrement redressé. Cependant les battements du cœur n'offraient rien de particulier, le pouls était régulier et suffisamment développé. Il y avait douleur gravative à la tête, point d'appétit. Le soir du 4, l'accès avança d'une heure; l'opium (2 gros de laudanum de Rousseau en une seule dose) fut administré, mais son efficacité ordinaire à cette dose n'eut pas lieu; des convulsions tétaniformes se manifestèrent et ne cédèrent qu'à une nouvelle dose de 15 grains de laudanum. Des lipothymies avec renversement convulsif en haut du globe de l'œil, accident qui se montrait pour la première fois, et qui dura plus d'un quart d'heure, précédèrent le retour de l'état normal. La malade n'éprouvait alors qu'une très-légère douleur de tête, mais une sensibilité très-grande du globe de l'œil quand elle le mouvait, et une grande fatigue dans tout le corps.

La nuit du 4 au 5 fut calme, les règles arrivèrent (durant tout le cours de cette longue affection elles n'ont jamais retardé d'un jour), elles coulèrent dans des proportions ordinaires, et le matin la disposition à la syncope eut lieu de nouveau, ainsi que pendant toute la journée du 5. Le soir, même crise que la veille, convulsions, affreuse roideur tétanique de tout le corps (jamais perte de connaissance pendant les attaques ni écume à la bouche); 2 gros 25 grains de laudanum de Rousseau (10 grains de plus que la veille) ont un effet incomplet; je donne un supplément de 11 grains (en tout 2 gros et demi), la résolution se fait attendre; enfin elle arrive au bout d'une heure, accompagnée de défaillances et de convulsions du globe de l'œil. Retour à l'état ordinaire; la nuit est bonne.

La journée du 6 octobre se passe assez bien, les règles vont abondamment; la malade s'alimente d'une manière substantielle. Pour paralyser les convulsions vers l'approche de l'accès, je me décide à augmenter la dose de laudanum, qui est portée à 2 gros 60 grains, administrée en deux fois, deux tiers un peu avant l'accès, le reste au moment où les convulsions s'annoncent. Alors elles sont fort légères, mais donnent la conscience que la dose d'opium n'était pas exagérée, et indiquent au contraire qu'il faudrait encore l'élever. La crise ce jour-là avait cependant duré deux heures; mais le retour à la santé est complet et les défaillances sont peu prononcées. La nuit a paru bonne à la malade; cependant, inquiet sur l'action consécutive de l'opium, j'observai avec soin le sommeil. La circulation était développée, mais ne présentait rien d'exagéré; la respiration seule offrait un phénomène remarquable, c'est que l'inspiration était profonde, l'expiration courte, et que ces mouvements ne s'exerçaient que deux ou trois fois par minute.

Après avoir consulté M. Cruveilhier sur cet état des choses, il se rangea de mon avis pour l'administration de l'opium à plus haute dose, dont j'avais l'expérience des bons effets, sans remarquer d'action consécutive fâcheuse, et le soir du 7, je portai à 3 gros la quantité de laudanum de Rousseau, que je fis prendre en une seule fois; l'accès avança d'une heure comme les jours précédents. Sous l'empire de cette dose d'opium, la crise se passa à merveille, la malade entra promptement en somnambulisme, commença par fredonner des chants, puis suivit une série d'idées sur lesquelles elle conversait fort juste et sans exaltation; au bout d'une heure vingt minutes, quarante minutes de moins que la veille, elle s'éveilla agréablement sans éprouver de convulsions des yeux, ni les tendances à la syncope qui la retenaient depuis quatre jours au lit. Elle disait qu'elle pouvait se lever; ce qu'on ne lui permit pas, mais elle opéra beaucoup de mouvements pour laisser arranger son lit et satisfaire des besoins, mouvements impossibles deux heures avant, et qui fournissaient une preuve irrécusable des bons effets du laudanum à la dose de 3 gros, qui ne fut pas augmentée jusqu'au 12 octobre, parce que son efficacité fut constante. Dans la nuit du 12 au 13, la malade éprouvait des secousses, des tressaillements, de l'agitation, mais elle ne s'en plaignait pas; elle se réveillait facilement, causait librement et se rendormait. Les tressaillements musculaires ne disparurent que vers le matin, le pouls était peu développé, régulier, et n'offrait rien à noter, la respiration était rare, mais complète. Cependant, dans la matinée du 13, en me levant, je réveillai la malade, dont le sommeil était très-léger : elle me parla, mais paraissait avoir un grand besoin de dormir; j'en tins d'abord peu compte et la laissai dormir; cette somnolence dura toute la journée, jusqu'à l'heure de la crise, qui eut lieu avec convulsions, parce que je tardai à administrer l'opium, persuadé que celui donné la veille avait eu une action prolongée; et puis, par le même motif, je crus utile de fractionner la dose ordinaire. Cependant il me fallut aller jusqu'à 3 gros, c'est-à-dire donner la dose tout entière, pour vaincre les convulsions; alors le somnambulisme le plus gai se manifesta pendant tout le reste de la crise, qui fut d'une heure et demie. A sa suite tout rentra dans l'ordre, la propension au sommeil disparut, et la malade ne se souvenait pas qu'elle avait dormi toute la journée; mais elle se rappelait parfaitement tout ce qui s'était passé pendant tout le temps où on l'avait réveillée. Ce soir-là elle voulut se lever pour laisser faire son lit, et enfin, à cela près d'un sentiment de frémissement interne, qu'elle disait éprouver, et qui se dissipa graduellement pendant la nuit qui fut bonne, la malade se trouvait très-bien. Le matin elle se réveilla très-gaie, parla de choses diverses, prit son déjeuner de café au lait, se rendormit pendant deux heures, puis se leva comme avant les exacerbations des crises.

Les jours suivants, je remarquai la nécessité d'augmenter légèrement la dose de laudanum, je n'hésitai pas; j'en donnai d'abord 3 gros 6 grains et j'allai successivement jusqu'à 3 gros 24 grains, parce qu'au-dessous de cette dose la malade éprouvait des mouvements fatigants au moment des crises, ou au moins un trismus fort pénible des mâchoires. Cette dernière dose est la plus élevée que j'aie été obligé d'employer; mais depuis lors les accès n'ont jamais duré plus d'une heure et quelques minutes. Dans une soirée que je donnai chez moi le 19 octobre, à l'occasion du mariage de ma fille, madame Comet eut son accès de très-bonne heure; j'administrai l'opium, et il ne dura que vingt minutes; MM. Velpeau, Ségalas, Labarraque, de l'Académie, M. Colombat et quelques autres médecins, virent ma femme pendant sa crise, qui n'offrit rien de particulier. Madame Comet, sous l'empire d'une émotion vive, voulut passer une partie de la nuit à danser; il n'en résulta pour elle qu'une grande fatigue qui l'obligea à garder le lit pendant trois jours; mais enfin elle recouvra ses forces et les accès eurent leur forme habituelle, sans qu'il ait été nécessaire d'accroître de nouveau la dose de laudanum.

Nous voilà arrivé au point le plus important de l'histoire de cette étonnante affection. Dans les premiers jours de novembre nous venions de nous coucher, deux heures après la crise ordinaire; ma femme me dit : « J'éprouve depuis quelque temps une chose que » je ne t'ai pas dite, mais qui se renouvelle dans ce » moment : je vois clair comme en plein jour. » L'obscurité était des plus profondes : je crus donc que par suite de l'excitation nerveuse habituelle, les fonctions cérébrales étaient exaltées, et que ma femme se représentait, par souvenir, les meubles et les décorations de notre chambre, comme si elle les voyait éclairés. Je lui en fis la remarque, en lui conseillant de clore ses paupières pour ne point se fatiguer l'esprit. « Oh! me dit-elle, je vois parfaitement à travers mes paupières, et il faut que j'appuie mes mains sur mes yeux pour ne pas voir. » Étonné de cette affirmation, je voulus m'assurer de la réalité de la vision. Je lui demandai si elle me voyait, et je contractai fortement les traits de mon visage : « Certainement, me répondit-elle, mais pourquoi fais-tu une aussi horrible grimace? » Il n'y avait plus de doute; toutefois je lui demandai encore le nombre de doigts que je tenais en l'air, elle me le dit exactement. Ce phénomène extraordinaire éveilla mon attention, et le lendemain soir, pendant son état de somnambulisme, je lui présentai divers objets qu'elle désigna très-bien. Mais cela la fatigua et elle se plaignit de mal à la tête, et faisait, pour répondre à mes questions, certaines difficultés. Cependant les jours suivants je fis de nouvelles épreuves qu'il serait trop long de rapporter toutes ici. Elle lut le faux titre d'un livre à travers sa couverture qui était fort épaisse; elle indiqua plusieurs fois ce que contenait ma main fermée, celle de sa fille, de sa nièce et de deux personnes qui étaient venues nous voir ce jour-là.

Le quatrième jour, M. le docteur Deschamps vint nous faire visite au moment de la crise; informé des facultés qui s'étaient développées chez ma femme, il me pria de tenir une feuille de papier épais devant ses yeux, présenta derrière cette feuille, sans l'éclairer, un catalogue de librairie et pria ma femme de lire. Elle répondit d'abord que cela ne l'intéressait pas; sur l'insistance de M. Deschamps et par complaisance elle lut : *Leçons d'Astronomie*; c'était le titre du premier ouvrage en tête de la page. Aussitôt elle se plaignit de mal à la tête, mais elle se remit bientôt, et M. Deschamps a pu assister à plusieurs autres épreuves non moins curieuses. D'autres personnes de nos amis qui sont venues chez nous, ont été témoins de faits bien autrement surprenants. Je les indiquerai si l'Académie le désire. Pour le moment je me borne à affirmer qu'hier soir encore (25 novembre), pendant une crise qui a duré une heure, la malade a pu être soumise à la plupart des expériences qui ont été ci-dessus énumérées, entre autres à la lecture à travers un corps opaque, et que toutes ces expériences ont parfaitement réussi.

Le docteur COMET.

26 novembre 1839.

Avant d'arriver à la description détaillée des faits multipliés et extrêmement curieux qui n'ont pu être qu'indiqués dans mon Mémoire à l'Académie, je suis obligé de relater d'abord tout ce qui a eu lieu pour établir authentiquement la réalité des facultés surnaturelles dont ma femme a été douée pendant un si grand nombre d'années.

Je vais donc rapporter fidèlement tout ce qui s'est passé à la suite de la communication que j'ai faite à l'Académie. Des comptes rendus étaient publiés par moi dans l'*Hygie*, et c'est de ce journal (numéros de décembre 1839 et janvier 1840) que je vais extraire textuellement ce qu'on peut considérer comme les procès-verbaux des faits et gestes des membres d'une commission déléguée pour examiner la malade. On verra si quelques-uns de ces confrères venaient réellement pour constater l'état si intéressant où se trouvait chaque jour ma femme, ou, au contraire, s'ils n'ont pas fait preuve de l'intention bien arrêtée de troubler cet état et de rendre impossibles les manifestations merveilleuses que j'avais signalées à l'Académie.

Le 26 novembre 1839, je faisais ma communication. Le même jour, le conseil d'administration de l'Académie convoqua pour le lendemain 27, huit heures du soir, à mon domicile, les membres de la commission dite du prix Burdin. Sur sept membres dont cette commission est composée, MM. Double, Dubois dit d'Amiens, Chomel, Gérardin, Husson, Louis et Moreau, trois seulement se rendirent chez moi : c'étaient MM. Chomel, Husson et Moreau. Ces *commissaires* arrivèrent au moment même où la malade allait entrer dans son accès. J'avais cependant bien recommandé à tous ceux de mes confrères qui, pendant la séance de l'Académie, me témoignèrent le désir d'assister aux crises, de venir d'assez bonne heure pour faire connaissance avec ma femme, et diminuer ainsi l'émotion naturelle que la visite de personnes étrangères ne manque jamais d'occasionner aux malades, à une femme surtout qui est douée des qualités inhérentes à son sexe.

Les *commissaires*, et quelques autres médecins, ne s'étant pas conformés à mon avis, ce que je craignais arriva; madame Comet fut extrêmement agitée lorsqu'ils entrèrent tous ensemble dans sa chambre. C'était à huit heures vingt-sept minutes à notre pendule; la malade avait annoncé la veille, dans l'état de somnambulisme, que la crise devait commencer à huit heures et demie précises à la même horloge, qu'elle durerait une demi-heure, et qu'il serait nécessaire de lui faire prendre, un peu avant, deux gros et demi de laudanum de Rousseau en une seule dose. Il fallut donc immédiatement donner l'opium, sans qu'on ait pu s'entendre ni arrêter aucune mesure d'ordre pour procéder à la constatation des faits qu'il s'agissait d'observer.

Les *commissaires* se bornèrent à goûter l'opium, et se placèrent sur des siéges à une distance assez grande de la malade. Il s'établit entre eux une conversation peu en rapport avec le but de leur mission, conversation dans laquelle M. Chomel prenait la part la plus active. Ma femme, auprès de laquelle, par respect pour l'état affligeant où elle se trouve, nous avons toujours, parents et amis, gardé le plus religieux silence, et qui par conséquent était habituée, pendant la durée des accès, au calme le plus parfait, fut fort péniblement impressionnée par les bruits insolites, les éclats de voix qui frappèrent son oreille, et sans doute surtout par des propos qui n'étaient ni convenables ni convenants. Je dissimulais le mécontentement que j'éprouvais, et qui était d'autant plus vif que, m'étant trouvé peu de temps avant chez un malade en consultation avec M. Chomel, ce médecin avait tenu une conduite parfaitement digne, et n'avait pas montré la même légèreté qu'il affectait auprès de ma femme.

Je me décidai cependant à faire quelques observations à M. Chomel, qui prenait toujours la parole; je l'invitai à prêter quelque attention à la conversation que je me proposais d'établir avec la somnambule pour connaître d'abord ce qui nous intéressait par-dessus tout, à savoir l'heure à laquelle la crise aurait lieu le lendemain, sa durée et la quantité d'opium qu'il serait nécessaire d'administrer pour prévenir les attaques de nerfs, etc.; questions auxquelles, ainsi que je l'ai fait remarquer dans l'exposé de la maladie, des réponses étaient toujours faites avec une précision admirable et une exactitude qui n'a jamais souffert la plus petite altération. Mais M. Chomel argua *du peu d'importance que la commission attachait à ces faits, et de ce qu'elle n'était venue* QUE POUR UNE SEULE CHOSE, *voir si la malade lisait à travers un corps opaque* (1).

---

(1) Comme on a pu le voir dans mon Mémoire, pages 24 et 25, j'avais formellement renoncé à être considéré comme candidat au

Je répondis : « Nous ne concourons pas pour un prix » de lecture, Monsieur ; je n'ai pas demandé à l'Aca- » démie l'envoi d'une commission à cet effet ; je crois » ne recevoir chez moi que des confrères heureux de » trouver l'occasion d'observer et de vérifier des phé- » nomènes rares et on ne peut plus intéressants pour la » science. Je n'ai pas entendu admettre auprès de la » malade (notez-le-bien, Messieurs, il s'agit d'*une ma-* » *lade*) des amateurs d'un spectacle que je suis loin de » vouloir et de pouvoir leur offrir en toutes circon- » stances, à temps et à heures fixes. »

Ces réflexions m'obtinrent de M. Chomel quelques instants de silence. Mais la somnambule, pendant et après ce colloque, éprouva un malaise qui d'ordinaire n'avait pas lieu ; sa lucidité en souffrit beaucoup, on

---

prix Burdin. Il faut rappeler ce qu'était ce prétendu prix, mystification indigne d'un corps savant.

M. Burdin, membre de l'Académie, était sinon le chef, du moins la tête de la coterie incrédule, systématiquement, à l'endroit des effets du magnétisme animal. Il avait promis une somme de deux mille francs au premier somnambule qui serait reconnu apte à lire sans le secours des yeux. Ce n'était pas réellement un prix fondé, car il a été retiré depuis que..., c'était un défi porté aux partisans de la clairvoyance somnambulique, un moyen de renverser toutes les preuves d'un autre ordre que celles tirées de la vision, et qu'il était fort embarrassant de nier. C'est pour cela que la commission avait été composée de manière que certains de ses membres exigeassent, avant tout, que les somnambules justifiassent de la faculté de lire à *travers un corps opaque.* L'absence de lumière ne suffisait même pas, il fallait absolument un corps opaque que ces messieurs avaient fabriqué et qu'ils se réservaient d'appliquer eux-mêmes sur les yeux des concurrents. Enfin c'était une très-mauvaise plaisanterie organisée pour jeter le trouble dans la manifestation des facultés que possédaient les somnambules.

Dr C.

doit le croire, car on tenta plusieurs expériences qui ne réussirent qu'en partie ou point du tout, et qui la fatiguèrent considérablement.

J'indiquerai bientôt en quoi consistèrent ces épreuves et comment on y a procédé. Je détaillerai, par opposition, la manière dont j'avais agi jusqu'alors, instinctivement, car j'étais tout à fait étranger aux précautions qu'il convient de prendre pour ne pas troubler la lucidité des somnambules et pour faciliter les résultats dont on désire obtenir la manifestation. Je dirai comment il m'avait paru indispensable d'interroger l'intelligence autrement que la matière morte; et je prouverai, je l'espère, sans difficultés, que si les observateurs ont droit de se défier, dans de justes limites, des moyens qu'on emploie pour opérer la démonstration de faits incompréhensibles dans l'état actuel de la science, je prouverai, dis-je, qu'il ne faut pas non plus avoir trop de confiance en ces hommes sceptiques par système, qui ne cherchent pas la vérité, mais les moyens de la nier ou d'en faire avorter l'expression.

Madame Comet avait annoncé, comme je l'ai dit ci-dessus, que ce jour-là, 27 novembre, sa crise durerait une demi-heure.... La trentième minute expirée, MM. les *commissaires* reconnurent la réalité de ce pronostic par le retour immédiat de l'état normal. Ils se retirèrent sans prendre le temps de saluer la pauvre malade, qui, au lieu de recouvrer sa santé ordinaire, resta plongée dans un grand accablement, éprouva de l'insomnie, des frissons et des horripilations qui durèrent toute la nuit et se continuèrent pendant toute la journée du lendemain jusqu'à l'heure de la crise.

Bien que MM. les *commissaires* n'aient pas voulu écouter ce que la somnambule avait dit relativement à l'accès du lendemain, ils furent prévenus, en partant, que cet accès aurait lieu à *huit heures précises*, durerait une heure entière, et qu'il faudrait administrer trois gros de laudanum de Rousseau au lieu de deux et demi. Ils revinrent le lendemain à *huit heures moins trois minutes*, toujours trop tard, pour être les témoins et peut-être la cause de la plus horrible scène qui se puisse imaginer. Cette visite a été la dernière que ces Messieurs nous ont faite, et, grâce à Dieu, depuis lors le supplice que ma femme a enduré ne s'est pas renouvelé.

Voici ce qui s'est passé le 28 novembre en présence de MM. les docteurs Cruveilhier, Chomel, Husson, Moreau, Bousquet, Piorry, Cornac, Jules Guérin, Fleury, et quelques autres médecins.

On ne conçoit pas bien comment ces messieurs étaient aussi exacts à arriver toujours trop tard, malgré l'observation que je leur avais réitérée, de l'utilité d'être en rapport de société avec ma femme, une demi-heure à peu près avant l'heure de la crise. M. Cruveilhier seul avait eu la bonté de venir à sept heures et demie.

Six ou huit de ces messieurs entrèrent donc dans la chambre de la malade lorsqu'elle ressentait déjà les préludes de l'accès qui se déclarent par des bâillements; un commissaire de l'Académie et quelques autres visiteurs ne furent introduits que pendant l'accès qui ne se manifesta pas avec le calme habituel, car il débuta par d'affreuses convulsions qui durèrent vingt-cinq minutes et qui ne cédèrent qu'après l'ingestion d'abord de trois gros de laudanum de Rousseau en une seule fois, puis de plusieurs autres petites doses de cette préparation; en tout, trois gros vingt-quatre grains.

Il a fallu plusieurs personnes pour maîtriser les mouvements désordonnés auxquels madame Comet était en proie; et comme nous étions loin de nous attendre à un tel accident, nous n'avions pris aucune précaution; la malade était levée, habillée comme à l'ordinaire, et assise dans un grand fauteuil lorsque ses visiteurs entrèrent. Ce ne fut pas sans pitié, je dois le dire, que la plupart des assistants purent contempler un spectacle aussi affligeant. Enfin les convulsions cessèrent au bout de vingt-cinq minutes, sous l'influence de la dose la plus élevée d'opium qui ait été administrée jusqu'alors.

Immédiatement la malade devint cataleptique : ses membres furent placés dans les positions les plus forcées, sans la plus légère difficulté, et ils conservaient la situation qu'on leur avait donnée. Personne ne douta plus, car je sais qu'il y avait des confrères qui avaient osé douter de la réalité de la malheureuse affection dont ma femme était atteinte. Mais encore ce n'était pas de cela qu'il s'agissait pour MM. les commissaires de l'Académie et en particulier pour le docteur Chomel; aussi proposa-t-il, malgré les obstacles patents à l'exécution d'une épreuve, *d'essayer si la somnambule pourrait lire* à travers un corps opaque.

Je fis observer que nous n'avions jamais fait une pareille expérience que pendant la durée des crises qui avaient lieu sans accidents convulsifs, et qu'il me paraissait imprudent et probablement inutile de tenter une épreuve avant que le calme, qui ordinairement coïncidait avec la lucidité, fût revenu. Plusieurs confrères ayant partagé mon avis, M. Chomel remit son livre dans sa poche.

L'état cataleptique dura vingt minutes. Trois quarts d'heure s'étaient déjà écoulés depuis le début de l'accès, lorsque la malade entra en somnambulisme; aussitôt M. Chomel présenta de nouveau une page de son livre couverte d'un feuillet blanc. Je réclamai encore de son impatience quelques minutes de répit, pour faire à la somnambule certaines questions relatives aux soins que demandait sa santé, et à la manifestation de la crise que nous devions attendre pour le lendemain. — M. Chomel referma son livre et tous les assistants purent entendre ce qui suit :

« ..... — Ma crise aura lieu demain à neuf heures » précises..... Elle durera un quart d'heure... Il me » faudra beaucoup moins d'opium qu'aujourd'hui... Si » on m'en donnait autant, ça me ferait beaucoup de » mal... La dose ordinaire suffira. » (Deux gros et demi de laudanum de Rousseau.)

« ..... — Mes crises continueront tous les jours jus» qu'au samedi 28 décembre... ce jour-là je n'en aurai » pas.... Mais.... ô mon Dieu! je vais bientôt faire » une forte maladie!... Le 5 décembre j'aurai un point » de côté... Il faudra me faire une forte saignée... sans » s'occuper de l'époque de mes règles... »

J'engageai les auditeurs à garder le souvenir de cette

fâcheuse prédiction, parce que je ne doutais pas qu'elle se réaliserait, comme tout ce que la somnambule avait annoncé et pronostiqué jusqu'alors. A la fin de notre colloque ma femme parut affaissée, elle jeta la tête en arrière ; alors des convulsions du globe de l'œil eurent lieu avec une violence insolite, et plusieurs confrères ne cachèrent pas l'impression pénible qu'ils ressentaient d'assister passivement à des désordres si douloureux, qu'aucun de nous n'avait la puissance de combattre. Dans ce moment d'affliction un des médecins qui entouraient la malade lui prit la main ; aussitôt madame Comet, malgré l'état spasmodique auquel elle était en proie, serra affectueusement la main du médecin et dit : « ..... Oh ! il est bon, lui !... — Qui donc ? — C'est M. Cruveilhier. » — Aucun des assistants ne pourrait contester que la malade était alors dans l'impossibilité physique de voir M. Cruveilhier.

Les convulsions du globe de l'œil continuaient ; cependant l'heure avançait, et par déférence je ne m'opposai plus à ce qu'on essayât de faire lire ma femme. D'abord elle ne prêta aucune attention à la demande qui lui en fut adressée par M. Chomel ; mais M. Cruveilhier l'engageant avec douceur à tâcher de lire, elle fit un effort d'attention, murmura quelques paroles inintelligibles, puis se renversa en arrière et ne répondit plus. L'heure de la crise était accomplie, neuf heures sonnèrent et la malade recouvra instantanément ses facultés normales ; pourtant elle était horriblement accablée et éprouvait une sensation de brisement dans tous les membres.

La plupart de mes confrères se retirèrent immédiatement *comme la veille ;* toutefois M. Chomel en retint quelques-uns dans le salon pour leur lire quelques fragments assez divertissants du petit livre qu'il avait apporté. Je ne donnai aucune attention à cette lecture parce que j'étais très-préoccupé, et que j'aurais beaucoup mieux aimé que ces messieurs en employassent le temps à causer avec moi de l'état de ma femme, ce qui ne put avoir lieu, car ils se rappelèrent bientôt qu'ils avaient des occupations très-urgentes et qu'ils ne pouvaient rire davantage des communications facétieuses de M. Chomel (1).

Les jours suivants, aucun membre de la commission

---

(1) Je dois reconnaître aujourd'hui que si l'incrédulité systématique de M. Chomel l'entraînait à ne pas prendre au sérieux les manifestations surnaturelles dont un peu plus de patience dans l'examen lui eût démontré la réalité; ce grand praticien avait au moins des opinions bien mitigées lorsqu'il sut que ces manifestations se prolongeaient chez ma femme, et se développaient pendant une suite d'années dans des conditions qui excluaient toute supercherie.

Le compte rendu des faits et gestes de la Commission avait été publié tel que je le donne ci-dessus dans le journal l'*Hygie*, sans soulever la moindre réclamation d'aucune part. Mais ce qui m'étonna beaucoup un jour que je rencontrai M. Chomel à l'Hôtel-Dieu, et que je cherchais même à l'éviter, c'est qu'il vint à moi et s'informa avec une vraie sollicitude de l'état de ma femme, en m'affirmant qu'il n'avait jamais considéré comme simulées les facultés surnaturelles dont elle était douée. Il me prit affectueusement par le bras en m'invitant à l'accompagner auprès de quelques-uns des malades les plus intéressants de son service, et, toute rancune cessant, il me mit en rapport avec M. le docteur Blain des Cormiers, alors son chef de clinique, en lui recommandant expressément de ne transmettre qu'à mon journal les observations les plus importantes de sa clinique; ce qui a eu lieu. Ç'a été de la part de M. Chomel un hommage rendu à la vérité, que je devais consigner ici pour honorer sa mémoire.

Dr C.

ne se présenta chez nous ; je pensais que ces messieurs attendaient l'époque du 5 décembre pour pouvoir constater, outre les phénomènes signalés de somnambulisme, la prédiction que ma femme avait faite relativement à la grave maladie qui devait l'atteindre. Néanmoins, les 5 et 6 décembre, ne voyant venir personne, je me décidai à adresser aux médecins qui avaient été témoins de la prédiction, la lettre suivante :

« Paris, le 7 décembre 1839, huit heures du matin.

» Monsieur et honoré Confrère,

» Vous assistiez à la réunion qui a eu lieu chez moi le 28 novembre dernier ; vous savez qu'aussitôt après l'affreuse attaque de nerfs que ma femme a éprouvée, la malade a annoncé, entre autres choses, que le 5 décembre elle serait prise d'un point de côté qui deviendrait très-fort et qu'il faudrait combattre par une large saignée. Elle a depuis indiqué la quantité de sang (une livre un quart) qu'il est indispensable de tirer demain matin dimanche, 8 courant, pour la soustraire à l'affection dont elle est atteinte et qui pourrait devenir très-grave si on négligeait de pratiquer la saignée.

» La nouvelle prophétie s'est accomplie comme tant d'autres ; si vous voulez, Monsieur, reconnaître le fait et l'utilité de la prescription hardie de la somnambule, je crois que vous serez convaincu de l'heureuse clairvoyance dont elle est douée, de l'exactitude de diagnostic dont elle fait preuve, et probablement de la solidité du pronostic *conditionnel* qu'elle a porté.

» Aujourd'hui, de midi à dix heures du soir, vous

pourrez, Monsieur, être admis auprès de la malade, et demain, jour où la saignée sera pratiquée, depuis neuf heures du matin jusqu'au soir.

» J'ai l'honneur d'être, etc. »

Ma convocation fut sans effet. *Pas un seul* des médecins qui étaient présents à la crise du 28 novembre ne se rendit auprès de la malade pour vérifier l'existence d'une pneumonie parfaitement caractérisée, qui a duré treize jours, qui n'a cédé qu'à un traitement éminemment énergique, suivi sous la direction des prescriptions de la somnambule.

Pour relater les circonstances extraordinaires qui se sont présentées pendant la durée de la pneumonie, sans entraver aucunement la manifestation des crises, des procès-verbaux ont été rédigés, jour par jour, devant un grand nombre de témoins, par le docteur Frapart, qui les a publiés dans une suite de lettres adressées à un ami. Le docteur Frapart est mort depuis plusieurs années; c'est pourquoi je crois devoir reproduire ses lettres sans en rien retrancher.

« Paris, 6 décembre 1839.

» Mon bon ami,

» Encore du magnétisme! ou plutôt du somnambulisme; et cette fois ils le trouveront, j'espère, de bon aloi, car il est *naturel*.

» Voici le fait :

» Au vu et au su de toute la Faculté, de toute l'Académie, de tout le monde médical, le docteur Comet a sa femme, sa propre femme, malade depuis treize mois.

Jusque-là rien que de très-ordinaire. — Quand de nous autres médecins, la maladie connaît une fois l'adresse, nous ne pouvons plus nous en débarrasser; elle venge nos victimes. Mon Dieu! j'en sais quelque chose; j'ai vécu pendant un an, un an tout entier, entre deux draps, de la vie des damnés. — La femme d'un médecin malade pendant longtemps, cela n'est donc pas fort curieux; mais ce qui l'est beaucoup plus, c'est qu'à dater du commencement de novembre dernier madame Comet est chaque jour atteinte, à telle ou telle heure du soir, d'un accès de somnambulisme naturel et lucide. Ce qui s'est passé dans les premiers accès, je ne l'ai pas vu; et ce qu'on en raconte, ma foi, pour les confrères qui n'ont, en général, tout au plus regardé des somnambules que par le trou d'une aiguille, ce doit être un conte des Mille et une nuits. Toutefois, M. Comet n'y est pas allé par quatre chemins, et après avoir présenté, le 26 novembre, à l'Académie, un rapport détaillé des merveilles en question, il vient de le publier dans l'*Hygie*. Pour ne point déflorer votre plaisir, je vais vous citer quelques-uns des passages les plus importants de ce rapport.

— « Madame Comet lit, les yeux fermés, à travers des corps opaques, sans que les caractères reçoivent une lumière directe. Elle désigne le plus petit corps qu'on lui présente enfermé dans la main.... Bien plus, elle devine la pensée qui se rapporte à elle, et les actes improvisés qui se passent dans des appartements contigus au sien; elle indique avec précision l'heure où ses accès la prendront le lendemain, leur durée, actuellement variable chaque jour; prescrit la dose d'opium qui lui est nécessaire, la fait diminuer ou augmenter selon le besoin, et toujours avec bonheur. Enfin, au milieu des actes prodigieux de son âme clairvoyante, il y a un fait qui domine et qui doit servir à l'appréciation de la réalité de tous les autres : la malade a annoncé à plusieurs reprises et dans des accès différents, le jour de la semaine, la date du mois où elle recouvrera la santé, et où elle sera délivrée de ses crises. Cette époque n'est pas très-éloignée. »

» Eh bien! mon ami, que dites-vous de cette description? Vraiment elle a dû coûter beaucoup à son auteur; car, naguère encore, il était un des plus fougueux opposants du magnétisme. Il ne le ménageait pas dans ses écrits, et à chaque instant il le déchirait à plaisir de son arme favorite, le ridicule.

« Je reviens au rapport de M. Comet, afin de continuer mes citations et mes commentaires.

« La malheureuse affection de ma femme porte avec elle une consolation, car elle fera juger souverainement une question qui a été l'objet de grandes discussions dans le sein de cette Académie, et dans la presse où j'ai pris une part active. Je veux parler de la lucidité et de la clairvoyance des somnambules, des prodiges qu'ils réalisent, et auxquels, il y a trois mois, je ne croyais pas, et qu'aujourd'hui je regrette d'avoir taxés publiquement de manœuvres frauduleuses, de jongleries intéressées. »

« Bien, très-bien, monsieur Comet!.... quoi que vous soyez, ou quoi qu'on dise de vous, car vous avez beaucoup d'ennemis, à commencer par moi, voilà des paroles telles qu'il n'en retentit pas fréquemment au sein des académies; elles sont pleines de courage, et, qui plus est, du plus estimable des courages, de celui-là qui consiste à avouer publiquement une erreur et à signaler une vérité, même en présence de plus forts que soi. Je ne vous connais pas, Monsieur, mais je veux vous connaître; et la première fois que nous nous rejoindrons, nous nous donnerons, si vous y consentez, une poignée de mains qui vaudra mieux que nos anciens coups de griffes. A bientôt.

» Quant à l'espérance consolatrice que vous exprimez de voir dans peu la question du somnambulisme lucide *souverainement* jugée par l'Académie, oh! monsieur Comet, mon bon monsieur Comet, je ne vous croyais pas si candide. Tous les membres de cette compagnie célèbre, médecins, pharmaciens, droguistes, vétérinaires ou autres, quelle que soit l'importance qu'ils se supposent, ou que la plèbe scholastique leur attribue, sont fortement d'avis qu'ils ont quelque chose de beaucoup plus *profitable* à faire que de s'occuper d'une découverte qui enseigne à se passer de leur ministère, qui renverse de fond en comble leur science, qui obscurcit encore leur obscur grimoire. Exiger d'eux ce sacrifice, c'est exiger qu'ils signent leur arrêt de mort! Ils ne le signeront pas. C'est donc en vain que vous avez conçu l'espoir flatteur que ces braves savants répondraient loyalement à votre appel! Il leur était bien plus facile de crier *hourra!* et s'ils ne l'ont pas fait, c'est qu'alors vous avez une recette..... pour vous faire craindre. Mais attendons la fin!

» Au surplus, toutes les académies se sont prononcées en aveugles sur le magnétisme, et puisqu'elles ont été injustes, elles ne se rétracteront pas; car les académies sont des puissances! et toute puissance se croit infaillible, et toute puissance scientifique ou autre agit souvent comme si elle pensait que, quand elle a été une fois injuste, il n'est pour elle d'autre moyen d'effacer son injustice que d'y persister, d'autre secret de réparer ses torts que de les aggraver. Vous êtes loin de connaître les corps savants, Monsieur; en deux mots voici leur fait : *Ce sont des despotes qui ne cèdent que ce qu'on leur arrache, qui n'admettent que ce qu'on leur impose, qui n'avancent que quand on les entraîne, qui ne tombent que quand on les abat.*

» Cependant, direz-vous, les médecins partisans du magnétisme, ceux, par exemple, qui ont vu le fait de mademoiselle Pigeaire et qui l'ont certifié, ceux-là au moins élèveront la voix. Erreur! cher confrère, erreur! Ces messieurs sont enrégimentés; ce sont des soldats qui obéissent à leur consigne au lieu d'obéir à leur conscience; il faut qu'ils marchent au pas ou qu'ils désertent, et ils n'en ont ni l'envie ni le courage. D'ailleurs, chacun de ces partisans honteux du magnétisme, sauf quelques honorables exceptions que je me plais à reconnaître, n'a-t-il pas son petit motif de faire le couard? Ainsi, l'un a peur de passer pour un niais, l'autre pour un visionnaire; celui-ci tient à la Faculté, celui-là vise à l'Institut; enfin, tous ont leurs affaires à faire, une position à défendre, une clientèle à conserver. Oui, voilà où ils en sont, et où ils doivent en être, et où nous en serions sans doute également si nous avions le haut honneur d'être des leurs; et ce, parce qu'aussi bien qu'eux nous sommes tout bonnement des hommes; parce que toute petite passion est éminemment contagieuse; parce qu'avec les loups il faut hurler ou fuir; parce qu'en définitive les sociétés savantes sont bien plutôt organisées dans l'intérêt des savants que dans celui de la science. Rien de surprenant à cela, c'est même assez juste; ce qui coûte cher ne doit-il pas rapporter beaucoup? et un fauteuil académique coûte, dit-on, bien cher, horriblement cher!!! Ainsi, dans l'immense majorité des cas, ce ne peut être sans un but caché d'intérêt personnel, que pour s'y asseoir on se décide à faire, devant de vieilles idoles que l'on voudrait cent fois briser, de profondes courbettes et de grands salamalecs; qu'on se résigne à se baisser, à s'abaisser, à s'effacer, à se rapetisser, à se plier en deux devant elles; enfin, que l'on franchit sans façon les degrés qui mènent, en descendant, de l'adresse à la ruse, de la ruse à l'intrigue, de l'intrigue à la bassesse, et quelquefois plus loin!...... Attendu que dans l'âge d'or où nous vivons ces moyens sont tout aussi souvent les dignes auxiliaires du mérite que ceux de la nullité.

» Malheureusement pour la gent académique, ce que je dis là est vrai, très-vrai, infiniment vrai; et si quelques académiciens ont le droit de ne pas se reconnaître dans le portrait que je viens d'esquisser, si même aucun d'eux, par déférence pour son amour-propre, ne consent à s'y reconnaître, je présume que, par esprit de confraternité, chacun le trouvera frappant de ressemblance pour ses voisins. Du reste, je ne vise personne, ni dans la grande ni dans la petite Académie, et ce n'est pas ma faute si j'atteins quelqu'un. Je l'ai dit, je respecte les individus et m'engage à les respecter.... tant qu'ils me respecteront; je ne frappe qu'après avoir été frappé.

» Mais, mon ami, je m'aperçois que je suis loin du mémoire de M. Comet; j'y retourne et vais vous en extraire encore un passage.

— « Avant de l'avoir prouvé, je sens que cela semble ridicule à dire, et ce n'est pas sans en avoir vérifié, devant un grand nombre de témoins, plusieurs fois les faits, que je me suis décidé à venir vous faire ma communication. Il y a des sarcasmes à endurer peut-être, des paroles pénibles à entendre; mais avant d'être convaincu, je n'ai pas accueilli avec assez d'indulgence les affirmations des autres pour exiger que l'on ait pour moi plus de bienveillance.

» Parbleu! après pareille équipée, M. Comet a bien raison de ne pas compter sur l'indulgence de ses confrères. On ne pardonne l'apostasie que quand soi-même on devient apostat. Ce temps arrivera, c'est immanquable; et alors les *illustres* seront dans la pénible obligation d'arriver tardivement à résipiscence; mais alors aussi nous les accueillerons comme s'ils avaient toujours été des nôtres. — Les sciences sont les religions de notre époque, et dans une religion il n'y a point de différence entre les néophytes et les apôtres.

« Adieu, mon ami,

« FRAPART, D. M. P. »

« Paris, 8 décembre 1839.

» Mon bon ami,

» Ma dernière lettre a dû vous faire comprendre que j'avais un vif désir d'observer le fait de somnambulisme naturel annoncé par M. Comet à l'Académie, et aussi de connaître personnellement ce médecin. Je vous l'ai sans doute dit : c'est un écrivain terrible, qui partant est terriblement respecté des *illustres* de la rue de Poitiers; et cette considération, sans compter celle du phénomène magnétique, me poussait à me rapprocher de lui; car, en bonne politique, il faut s'allier, dès qu'on le peut, aux ennemis de ses ennemis, surtout quand ils ont force et talent, cœur et tête, bec et ongles. M. Comet m'ayant envoyé son rapport, j'ai cru devoir l'en remercier par le billet suivant :

« 6 décembre 1839.

» Monsieur,

» Hier vous avez eu la complaisance de m'adresser le numéro du journal dans lequel vous rendez compte des accès de somnambulisme naturel et lucide de madame Comet : je vous en remercie sincèrement, je l'ai lu avec plaisir. Les quelques mots d'amende honorable que j'y ai remarqués sont dignes; et quant aux sarcasmes à endurer, aux paroles pénibles à entendre, ne craignez rien, Monsieur,.... *il y a des hommes que nul, le sot excepté, ne s'avise de prendre pour plastrons.*

» En retour de votre intéressante observation, permettez-moi de vous faire hommage d'une brochure qui est bien loin de contenir des phénomènes aussi extraordinaires que ceux par vous signalés; quoiqu'elle ait été écrite à l'occasion de mademoiselle Pigeaire, il y est peu question de magnétisme ; mais *en la publiant, mon but était moins de convaincre les incrédules que d'encourager les croyants, et surtout moins de changer la foi de certains savants que de mettre en évidence leur* BONNE FOI.

» Recevez, Monsieur, l'assurance de ma considération distinguée. FRAPART, D. M. P. »

« Cette petite lettre produisit l'effet que j'en attendais : une lettre est parfois un bon parlementaire ! Deux heures après qu'il l'eut reçue, M. Comet vint me voir et m'apporter quelques exemplaires de son mémoire. J'étais absent, mais hier je suis allé pour le remercier et prendre langue. Dans cette première entrevue il me déroula toute l'histoire de la maladie de madame Comet, me raconta les démarches qu'il avait faites auprès de l'Académie, me dit qu'une commission avait été nommée, et que cette commission était venue deux fois visiter la malade. Je ne vous ferai pas ce récit, parce que M. Comet doit prochainement le reproduire dans l'*Hygie*. Seulement j'ajouterai que ce confrère me dit en terminant : Le 28 novembre dernier, ma femme a prédit, en présence des membres de la commission, que le 5 décembre elle serait prise d'un point de côté, et que, sans avoir égard à l'époque de ses règles, il faudrait la saigner ; en effet, depuis avant-hier elle est atteinte d'une douleur profonde au côté gauche ; dans son dernier sommeil elle a dit que cette douleur réside dans le poumon, que bientôt il y aura crachement de sang, et que demain, à neuf heures du matin, il faudra pratiquer une saignée de vingt onces. Comme aujourd'hui madame Comet doit se prescrire itérativement cette saignée que je ferai demain, je souhaite, afin que les faits soient appuyés de témoignages authentiques, que les commissaires de l'Académie viennent ce soir pour entendre la prescription, et pour constater une fluxion de poitrine bien caractérisée; mais qui n'existait pas encore la dernière fois que ces messieurs sont venus. De plus, je souhaite que demain ils soient présents à la saignée, et que deux ou trois d'entre eux suivent journellement la marche de la maladie jusqu'à sa terminaison favorable ou funeste. Je les ai tous avertis ce matin, et je compte sur eux ce soir. Le fait intéresse assez la science et l'humanité pour qu'ils le constatent.

— » Aucun ne viendra, répondis-je aussitôt à M. Comet, ni ce soir, ni demain, ni plus tard, parce que l'homme évite avec soin la vérité qui le blesse, et que quand elle le suit il la fuit. J'ose donc soutenir que des gens qui ont usé leur jeunesse à étudier une science, qui ont mangé leur patrimoine pour acheter un titre au moyen duquel ils se procurent aisance, places, honneurs et considération; j'ose soutenir que ces gens-là, sauf quelques exceptions que l'on pourrait compter, ne consentiront jamais de plein gré à reconnaître et à proclamer qu'*une femme endormie est capable, mille fois plus sûrement qu'eux tous ensemble, de trouver son mal présent, de le décrire, de le guérir, et même de prévoir son mal futur!* Croire à un aussi grand sacrifice de leur part, c'est croire que la bonne foi court les rues;

c'est croire au désintéressement, à l'honneur, à la probité, à la force, au courage, à l'abnégation, à la vertu de tout le monde; en un mot, dans l'époque de démoralisation où nous sommes, c'est croire à l'impossible, à l'absurde.

» En effet, comme je l'avais deviné, aucun membre de la commission n'est venu, soit pour vérifier si la prédiction du 28 était accomplie (en d'autres termes, si madame Comet offrait les symptômes d'une fluxion de poitrine), soit pour entendre la prescription d'une saignée, soit enfin pour assister à cette saignée. Les bras en tombaient à M. Comet; moi, je l'avoue, j'étais en jubilation; car s'il est doux de voir des adversaires venir à soi, il est peut-être encore plus doux de les voir se fourvoyer. — Le cœur de l'homme est bien drôle! il contient de tout, mais en proportions variables.

» Maintenant je vais vous raconter ce que j'ai déjà vu, et à mesure que je verrai du nouveau je vous le raconterai.

» Après l'entretien que j'eus hier avec M. Comet, et dont plus haut je vous ai rendu compte, ce confrère eut la bonté de me présenter à sa dame, qui me permit de l'examiner médicalement et de revenir quand je voudrais. Vous, mon ami, qui êtes habitué au langage médical, vous comprendrez facilement la description succincte que je vais faire. J'aurai recours, pour la méthode d'observation, à la vieille routine des vieilles écoles, et, afin d'être plus clair, je parlerai au présent comme si je me trouvais au lit de la malade.

» La peau est chaude, légèrement halitueuse.

» Le pouls est plein, assez fréquent.

» La respiration est un peu courte.

» La malade accuse une douleur profonde en avant, en bas et à gauche de la poitrine ; cette douleur paraît augmenter dans l'inspiration.

» Il y a de la toux, et je constate un crachat teint de sang.

» A la percussion je ne trouve point de matité ; mais à l'audition par le pectoriloque, je distingue aisément à la base du poumon gauche du râle crépitant, c'est-à-dire une respiration bruyante et embarrassée.

» Les autres fonctions n'offrent rien de remarquable ; les facultés intellectuelles me semblent parfaites ; la langue est pâle, le système musculaire flasque, et il est facile de voir, à l'aspect de la malade, que *leur* médecine a passé par là !

» Tel est le résultat de ma première visite ; je passe à la seconde.

» Il ne s'agit plus ici, comme ce matin, de constater une simple fluxion de poitrine, mais bien d'observer un état fort extraordinaire du système nerveux, ou plutôt une maladie étrange que je me contenterai de décrire sans essayer de lui donner un nom.

» L'accès devant débuter à neuf heures précises, et M. Comet m'ayant recommandé avec instance d'arriver au moins un quart d'heure auparavant, je n'y manque pas. La malade, que d'ailleurs je ne me permets pas d'examiner aussi scrupuleusement que dans la journée, me paraît avoir la respiration encore plus difficile, la peau plus halitueuse et le pouls plus plein ; sa main droite est appliquée sur son côté gauche. Du reste, madame Comet parle de manière à prouver que son intelligence est intacte, et rien n'annonce encore que dans quelques instants des phénomènes extraordinaires vont se développer. Cependant, à neuf heures moins huit minutes, la malade se prend à bâiller une première fois, puis une seconde, ainsi de suite ; à neuf heures moins quatre minutes, elle a une pendiculation suivie de plusieurs autres ; bientôt elle semble éprouver du malaise ; enfin à neuf heures précises elle ferme les yeux. Alors M. Comet, qui vient de peser devant moi *deux gros quarante-quatre grains de laudanum de Rousseau*, mélangés avec à peu près autant d'eau pure, les administre sur-le-champ à sa dame ; ensuite il lui fait boire, afin d'enlever la saveur dégoûtante de cette drogue, deux cuillerées de vin banc.

» Il est superflu de vous dire que j'avais préalablement dégusté ce qu'on devait administrer à la pauvre patiente, pour m'assurer que c'était réellement du laudanum et du vin. Certes, dans des circonstances ordinaires, je ne suis pas si ombrageux ; mais alors qu'il s'agit d'affirmer une vérité que les corps savants nient, il faut auparavant y regarder à deux fois et même à trois. Au surplus, en tout, j'aime mieux être sûr que persuadé.

» Je reviens au fait.

» A neuf heures une minute la malade tombe dans une immobilité absolue ; à neuf heures cinq la scène change : madame Comet, tout en laissant ses coudes appuyés sur le lit, soulève lentement ses mains qu'elle semble diriger vers le ciel comme pour invoquer Dieu; puis elle dit d'une voix faible à l'excès : Je souffre beaucoup de mon côté; demain, à neuf heures du matin, il faudra me tirer une livre et quart de sang....... vingt onces fortes. Ma fluxion de poitrine est indépendante de mes crises; j'indiquerai dans un de mes prochains sommeils l'époque de la guérison de la première de ces maladies; quant à mes crises, si on suit exactement toutes mes prescriptions, j'en serai délivrée le samedi 28 de ce mois. Demain ma crise me prendra à huit heures et demie, et durera un quart d'heure; on m'administrera six gouttes d'opium de plus qu'aujourd'hui.

» Il est neuf heures seize minutes : la malade cesse de parler, soulève un peu la tête, semble se recueillir et prier, puis elle dit : *O mon Dieu!* Tout à coup ses mains et sa tête retombent, et elle s'écrie d'un accent peiné : *Il est parti!* Dans cet instant elle porte la main droite sur son côté gauche et le frotte, l'état d'extase a cessé. On parle à madame Comet, elle répond naturellement, et sur une question qu'on lui fait, elle assure qu'elle voit son côté. A neuf heures vingt, silence. M. Comet m'apprend que sa dame est, dans ce moment même, cataleptique; en conséquence je saisis avec deux doigts la manche de la camisole de madame Comet, je la porte en haut, et le bras entier suit en offrant aussi peu de résistance qu'en offrirait un cheveu qu'on soulèverait; je quitte la manche, le bras demeure en l'air; j'en fais autant avec le bras opposé, puis avec une jambe : même résultat, la patiente est une statue! Je replace par pitié la jambe sur le lit, mais je ne touche point aux membres supérieurs ; ils ne bougent pas. A neuf heures vingt-sept minutes la malade ouvre les yeux ; le regard est fixe, terne et vide ; à neuf heures vingt-neuf les paupières clignent, les yeux s'animent ; enfin, à neuf heures et demie sonnant, les bras faiblissent, baissent et tombent avant que le bruit du timbre ait cessé de se faire entendre. Dix secondes après madame Comet sourit à sa famille qui l'entoure, et revient sur-le-champ à son état normal.

» Tel est, mon ami, le spectacle merveilleux auquel j'ai assisté et que j'ai vainement tenté de vous dépeindre ; mais aussi c'est un de ces spectacles que ni la plume, ni le pinceau, ni la parole ne sauraient reproduire, et que la nature semble s'être réservé de montrer seule à notre admiration, comme l'éruption du Vésuve, le lever du soleil, l'immensité des mers.

» Actuellement, je passe à ce qui s'est fait ce matin.

» Dès huit heures je me rends chez M. Comet, car je veux tout voir et bien voir. Et d'abord nous déterminons d'avance ce qu'il faudra répandre de sang dans tel vase pour en tirer vingt onces, puis nous entrons chez la malade. Il est inutile de vous dire comment elle se trouve, il vous suffit de savoir que la fluxion de poitrine marche. Bref, à neuf heures M. Comet saigne sa femme, et quelques minutes après nous avons vingt onces de sang. Bientôt les symptômes semblent diminuer de gravité, sans que la malade paraisse plus abattue qu'à l'ordinaire ; toutefois, comme elle est toujours couchée, il est difficile d'apprécier ses forces.

» Adieu, mon ami, FRAPART, D. M. P. »

« Paris, 16 décembre 1839.

» MON BON AMI,

» Je reprends l'histoire de la maladie de madame Comet au moment où cette dame vient de perdre vingt onces de sang. C'était le 8 de ce mois. Depuis lors, tous les jours au soir, madame Comet a un accès de somnambulisme qui dure tantôt un quart d'heure, tantôt une demi-heure, et pendant lequel tout se passe comme dans celui que je vous ai décrit; c'est-à-dire qu'il offre deux états successifs bien distincts, l'un d'extase, l'autre de catalepsie. Dans celui-ci la malade *paraît* ne rien entendre, ne rien voir, ne rien sentir, ne rien comprendre; ne parle pas, ne bouge pas, respire à peine, garde immobilement toutes les positions qu'on lui donne, et, j'ose à peine le dire, *semble* avoir perdu la pesanteur de ses membres. Dans celui-là, ce sont d'autres merveilles! la malade se trouve, je veux dire *a l'air* de se trouver en communication avec un être que personne ne voit, que personne n'entend, que personne ne touche, et auquel cependant, s'il est permis à un homme grave de raconter de telles impressions, on serait presque tenté de *croire* qu'elle parle et qu'elle répond. Le premier de ces faits est extraordinaire! Le second est abasourdissant! C'est dans cet état d'extase que madame Comet parle de son mal, dit *où* il est, *comment* il ira, *quand* il finira, ordonne le traitement qui convient à la fluxion de poitrine dont elle est atteinte, n'oublie pas le régime, prescrit la dose d'opium qu'on devra lui administrer, prédit l'heure et la durée de son accès du lendemain, précise enfin le jour où elle n'aura plus d'accès.

» A chaque séance, c'est la même chose, avec quelques variations qui dépendent sans doute de la marche de la maladie, et que je vais indiquer en courant. Ainsi, pendant la crise du 8, madame Comet assure que les vingt onces de sang qu'on lui a tirées le matin sont faibles tandis qu'elles devaient être fortes, et qu'il faudra lui en soustraire de nouveau une livre le surlendemain. Nous pesons le sang tiré et nous vérifions en effet qu'on n'a pas obtenu la bonne mesure prescrite. Si c'est pour cela qu'il faut recommencer, c'est assez désagréable et même un peu alarmant, car la maladie est si vieille et la malade si faible que bientôt d'un côté il n'y aura plus de combattant. D'ailleurs, en supposant la prescription infaillible, comment se préserver de tout manquement, de toute méprise, de toute omission en l'exécutant? Cela me paraît bien difficile : dans la pratique de notre art, ce n'est jamais que par exception que même les plus habiles atteignent juste et droit au but. C'est déplorable, mais cela est. En définitive, madame Comet se trouve dans une mauvaise passe, et quelque savant que soit son médecin, quelque dévoués que soient ses garde-malades, j'ai des inquiétudes sur le résultat ; je crois qu'il sera malaisé d'arriver au port sans encombre. Toutefois, comme, dans l'espèce, nous n'avons pas à nous défier des ordonnances du médecin, on les exécute à la lettre. En conséquence, le 10, après toutes les précautions prises d'avance, M. Comet tire à la malade près de dix-sept onces de sang. Au moins cette fois nous ne péchons pas par défaut! le fait est que dans la journée les symptômes de la fluxion de poitrine diminuent, et que dans l'accès extatique du soir madame Comet nous assure que tout va mieux, que tout va bien, que tout a réussi. Le lendemain, même langage de sa part, même sécurité de la nôtre. Mais il n'y a qu'heur et malheur en ce monde : le 12, la malade annonce qu'il lui faudra encore une saignée pour détruire entièrement la phlegmasie pulmonaire; que cette saignée ne se fera ni le 13, ni le 14, mais le dimanche 15; qu'on hésitera pour la lui faire, et qu'elle ne peut pas encore en déterminer la quantité. Une telle prédiction nous met aux champs : M. Comet n'est pas tellement façonné à l'obéissance passive qu'il puisse se décider aisément à marcher les yeux fermés; et quant à moi, quoiqu'un peu plus souple..., je suis presque prêt à douter et à me regimber. Mais tout à coup, me rappelant ma longue expérience, — *qui m'a appris que jamais un somnambule, quand il se prescrit quoi que ce soit ne se le prescrit mal à propos, puisque toujours on le sauve quand on suit exactement toutes ses prescriptions*, — et ma profonde ignorance des secrets de la nature, je baisse la tête en engageant M. Comet à faire de même. Enfin lui aussi se résigne!... Pendant la tempête, mieux vaut accepter pour pilote le premier pilote venu, que de n'en prendre aucun. C'est se garder au moins une chance de salut.

» Le 14 au soir, madame Comet, qui sans doute jusque-là n'avait pas voulu nous effrayer, nous annonce qu'il faudra lui enlever le lendemain *vingt-quatre onces fortes* de ce précieux liquide qui nous conserve la vie, et que même, si elle se trouve faible, on ne devra pas suspendre la saignée, *car il faut une syncope :* sans cela ce serait à n'en jamais finir, ou plutôt à en finir bientôt.

» M. Comet chancelle, il y a de quoi! Sa pauvre patiente est depuis si longtemps malade, elle est si faible, si pâle, si exsangue, si abîmée, si mourante, qu'en vérité il faut avoir en partage une foi stupide ou une conviction enracinée pour oser encore aller de l'avant sur une route qui paraît tant semée d'écueils. Cependant, pour moi, mon parti est pris : il est vrai que ce n'est pas ma femme que j'ai à *juguler* ainsi....; et encore, quand ce serait ma femme? puisque je suis convaincu, je ne reculerais pas. Jamais somnambule ne s'est suicidé. Au milieu d'un ciel noir n'avons-nous pas une étoile qui nous dirige, et qui ne disparaîtra que quand nous n'en aurons plus besoin? Mais si cette étoile venait à nous manquer avant le temps? O obscurité! obscurité!.... alors autant mourir seul dans les catacombes.

» Quoi qu'il en soit des espérances et des craintes qui nous agitent, après avoir pris toutes nos dimensions pour ne passer ni à droite ni à gauche du but, pour ne point rester en deçà ni aller au delà, hier, à neuf heures du matin, M. Comet pratique une large saignée dont le sang s'échappe tout à son aise, une de ces saignées parfaites et telles que je les chérissais dans mon bon temps. Près de vingt-cinq onces de sang sont tirées! et nous ne voyons point venir la syncope.

On bande le bras, mais à peine le bandage est-il appliqué que les accidents paraissent. On s'en inquiète! Néanmoins ils finissent par s'apaiser; je quitte la malade. Vingt minutes après de nouveaux accidents surgissent, on craint, on se trouble, on s'effraye, on pleure, on crie, on accourt chez moi,...... comme si j'y pouvais quelque chose! J'arrive, me voilà encore médecin, comme bien souvent, malgré moi! Mais quel parti prendre là où il n'y a pas de parti à prendre? Ma foi, au lieu de *pleurnicher*, ainsi que tout médecin qui sait son métier doit le pratiquer en pareil cas, je fais bonne mine à mauvais jeu, j'encourage la famille éplorée, je la stimule et la relève en disant: « Nous ne nous sommes point trompés, la somnambule ne s'est jamais trompée! restons calmes. » Au surplus l'espoir ne m'a pas encore abandonné; n'ai-je point passé, moi, par huit saignées dans une seule et même maladie, sans compter plusieurs centaines de sangsues? et je n'en suis pas mort.... parce qu'il y a des bœufs qui résistent à l'assommoir; puis j'ai pour principe de ne désespérer de la partie que quand elle est perdue; madame Comet n'est pas morte, elle ne mourra pas.

» Cependant la journée se passe dans des angoisses (1);

---

(1) Le docteur Frapart n'a pas voulu consigner ici un fait merveilleux qui s'est passé après son second départ. Quand je lui racontai ce qui avait eu lieu, et que je l'engageai à en prendre note, il me répondit : « Je ne veux témoigner que de ce que j'ai vu. » C'est pourquoi je suis dans l'obligation de relater moi-même un épisode bien intéressant.

Ma femme n'était pas morte, mais semblait à toute extrémité; elle ne donnait aucun signe de vie, la syncope était complète, le pouls ne se trouvait plus dans aucune région, la respiration manquait à tel point

le soir la crise ne se manifeste pas, comme toujours, à l'heure où elle doit avoir lieu; il y a des efforts cruels de vomissement; on hésite pour donner les *deux gros et demi d'opium;* il n'y a qu'un moment pour l'administration opportune de ce dégoûtant breuvage! Bref, l'accès n'arrive pas, l'étoile ne brille plus, nous sommes désorientés. Je m'arme de courage et me réfugie dans ma conscience. Cependant, ô bonheur! l'accès n'est que retardé, le voilà. Tout s'est bien passé, nous dit la malade dans son sommeil d'extase; la saignée n'a pas été trop forte. Donnez-moi de suite la dose d'opium que je devais boire. Demain le point de côté s'affaiblira, et mercredi prochain j'en serai entièrement délivrée. Quant à mes accès, leur disparition est toujours pour le 28 de ce mois. Je suis bien faible et le serai longtemps; ma convalescence sera pénible; il faut commencer à me bien nourrir pour que mes forces reviennent peu à peu. Les aliments que j'indiquerai ne me

---

qu'un miroir placé devant la bouche et les narines n'était aucunement terni. Moi seul pouvais avoir la conscience que la vie n'était pas entièrement éteinte chez notre pauvre malade, insensible à toute stimulation extérieure. Elle était étendue dans son lit, sans oreillers, pour que la tête, plus basse que le tronc et les membres inférieurs, pût recevoir sans efforts du cœur, qui frémissait et ne battait plus, le sang indispensable à l'entretien de la vie cérébrale.

La famille en pleurs s'agitait, se désolait; moi, l'épouvante dans l'âme, le visage inondé de larmes, j'attendais avec anxiété qu'une lueur de vie se manifestât, et j'en désespérais, lorsque tout à coup ma femme, d'une voix presque éteinte, prononce ces paroles : « Mon Dieu!..... comme ils se tourmentent!..... Qu'ils se rassurent..... je serai comme cela jusqu'à ce soir, et..... » Sans pouvoir achever, elle retombe dans un anéantissement complet. Cependant notre espoir se relève, et nous attendons jusqu'au soir avec confiance. D[r] C.

feront aucun mal. Demain à huit heures et demie mon accès arrivera et durera quinze minutes. On m'administrera autant de laudanum qu'aujourd'hui.... Merci, mon Dieu!... il est parti! Ensuite survient l'état cataleptique, qui ne tarde pas à être suivi du réveil. Et moi aussi je me réveille, et bien m'en prend, car j'avais le cauchemar; la vie d'une femme pesait sur ma poitrine!

» Heureusement que dans les grandes crises on ne mesure l'abîme que quand on l'a franchi.

» Adieu, tout à vous, FRAPART, D. M. P. »

Paris, le 1er février 1840.

« MON BON AMI,

» Si depuis longtemps je ne vous parle plus de madame Comet, c'est que pour écrire j'aime assez avoir quelque chose à dire. Or, cette malade est en pleine convalescence, elle n'éprouve plus d'accidents graves, nous n'avons plus de craintes; donc l'historien n'a plus rien à raconter. Cependant je me rappelle que dans ma dernière lettre je vous ai laissé au beau milieu de la description d'un orage; je vous en dois la fin, la voici :

» Nous étions alors au 15 décembre, et madame Comet venait de subir une troisième saignée, c'est-à-dire de perdre en huit jours sa quatrième livre de sang; puis, dans son sommeil extatique, elle avait prédit la guérison de sa phlegmasie pulmonaire pour le mercredi 18. En effet, dès le lendemain les symptômes s'amoindrirent à vue d'œil, et le soir du jour indiqué par elle, la malade assura ne pas ressentir le moindre vestige de sa douleur au côté. Pour nous, nous ne découvrîmes plus rien d'anormal ni dans la respiration, ni dans la circulation, ni dans aucune autre fonction.

» Ainsi, en quatorze jours, et *seulement sous la direction d'une somnambule*, l'inflammation d'un des viscères les plus importants de l'organisme a été complétement enlevée sur une personne atteinte d'une ancienne maladie, abattue par d'incessantes douleurs, torturée par une longue médication. En quelques mots, tel est le fait. Quant aux réflexions qu'il inspire, elles sont nombreuses et de plus d'une espèce; mais je n'en ferai qu'une, et je la présenterai sous la forme d'une interrogation que j'adresserai *seulement* aux médecins de science ou de conscience. Parmi les guérisseurs de tous les pays et de tous les temps, y en a-t-il beaucoup qui auraient mieux fait que cette somnambule? y en a-t-il plusieurs? y en a-t-il seulement trois, deux, un?—Non, il n'y en a point, il ne peut y en avoir, parce que le mieux ne peut être dépassé. — Mais y en a-t-il qui auraient fait aussi bien? peut-être point; dans tous les cas, fort peu. — La plupart auraient donc fait plus mal? — Assurément oui; et soutenir le contraire, c'est se tromper grossièrement, ou tromper effrontément.

» A cela qu'ajouter? c'est que si réellement les médecins ne font jamais mieux qu'un bon somnambule, s'ils font rarement aussi bien, et souvent pis, à quoi servent-ils donc? je le laisse à deviner, je me borne à dire que les médecins qui de bonne foi traitent les partisans du magnétisme de jongleurs ou de dupes, sont bien à plaindre, et que ceux qui savent ce que le magnétisme recèle et qui le taisent, sont bien coupables ! oui, coupables au premier chef, car ils tuent, car ils laissent tuer.

» Voilà de tristes vérités ! et pourtant celui qui les connaît doit les dire, même quand personne, personne encore ne l'écoute.

» Actuellement, mon ami, que j'en ai fini avec la fluxion de poitrine de madame Comet, il ne me reste, pour terminer entièrement l'histoire pathologique de cette dame, que peu de chose à ajouter sur son affection du système nerveux.

» Ainsi que la patiente l'avait prévu, tous les jours au soir, jusqu'au 27 décembre inclusivement, elle a eu un accès d'extase et de catalepsie presque en tout semblable à celui dont ma seconde lettre contient la description. Dans l'accès du 26, la malade a de nouveau affirmé qu'elle n'en aurait pas le 28 ni le 29, et qu'elle en éprouverait un le 30, pendant lequel on l'avertirait de la marche qu'il y aurait subséquemment à suivre. En effet, rien le 28 ni le 29, mais le 30 au soir, accès. Dans ce dernier, madame Comet nous en pronostique un autre pour le 15 janvier, et nous assure que dans le cas où d'ici là on serait embarrassé de savoir que faire, elle aurait à temps et vers midi, n'importe quel jour, un sommeil d'une demi-heure, durant lequel les moyens d'aplanir les obstacles lui seraient révélés. Le fait est que le 6 et le 11 janvier à midi elle s'endort et nous signale ce qu'on doit faire ou ne pas faire. Enfin, le

15 au soir, l'accès extatique arrive et n'offre rien de remarquable, si ce n'est la prédiction, pour l'avant-dernier jour du mois, d'un autre accès ; car, dit la malade, j'ai besoin d'en avoir de temps en temps pour me diriger. Le 30 tout vient encore à point. Du reste, madame Comet se prescrit toujours de l'opium, mais à des doses fractionnées de moins en moins considérables.

» Voilà, mon ami, où nous en sommes et où j'en resterai ; car il faut en finir, même avec les choses qui nous intéressent le plus. Toutefois je ne m'arrêterai pas sans poser auparavant et sans résoudre la question suivante : Que conclure de tous les faits divers que j'ai observés sur madame Comet depuis le 7 décembre jusqu'aujourd'hui 1er février, c'est-à-dire pendant sa fluxion de poitrine et ses accès extatiques ? Si pour qu'une saignée devienne salutaire il faut qu'elle soit pratiquée à telle heure plutôt qu'à telle autre, et qu'elle soit de telle quantité et non de telle autre, on doit *au moins* conclure qu'il est extrêmement embarrassant de faire à propos une saignée, et partant de la rendre utile. De plus, si pour guérir il faut avoir *scrupuleusement* égard à la nature, à la quantité et à la qualité du remède qu'on administre, à l'heure, au moment de son administration, etc., etc., en d'autres termes, si toutes les exigences des somnambules sont respectables et à respecter, on doit, ce me semble, conclure en outre qu'il n'y a pour eux de bonne médecine que la leur, et de bons médecins qu'eux-mêmes.

» Dans les entrailles de ces faits extraordinaires se trouvent sans doute encore d'autres conclusions ; mais j'ai pour principe de ne tirer des faits que ce qu'ils contiennent rigoureusement (1).

» Adieu, mon ami,

» FRAPART, D. M. P. »

---

(1) Le docteur Frapart, dont le raisonnement est toujours rigoureux et bien déduit, nous paraît ici tirer une conséquence forcée des faits qu'il compare, et à la manifestation desquels nous avons assisté avec tout l'esprit d'observation et d'examen nécessaire pour en apprécier nettement la valeur. Nous reconnaissons volontiers, avec M. Frapart, qu'il ne peut, humainement parlant, exister un praticien capable de rivaliser d'intelligence diagnostique et de perspicacité thérapeutique, avec un somnambule naturel *agissant pour lui-même et sur lui-même*. Mais nous devons déclarer que pendant l'exercice de la faculté prodigieuse d'intuition et de clairvoyance dont madame Comet a fait preuve pendant seize ans, faculté dont elle n'a été privée que deux mois avant sa mort, nous n'avons rien vu, ni reçu de la malade aucune communication qui tendît à annihiler le mérite de la médecine ordinaire, ou à établir une préférence qui devrait être accordée à telle ou telle pratique médicale. Madame Comet a contredit quelquefois avec bonheur des prescriptions faites par des médecins habiles, et entre autres cas surtout un diagnostic important et très-grave dans ses conséquences, comme on le verra dans la suite de nos récits; mais elle n'a jamais exprimé la moindre antipathie contre la science et l'art de guérir. Et la preuve qu'elle voyait très-bien, dans ses phases de lucidité, l'utilité de la médecine et des médecins, c'est que dans une de ses dernières extases, où elle annonçait sa mort prochaine, elle s'est écriée : « *Quel » bonheur que j'aie trouvé* (épousé) *un médecin!..... sans cela il y a » longtemps que je serais morte.* »

En reproduisant textuellement les lettres de M. Frapart, c'est le témoignage d'un observateur exact et véridique, ne reculant pas devant l'émission de faits qui renversent toutes les idées reçues et confondent toutes les interprétations des savants, que nous avons recherché. Les hommes de courage scientifique

Apparent rari nantes in gurgite vasto,

et pour nous procurer des documents précieux, nous n'avons pas voulu scinder les pensées, dénaturer les convictions et tronquer les dépositions d'un homme non moins éclairé que sincère. D^r C.

Plusieurs médecins très-croyants, ayant beaucoup observé les effets déterminés par le magnétisme animal, m'ont reproché, il y a longtemps et tout récemment encore, d'avoir qualifié de *surnaturelles* les facultés dont ma femme a fait preuve sans avoir été soumise à aucunes manœuvres magnétiques physiques (des passes, etc.) ou morales (l'action d'une volonté étrangère sur la sienne).

Je comprends fort bien l'intention qui porte mes critiques à désirer de voir rattacher scientifiquement ces facultés à un simple développement des fonctions physiologiques du système nerveux; je sais que tous les auteurs des livres publiés sur l'action et les effets du magnétisme animal, ne parlent jamais de facultés *surnaturelles*, quelque merveilleuses que puissent être les manifestations qui se produisent chez les sujets magnétisés. Les auteurs et les observateurs, convaincus de la réalité des faits magnétiques, ne les considèrent que comme des expressions nouvelles des fonctions du système nerveux dont on ne peut avoir la prétention de connaître tous les secrets, et dont il faut encore étudier avec patience et sans parti pris les mystères. Je partage cette prudente et sage opinion sous un rapport; mais je proteste si on me dit : « *Pour* » *obtenir le concours des savants, il ne faut pas leur de-* » *mander de croire à des faits extra-scientifiques.* » Une pareille raison me touche peu, quand je veux témoigner de ces faits selon ma conscience, en toute vérité, sous l'empire de la conviction que j'ai acquise.

D'ailleurs qu'importe le concours des savants? Ils

ne font autorité que sur ce que l'on croit qu'ils savent bien, et on connaît l'ignorance volontaire de la généralité des savants en fait de magnétisme. On est savant en physique, en chimie, en anatomie, en physiologie, en sciences médicales, en sciences mathématiques, etc.; on n'est pas pour cela savant en magnétisme animal si l'on n'a pas eu l'occasion de l'étudier ou si l'on a dédaigné son étude. C'est donc à ceux qui savent à enseigner à ceux qui ne savent pas encore. Est-ce que les savants, à peu d'exceptions près, n'ont pas toujours repoussé les nouvelles découvertes en tous genres? — Est-ce qu'ils en ont jamais fécondé une seule, même des plus importantes? — Les savants s'indignent d'être obligés d'apprendre quelque chose de plus que ce qu'ils savent; ce sont toujours de mauvais écoliers, les plus paresseux et les plus rebelles. Il ne faut pas leur demander de nous aider dans une tâche qu'ils sont impuissants à remplir; on doit laisser tranquilles ceux qui s'abstiennent, et ne pas manquer de fustiger les récalcitrants qui viennent troubler l'enseignement que les savants en magnétisme mettent libéralement à la portée des ignorants, voilà tout.

Puisque je donne le conseil de fustiger les écoliers rebelles, c'est-à-dire les prétendus savants, détracteurs systématiques du magnétisme animal, il n'est pas mauvais que je joigne l'exemple au précepte. Cet exemple sera bon à suivre et de nature à faire justice des plus méchantes imputations dirigées par l'ignorance et la mauvaise foi contre toutes les personnes, particulièrement contre les médecins, qui se sont occupés de l'examen ou de la pratique du magnétisme animal.

Il faut que tout auteur de travaux relatifs à cette question ne néglige jamais de relater dans ses écrits, afin de la rendre permanente, la fameuse fustigation administrée en pleine Académie de médecine, par le vénérable docteur Husson, médecin de l'Hôtel-Dieu, à M. Frédéric Dubois, dit d'Amiens. Ce sera en même temps jeter un coup d'œil rétrospectif utile sur les phases d'examen et d'appréciation par lesquelles a passé le magnétisme animal devant les corps savants.

M. Frédéric Dubois, d'Amiens, dans une brochure publiée en 1833, s'est déclaré en *état* constant d'*hostilité* contre le magnétisme ; il y a qualifié de *niais* et de *dupes* les *bons* commissaires nommés en 1826 pour s'occuper de la réalité du magnétisme *auquel il ne croit pas*. C'est pour cela et parce qu'il ne sait rien du tout de ce qui est du magnétisme, qu'il a demandé et obtenu d'être rapporteur de la commission nommée en 1837 pour constater les phénomènes magnétiques signalés à l'Académie par le docteur Berna.

Les dispositions impartiales de M. Frédéric Dubois, d'Amiens, étant bien connues, personne ne doutait de ce qui devait arriver. Aussi quand ce consciencieux rapporteur vint lire à l'Académie son rapport sur les expériences qui avaient eu lieu, rédigé dans des conditions et des termes d'une excentricité inouïe, ce ne fut qu'un fou rire sur tous les bancs. M. Frédéric Dubois, d'Amiens, au milieu de ce tohu-bohu général, était radieux : les invectives, l'ironie, les sarcasmes ne prouvaient pourtant qu'une chose, le talent spécial du rapporteur pour le genre burlesque; néanmoins il croyait triompher.

Mais le loyal et grave docteur Husson mit bientôt sur la sellette le trop jovial rapporteur, qui, le visage pâle et cependant tout couvert de sueur, dévorait en silence la mercuriale suivante, qui rappela l'assemblée à la dignité qu'elle avait un instant oubliée.

« Ce rapport, dit M. Husson (1), se réduit à des omissions historiques graves, à des réticences nombreuses et certainement blâmables, à des conclusions vicieuses et à une rédaction amusante peut-être, mais déplacée même d'après le jugement des amis du rapporteur.

» Dans cette position, Messieurs, vous ne pouvez adopter ce travail, parce que vous ne pouvez approuver ni les omissions, ni les *infidélités* historiques, ni le ridicule versé sur un jeune confrère connu pour un homme studieux et honorable.

» Dans quelle intention, après avoir parlé de l'extraction d'une dent faite par M. Oudet, chez une femme plongée dans le sommeil magnétique, le rapporteur a-t-il *omis* de dire que huit jours après la communication de M. Oudet, M. Jules Cloquet en renouvelait, devant l'Académie, une bien plus importante ! Il s'agissait de l'extirpation d'un sein, pratiquée pendant le somnambulisme. C'était à coup sûr une opération plus

(1) Opinion de M. Husson, prononcée à l'Académie de médecine, séance du 22 août 1837, sur le Rapport de M. Dubois, d'Amiens, relatif au magnétisme animal.

grave, plus douloureuse, plus longue, bien autrement délicate que l'extraction d'une dent; c'était un fait qui pouvait paraître à l'Académie assez saillant et assez extraordinaire pour qu'elle voulût étudier de nouveau cette singulière puissance qui engourdit la sensibilité pendant une des plus grandes opérations de la chirurgie. Mais si on eût rapproché ce fait de celui de M. Oudet, on aurait appelé de nouveau, et plus fortement encore, l'attention publique sur ces exemples de l'étonnante insensibilité observée par nos deux collègues, et attestée par l'un d'eux, maître en cette partie de la science, puisqu'il est professeur de chirurgie clinique. C'est ce qu'on a voulu éviter dans un rapport qui ne contenait que des faits négatifs. Puisqu'on voulait faire l'histoire du magnétisme, on aurait dû savoir que l'histoire ne supporte point de pareilles omissions, qui, si elles ne sont pas coupables, sont néanmoins très-condamnables.

» N'était-il pas également du devoir de M. Dubois, qu'après avoir rétrogradé de cinquante-trois ans pour chercher dans le passé des opinions dont les auteurs n'existent plus, il fît mention des travaux entrepris de son temps par la commission de 1826? Ne devait-il pas rappeler qu'après six ans de peines, de patience, de dégoûts, cette commission avait fait à l'Académie, les 21 et 28 juin 1831, un rapport dans lequel elle avait établi que le magnétisme qu'elle avait *examiné* et *étudié* n'était pas le même que celui qu'on avait prétendu juger en 1784; qu'il n'était plus question de baquets, de baguettes, de crises, de musique, de nombreuses réunions de magnétiseurs et de magnétisés, de chaînes, de convulsions, d'arbres magnétisés; qu'un phénomène nouveau, inconnu des Commissaires de 1784, le *somnambulisme*, avait été observé depuis cette époque, et que la Commission de 1826 avait cherché à en faire une étude particulière? Non, M. Dubois a gardé un silence absolu sur cette nouvelle position, sur ce fait nouveau et inexplicable; il a accumulé les déclarations contraires au magnétisme, déclarations qu'il a été prendre cinquante-trois ans derrière lui, et il n'en a fait aucune qui lui fût favorable; aucune que les témoins encore vivants auraient pu défendre, si on les eût attaqués. Est-ce là de la bonne foi? Est-ce là de l'impartialité? Est-ce là faire l'histoire académique du magnétisme? Qui vous empêchait de la faire, cette histoire? C'était votre devoir: vous l'aviez rempli pour les commissaires de 1784, et vous vous en affranchissez pour la commission de 1826. Auriez-vous prétendu nier les faits que nous avons vus, dont vous n'avez pas été témoin, et que par conséquent vous ne pouvez pas juger? N'auriez-vous de croyance que pour ceux qui sont contraires à l'existence du magnétisme? Auriez-vous rejeté impitoyablement ceux qui établissent une opinion opposée à la vôtre, et que vous attestent des collègues tout aussi méfiants, tout aussi éclairés, tout aussi judicieux que vous? Ces faits, il est vrai, ne cadrent pas avec *vos opinions connues* et *publiées*; ce ne sont pas moins des faits *prouvés* et *positifs*. Ils vous paraissent extraordinaires; mais devez-vous en conclure qu'ils n'ont pas eu lieu? La portée de l'intelligence humaine est-elle donc la mesure de la réalité de tous les phénomènes extraordinaires dont nous sommes environnés? Vous dites que vous respectez nos convictions; faut-il vous remercier de votre généreuse concession? »

M. Frédéric Dubois, d'Amiens, était confondu; et comme il ne pouvait trouver d'excuse à sa conduite qu'en s'appuyant sur le rapport des commissaires de 1784, M. Husson, ne voulant pas même lui laisser cette dernière ressource, continue ainsi :

« Ne croyez pas, Messieurs, que ces commissaires de 1784 étaient les commissaires des compagnies auxquelles ils appartenaient; il faut vous détromper à cet égard. L'Académie des sciences avait constamment repoussé les tentatives que fit Mesmer auprès d'elle pour la rendre témoin de ses expériences. Le crédit, la position de M. Leroi, alors président de cette Compagnie, et qui avait assisté à quelques expériences magnétiques, avaient échoué complétement auprès de ses collègues.

» La Faculté de médecine fit le même refus à Mesmer, par la raison qu'elle craignait de lui donner, par cette mesure, de la célébrité, à lui et à un des membres les plus distingués de la Faculté que M. Dubois appelle *un* M. Deslon.

» C'est après tous ces refus que Louis XVI nomma, de sa propre et souveraine autorité, des commissaires qu'il dut naturellement choisir dans les compagnies qui avaient refusé d'examiner la doctrine nouvelle. Ces commissaires furent : MM. Borie, Sallin, Darcet et Guillotin, membres de la Faculté; MM. Franklin, Lenoir, Bailly, de Borie et Lavoisier, de l'Académie des sciences; MM. Poissonnier, Despériers, Mauduit, Andry, Caille et de Jussieu, de la Société royale de médecine.

» M. Dubois, dans son rapport, rappelle sommairement les expériences faites par ces savants en 1784; il fait connaître les conclusions prises par ces commissaires, et il invoque à leur appui l'autorité des noms célèbres de Franklin, Bailly, Lavoisier, Darcet; mais il se garde bien de nous dire comment, à cette époque, il y a cinquante-trois ans, ces hommes illustres faisaient leurs expériences. Je vais suppléer à cette omission du rapport de M. Dubois; l'Académie jugera s'il y a beaucoup d'impartialité à ne pas lui avoir rappelé ces détails; elle appréciera si un jugement porté avec si peu d'ensemble et de soin peut être cité comme irrévocable, et s'il doit inspirer une confiance aveugle.

« Les malades distingués qui viennent au traitement » pour leur santé, disent les commissaires du Roi, *pour-» raient être importunés* par leurs questions; le soin de » les observer pourrait ou les *gêner* ou leur *déplaire*; » les commissaires eux-mêmes *seraient gênés par leur » discrétion*. Ils ont donc arrêté que *leur assiduité n'étant » pas nécessaire* à ce traitement, il suffisait que quelques-» uns d'eux y vinssent *de temps en temps* pour confirmer » les premières opérations générales, en faire de nou-» velles s'il y avait lieu, et en rendre compte à la com-» mission. » (*Rapport des commissaires du Roi*, 1784, page 8.)

» On ne peut s'empêcher, reprend M. Husson après cette citation, de reconnaître que ce n'est pas de cette manière que l'on fait à présent des expériences, ni que l'on observe les faits nouveaux. Et quel que soit l'éclat que la réputation de Franklin, Bailly, Lavoisier et Darcet réfléchisse encore sur une génération qui n'est plus la leur; quel que soit le respect qui environne leur mémoire et le malheur de deux d'entre eux; quel qu'ait été enfin l'assentiment général qui pendant quarante ans a été accordé à leur rapport, il est certain que le jugement qu'ils ont porté pèche par la base radicale, par une manière peu rigoureuse de procéder dans l'étude de la question qu'ils étaient chargés d'examiner. »

C'est en constatant de cette sévère façon la légèreté d'appréciation des critiques malveillants et en s'appuyant de l'autorité des hommes dont les raisonnements sont rigoureux et frappés du cachet de l'impartialité et de la bonne foi, qu'il faut stigmatiser les détracteurs des vérités scientifiques. Est-ce que les diatribes des Dubois d'Amiens, ou de toute autre localité, peuvent annihiler les écrits sérieux, les observations et les convictions consciencieuses de tant de savants honorables qui ont soutenu la cause du magnétisme animal en reconnaissant les faits qui se sont produits par son influence? Les de Jussieu, Deslon, Deleuze; les professeurs Orfila, Rostan, sont, comme M. Husson et les commissaires signataires de son Rapport, MM. Bourdois de la Mothe, Double, Itard, Guéneau de Mussy, Guersant, Fouquier, Leroux, Magendie, Marc et Thillaye, des savants qui priment de bien haut leurs antagonistes, et qui n'ont pas fait de capitulation avec les préjugés et la crainte du ridicule.

M. Jules Cloquet, qui récemment encore rendait foi et hommage aux effets produits par le magnétisme, à l'occasion des expériences faites pour déterminer l'*hypnotisme*, n'a pas changé d'avis depuis plus de vingt ans, car voici comment cet illustre membre de l'Institut discutait à l'Académie de Médecine les négations absolues de M. Dubois (d'Amiens).

« Le magnétisme est une chose si insolite, il annonce » des faits si surprenants, qu'il autorise par cela même » une grande méfiance ; mais, Messieurs, s'ensuit-il nécessairement que ces faits soient faux, tous controuvés, » ou le produit d'une imagination en délire ? Nullement. » La seule conséquence légitime à tirer de là, c'est de » redoubler d'attention dans l'examen de ces faits, pour » éviter l'erreur ; car, Messieurs, on ne se trompe pas » moins à *ne pas croire*, quand il faut croire, qu'à croire » quand il ne le faut pas. Une fois le fait constaté, peu » importe qu'on le comprenne ou qu'on ne le comprenne » pas. Il y a mille faits tous plus extraordinaires les uns » que les autres, et que pourtant il faut admettre ; et, » pour n'en citer qu'un seul, je citerai l'aiguille aimantée : pourquoi se dirige-t-elle constamment vers le » nord ? Quand des membres nombreux de cette Académie affirment avoir vu de leurs yeux des effets » extraordinaires du magnétisme, convient-il aux autres » de les nier ? Ils disent que ces faits sont impossibles. » Impossibles ! et qui donc ici se flatterait de connaître » assez bien la puissance de la nature pour en fixer les » bornes ? Il y a quelques années qu'un jeune homme » était en état de somnambulisme magnétique ; je lui

» fermai les yeux avec les doigts que je tenais exacte-
» ment appliqués sur les paupières abaissées, et ce jeune
» homme y *voyait dans cet état*, car il *lut*. Quelque temps
» après l'expérience fut répétée et cette fois elle échoua;
» ce qui prouve que les somnambules sont des ma-
» chines vivantes, et par conséquent variables. La va-
» riété est un des attributs de la vie, et principalement
» du système nerveux. Il y a des physiologistes qui ne
» sont pas éloignés d'admettre quelque analogie entre
» le système nerveux et le fluide électrique. En 1733
» ou 1734, il a été fait des expériences desquelles il ré-
» sulte que l'électricité a le pouvoir de rendre transpa-
» rents certains corps opaques.

» Je sais, Messieurs, qu'il faut quelque courage pour
» parler devant vous du magnétisme et de ses effets;
» mais on a beau faire, les faits sont inflexibles, et je
» ne serais pas étonné que, *malgré la résistance la mieux*
» *combinée et la plus soutenue*, un beau jour le magné-
» tisme vînt prendre place dans la science où on refuse
» aujourd'hui de l'admettre. »

Je dois revenir maintenant sur le reproche qui m'a été fait de qualifier *surnaturelles* les facultés développées dans l'état de *somnambulisme lucide* où ma femme s'est trouvée spontanément, sans aucunes manœuvres provocatrices, toutes les fois qu'il était nécessaire que nous fussions, ma famille et moi, informés de ce que nous devions faire ou nous abstenir de faire, dans telle ou telle circonstance qui devait se présenter. Les communications que nous faisait la somnambule avaient particulièrement trait à sa santé; mais souvent elles avaient pour but de nous prévenir d'un événement grave actuel ou futur, ainsi qu'on le verra bientôt. Jamais ma femme n'a présenté certains phénomènes étranges qui ont été observés chez quelques sujets, et que nous ferons ultérieurement connaître, tels que le transport des sens. Mme Comet, en état de somnambulisme lucide, n'avait pas besoin d'être mise en rapport, soit par le toucher ou de toute autre manière, avec les personnes qui se trouvaient présentes à ses crises, pour qu'elles pussent lui adresser la parole et s'entretenir avec elle. Ma femme possédait des facultés prodigieuses qui s'exerçaient facilement, naturellement, sans exiger aucune disposition particulière des assistants qu'une tenue calme et un peu silencieuse, mais qui n'avait rien d'insolite.

Je ne puis croire que la science pourra jamais démontrer que la manifestation des faits qui se sont produits soit possible dans l'ordre matériel, ou des fonctions du système nerveux.

J'ai déjà fait entrevoir, avec discrétion, ma pensée sur ce point épineux (voyez page 13), pour ne pas choquer tout d'abord les esprits trop positifs. A présent que l'on est à même d'apprécier la nature de quelques manifestations merveilleuses déjà relatées, je puis avouer hautement qu'elles me paraissent ne pouvoir être que l'expression de facultés *surnaturelles*. Que le lecteur me pardonne mon aberration, si c'en est une, parce que j'ai la conviction qu'on a vraiment trop peur de croire aux inspirations de l'âme, et trop de penchant à admettre l'omnipotence des *fonctions physiologiques du système nerveux*. J'ose croire, voilà tout; je n'impose pas ma croyance, et je ne veux entrer dans aucune discussion physiologique ou psychologique.

Je n'ai qu'un but dans cette publication, c'est d'exposer des faits exacts dans leurs détails et dans leur ensemble, de toute vérité enfin. Ces faits doivent servir à convaincre que le diagnostic et la thérapeutique des maladies peuvent être éclairés à l'aide des facultés d'intuition, de clairvoyance, d'où qu'elles proviennent, et dont sont doués les individus en état de somnambulisme lucide. Si je parviens à établir cette vérité, ma tâche sera complétement remplie. Je n'ai pas de système à émettre ou à défendre. Je dis ce que je ne puis m'empêcher de croire sur les *facultés des extatiques spontanés;* mais je ne veux aucunement combattre ni adopter les théories émises sur la nature du magnétisme animal et des effets qu'il détermine.

Je pense que les faits déjà rapportés, et plusieurs autres que j'ai à faire connaître, tous *naturels*, *spontanés* et indépendants de l'intervention de l'action et de la volonté d'un magnétiseur, sont d'un tout autre ordre que ceux déterminés *artificiellement* par le magnétisme animal. Cependant je crois aux effets du magnétisme animal et aux avantages que l'on en peut tirer dans les actes de la vie humaine, dans les troubles de la santé, ou pour reconnaître les altérations morbides; sous la réserve que des médecins instruits en dirigeront, en étudieront les manifestations, et qu'ils apprécieront, avec les données de la science, mais sans prévention ni fausse honte, l'emploi qui devra être fait des lumières que ces manifestations pourront apporter dans le diagnostic et la thérapeutique des maladies.

Pour les somnambules *naturels lucides*, et surtout *extatiques*, il n'y a rien à diriger, à apprécier; ils ne se trompent jamais. Il faut croire et agir sans réserve d'après leurs prescriptions, ne mettre aucunement son esprit ou sa science en échec à leurs inspirations, à leur clairvoyance, à leur prévision.

C'est qu'aussi le somnambulisme provoqué par le magnétisme amène rarement la lucidité parfaite, et ne va jamais jusqu'à l'extase complète; de sorte que les facultés qui apparaissent dans l'état de somnambulisme provoqué peuvent bien n'être que l'expression du développement des fonctions physiologiques du système nerveux, suractivées chez les sujets magnétisés. J'admets volontiers cette distinction.

C'est pourquoi, dans les cas excessivement rares où l'on rencontre la réunion spontanée des facultés de lucidité, d'intuition, de clairvoyance et de prévision, je me sers, pour émettre pleinement ma pensée sur l'essence de cet état mystique, d'une expression qualificative des facultés qu'il comporte, et je désigne sous la dénomination de facultés *surnaturelles* toutes les merveilleuses manifestations qui se produisent dans l'état complet d'*extase*.

Je vais rassembler successivement, en les résumant aussi succinctement que possible, les faits incroyables, mais de toute vérité, qui se sont produits dans le cours de la vie mystique dans laquelle ma femme s'est trouvée durant près de dix-sept ans, depuis la fin de l'année 1838 jusqu'à l'époque où ses facultés de lucidité, d'intuition et de clairvoyance ont disparu, c'est-à-dire deux mois avant sa mort. Le dernier accès de somnambulisme lucide a eu lieu le 15 février 1855, et le décès est arrivé le 11 avril suivant.

Aussitôt que la divine lumière a été éteinte, nous n'avons plus su comment nous conduire ; la maladie a marché dans toute sa liberté et sa force de destruction. J'ai appelé des confrères à mon aide ; mais, tous plongés dans les ténèbres, nous n'avons pu ni entraver les désordres qui se sont accumulés, ni calmer les souffrances atroces que notre pauvre patiente a endurées, jusqu'à ce que la mort soit venue l'en délivrer en l'arrachant à notre science impuissante.

Ma femme entrait dans l'état de somnambulisme au moment où ce que nous appelions ses *crises* devait avoir lieu : d'abord tous les soirs, à l'heure précise qu'elle avait indiquée dans l'accès de la veille, et cela jusqu'au 28 décembre 1839. Ce jour-là, ainsi qu'elle l'avait prédit un mois d'avance, en présence des membres de la Commission déléguée par l'Académie de médecine (voir pages 43 et 69), les crises quotidiennes cessèrent. Le 30 de ce même mois, madame Comet annonça de nouveau qu'elle n'aurait plus de crises régulières que les 15 et 30 de chaque mois, à 9 heures du soir ; mais que ces mêmes jours, à *midi précis*, elle aurait un sommeil pendant lequel elle ferait savoir ce qui se passerait le soir dans la crise, comment celle-ci s'accomplirait, le temps qu'elle durerait, ce qu'il faudrait faire ou ne pas faire.

Les crises bimensuelles ont persisté et se sont manifestées régulièrement dans ces conditions jusqu'à la mort de ma femme; le dernier jour de février était celui où la crise se déclarait en remplacement du trentième jour des autres mois.

En outre de ces crises régulières, toutes les fois qu'il y avait urgence qu'une communication importante, ou simplement utile, nous fût faite, madame Comet avait au moment convenable, n'importe l'heure et le lieu, un sommeil plus ou moins long pendant lequel elle faisait cette communication. Elle se réveillait ensuite très-facilement, ne se doutait aucunement, comme dans les crises complètes, de ce qui lui était arrivé, ne se rappelait absolument rien de ce qu'elle avait dit. Elle nous demandait quelquefois en riant, nous voyant auprès d'elle : — Est-ce que j'ai dormi et parlé? — puis elle reprenait ses occupations habituelles avec entrain et gaieté.

Dans divers temps, à plusieurs reprises, pendant un accès de somnambulisme, madame Comet recommandait expressément, avec une insistance remarquable, de toujours bien écouter, et de croire à tout ce qu'elle dirait; de ne jamais manquer d'agir en conséquence, sans négliger quoi que ce fût de ce qu'elle annoncerait ou prescrirait, parce que *ce n'était pas elle qui parlait, qu'elle ne faisait que* RÉPÉTER *ce qu'on lui disait pour nous avertir.*

Ce que ma femme *répétait*, pour me servir de son expression explicative de la possession des facultés dont elle était douée, était généralement relatif à sa santé et à celle des membres de sa famille ; elle indiquait ce qu'il fallait faire pour prévenir ou combattre tel ou tel accident. Mais en outre, dans des extases complètes, elle nous dévoilait de véritables mystères. Elle nous décrivait ce qui se passait à l'instant même dans les diverses parties de notre habitation très-vaste, et dans tel ou tel lieu très-éloigné, même hors de France et outre mer. Elle prédisait ce qui arriverait bientôt en toutes matières, soit d'affaires privées ou publiques, les événements les plus improbables actuels ou futurs ; et tout ce qu'elle a prédit, dont j'avais pris note pendant ses crises, s'est accompli entièrement, même ce qu'elle avait annoncé devoir arriver avant et *après sa mort*, soit en ce qui la touchait personnellement, soit en ce qui se rapportait à sa famille.

Cette disposition spontanément révélatrice s'étant clairement montrée pendant plusieurs années, je m'abstenais de faire et j'exigeais qu'on ne fît à ma femme aucune question qui aurait pu déranger son état de lucidité extatique ; nous la laissions *répéter* ce qu'on lui disait, nous écoutions attentivement, et je prenais des notes qu'après la crise, et hors de la présence de ma femme, nous comparions avec ce que chacun de nous avait entendu, pour nous assurer de leur exactitude. Très-rarement, et avec une grande discrétion, pour éclaircir la portée de certaines paroles, j'adressais une courte question à ma femme : elle y répondait brièvement, puis reprenait et continuait sa communication.

J'ai dit plus haut que très-fréquemment madame

Comet recommandait avec insistance de croire sans réserve à tout ce qu'elle disait, et surtout de ne jamais manquer de suivre à la lettre les indications qu'elle donnait pour son traitement. L'expérience nous a prouvé l'importance de ses recommandations et la nécessité de les remplir scrupuleusement. Nous avons eu, dans les premiers temps de son état mystique, plus d'un regret causé par nos hésitations à exécuter des prescriptions qui nous semblaient trop hardies et vraiment dangereuses. Alors même que notre croyance a été affermie par la certitude que la somnambule ne se trompait jamais, nous ne pouvions nous soustraire à des émotions poignantes, à des inquiétudes bien cruelles. Mais la pauvre femme voyait l'agitation de notre âme, notre perplexité, nos craintes; elle nous rassurait, nous encourageait, en nous affirmant, dans son sommeil lucide, qu'en faisant ce qu'elle avait dit *tout irait bien.*

D'un autre côté, en modifiant les prescriptions que ma femme s'était faites, nous n'obtenions jamais rien de favorable; au contraire, nous entrions dans des phases terribles. Il fallait bien alors nous résoudre à obéir à ses ordres. C'est une situation affreuse pour un médecin qui connaît le danger de l'administration à dose exagérée d'un remède énergique comme l'opium, par exemple, d'être obligé de rompre avec son expérience et ses connaissances acquises, et de se décider à en faire prendre, lui-même, à un malade, des proportions qu'il sait pouvoir donner la mort!

J'avais graduellement administré le laudanum dans les premiers moments des crises nerveuses, avant que ma femme fût arrivée à l'état de somnambulisme lucide. Elle était donc habituée à l'usage de cette préparation d'opium. C'est pour cela, et seulement en raison de cette habitude contractée, que, disait-elle, il fallait lui en donner; je comprenais bien ce raisonnement très-juste, mais je ne voyais pas l'utilité d'en accroître la dose, que, d'accord avec le docteur Frapart, nous avions résolu de diminuer successivement lors de la convalescence de sa grande maladie (voir page 70). Je commençai d'abord par substituer l'extrait gommeux d'opium au laudanum, qui composait un breuvage répugnant et qui donnait une teinte brune aux dents. A cet effet je calculai, avec un pharmacien habile, le rapport de la préparation du laudanum avec l'extrait d'opium que je donnai en pilules, dans des proportions identiques avec celles de la quantité d'opium contenue dans le laudanum. C'est alors que la somnambule fit son calcul à sa manière et relativement, probablement, aux conditions dans lesquelles elle se trouvait; elle déclara qu'on ne lui en donnait pas assez. Je reconnus qu'il était nécessaire de la satisfaire graduellement; cependant elle restait dans un état de torpeur effrayant. J'attribuai, *scientifiquement*, la cause de cet état grave, qui se prolongea plusieurs jours de suite, à l'action narcotique de l'opium, opinion que mes amis partageaient. Mais ma femme, pénétrant ma pensée, me dit, dans un moment où elle recouvra une étincelle de vie avec la lucidité : « Tu veux donc » me laisser mourir ? — Il me faut, matin et soir, comme » un gros pois d'extrait d'opium, et ça ira bien. »

Aussitôt après cette communication, ma femme retomba dans un état d'anéantissement complet et continu qui nous effraya au dernier point. Elle ne pouvait pas boire, elle ne pouvait pas manger et n'en manifestait aucunement le besoin ; il fallait la secouer fortement, lui parler à très-haute voix pour parvenir à lui glisser entre les lèvres une cuillerée de bouillon qui restait dans la bouche, parce que la déglutition ne s'opérait plus. Cette affligeante position durait déjà depuis cinq jours et cinq nuits. J'étais désolé, je désirais obéir à la prescription outrée d'opium, et je ne le pouvais pas, ma raison me le défendait. Personne ne voulait plus me conseiller, et ma femme allait peut-être mourir !

Dans l'état de trouble et d'irrésolution où je me trouvais, je me prosternai, j'invoquai avec ferveur le secours de la Providence, et je me sentis aussitôt tout à fait décidé. Je prépare deux pilules d'*extrait gommeux d'opium pur*, sans aucun adjuvant ni excipient, que je roule simplement entre mes doigts. *Deux pilules!* comme si j'étais sûr d'en pouvoir administrer une seconde le soir, après avoir fait prendre la première le matin ! Chaque pilule était comme un gros pois, selon la prescription, et pesait deux grammes, dose qui depuis lors n'a jamais été dépassée. Je m'approche du lit, où, comme en léthargie, ma pauvre femme est gisante ; je la prends dans mon bras gauche et je la secoue à plusieurs reprises, en lui parlant avec tendresse à très-haute voix, pour la faire sortir un peu de son immobilité ; de la main droite, armée d'une cuiller contenant la pilule avec de l'eau, je parviens à desserrer les dents et à introduire le suprême remède dans la bouche de la pauvre patiente ;

je lui crie plutôt que je ne lui dis : *Avale, avale.* Elle fait un effort, une contraction convulsive de déglutition s'opère, et la pilule est introduite dans l'estomac.....

Toute ma famille est dans la consternation pendant cette lutte de l'inspiration contre la raison. *Alea jacta est.* J'attends, ainsi que les miens, avec anxiété, le résultat qui doit s'ensuivre ; mais je suis muni de tout ce qui peut me servir à combattre un empoisonnement. Au bout de dix minutes, rien encore d'appréciable ; seulement, un quart d'heure après l'ingestion de l'opium, ô bonheur ! ma femme recouvre sa connaissance, regarde autour d'elle, nous reconnaît, sourit, et ne se doute pas qu'elle est restée cinq jours hors de la vie. On lui donne un potage qu'elle prend avec plaisir, et en moins d'une heure elle exerce librement toutes ses fonctions vitales et peut se lever. Le soir elle prend la seconde pilule, se couche, dort bien, et les jours suivants, en administrant exactement la même dose d'opium, la santé devient aussi parfaite que le comporte une franche convalescence, qui n'a plus été interrompue, et dont la somnambule, de plus en plus lucide, a réglé la marche par les prescriptions qu'elle a faites pendant ses crises.

Quelle scène, grand Dieu ! Et je n'osais la décrire par un misérable respect humain !

Est-il bien vrai, ce fait non pas merveilleux, mais miraculeux ?

Est-il bien vrai ? — Il s'est passé au milieu des angoisses de toute ma famille et de quelques-uns de nos amis.

Est-il miraculeux ? — Dans l'impuissance de la science

et dans mon désespoir, à qui ai-je demandé, de qui ai-je obtenu l'inspiration et la force nécessaires pour être l'agent de son accomplissement?

Faudrait-il que l'orgueil et l'impiété répondissent à cette question?

Que tous les *Dubois* du monde m'ensevelissent plutôt sous leurs sarcasmes!

Ainsi que je l'ai promis (page 23), je vais d'abord faire le récit détaillé des faits qui ont eu lieu en 1839, et qui m'ont déterminé à présenter à l'Académie de médecine le Mémoire dans lequel je les avais seulement résumés. On verra si ces faits étaient de nature à fixer l'attention des commissaires délégués, et si ces messieurs ont eu l'intention de remplir leur mission, puisqu'ils n'ont pas même voulu vérifier la prédiction que ma femme avait faite en leur présence, le 28 novembre, d'une fluxion de poitrine dont elle serait très-prochainement atteinte; cette maladie devant, au dire de la somnambule, se déclarer le 5 décembre, à une semaine de là seulement. J'ai déjà exposé comment cette prédiction s'est accomplie en l'absence volontaire des commissaires mis en demeure d'en constater les conséquences; ce qui s'est passé pendant le cours de la grave affection qui a réclamé un traitement des plus énergiques, a mis la malade dans le plus grand péril, et dont la convalescence a été si longue, si difficile et semée d'accidents non moins étranges que merveilleux.

Cependant jamais occasion plus favorable ne pouvait se rencontrer pour bien observer, si les commissaires avaient eu le désir de remplir loyalement la tâche qu'ils avaient assumée. Du reste je ne fais cette remarque que pour signaler les dispositions habituelles des corps savants, mais aucunement pour exprimer un regret ou me plaindre de leur scepticisme systématique. Je veux seulement établir l'erreur fâcheuse où l'on tombe, quand on s'adresse à des académiciens pour leur demander de faire jaillir la lumière, puisque le mot d'ordre est de l'éteindre aussitôt qu'ils l'entrevoient (1).

---

(1) Ce n'est point une allégation en l'air que nous faisons ici. Nous savons qu'il s'est organisé une conjuration puissante pour étouffer la question de l'*hypnotisme*, que toute la presse scientifique, française et étrangère, a prise au sérieux comme elle méritait de l'être. Nous avons nous-même (page 9) pris l'engagement, auquel nous ne manquerons pas, d'étudier avec soin ce que l'on se bornait à appeler une *méthode d'anesthésie hypnotique*, et que nous considérions déjà comme une action magnétique de la plus haute puissance connue.

Les conjurés se sont mis à l'œuvre et ont pris pour devise : *Périsse l'humanité plutôt qu'un principe.*

D'abord, toutes les expériences faites dans les hôpitaux étaient, ostensiblement, communiquées aux Académies des sciences et de médecine, et particulièrement à la Société de chirurgie, que le sujet intéressait plus directement. Cette Société, composée seulement de chirurgiens, n'hésita pas à ouvrir la discussion sur les effets de l'hypnotisme, et plusieurs de ses membres entreprirent des expériences dont ils firent connaître les résultats à leurs collègues.

Les choses allaient bon train parmi les chirurgiens ; mais les médecins, qui n'avaient pas besoin d'hypnotiser leurs malades, aperçurent le danger de laisser libre la route où menait le nouveau procédé anesthésique. Ils barrèrent bien vite le chemin que se traçait l'*hypnotisme*. On apporta de toutes parts des relations de faits négatifs, de sorte qu'il devenait impossible d'apprécier, successivement, ces communications divergentes. Il fallut nécessairement nommer des commissions pour examiner les diverses relations adressées aux compagnies qui les renvoyaient à leur commission, et l'on sait, par une expérience séculaire, que tous les travaux renvoyés aux commissions y restent enfouis jusqu'à ce que leur exhumation posthume ait été jugée indispensable. (Témoin les travaux renvoyés à la commission du choléra.)

Au bout de moins d'un mois (fin de décembre 1859), il ne fut plus parlé de l'hypnotisme dans les Académies. C'est alors que les conjurés s'ingénièrent, non pour le tirer des catacombes où ils l'avaient fait en-

Je passe à ma narration.

Dans les premiers temps où ma femme se trouvait en état de somnambulisme *naturel lucide*, je ne le reconnus pas immédiatement, parce qu'à cette époque j'étais notablement incrédule sur ce qui avait trait aux phénomènes qu'on disait se manifester dans cet état

---

fermer, mais pour le déclarer mort, bien mort, et l'accabler de tous les reproches et de tous les outrages qu'il est de haute et pieuse lice, maintenant, de couvrir la mémoire des trépassés dont les œuvres embarrassent les actions des vivants.

A cet effet, tout récemment, M. le docteur Henri Roger a été chargé d'immoler sur l'autel de la chronique scientifique du *Constitutionnel* la question pendante de l'hypnotisme. On a décidé, en conséquence, que plusieurs articles successifs seraient publiés, dans lesquels M. Henri Roger devra prendre en sous-œuvre d'abord, le mesmérisme de 1784, pour écraser en 1860 le somnambulisme magnétique, qui donne de plus en plus des signes d'une vitalité incommode. Ensuite M. Roger pourra, tout à son aise, démontrer que l'hypnotisme, dont on avait accueilli la bienvenue avec trop d'empressement, comme une nouvelle lumière humanitaire, n'est que le magnétisme lui-même caché sous une apparence soporifique. Enfin M. H. Roger devra établir, pour l'édification générale des conjurés, que la pratique de l'hypnotisme doit être reléguée dans l'Inde, où les chirurgiens de l'armée anglaise resteront libres de pratiquer les grandes opérations sans douleur; mais qu'en Europe l'hypnotisme ne procurerait un aussi mince avantage aux malades qu'en exposant les opérateurs à réveiller subitement le magnétisme animal, qu'il faut laisser dormir sous l'influence des élucubrations de M. Frédéric Dubois (d'Amiens).

Encore M. Dubois (d'Amiens)! toujours M. Dubois (d'Amiens)! M. Henri Roger n'a donc rien de mieux à nous opposer que l'autorité de ce jovial rapporteur (voir pages 75 et suiv.), qui n'a pas craint de voir retourner contre lui l'épithète de *vieille farceuse* qu'il a donnée sans vergogne à la dame magnétisée par le docteur Chapelain, et opérée d'un cancer au sein, sans manifester de douleur, par M. le professeur Jules Cloquet, qui en témoignait encore récemment à la Société de chirurgie!

Dr C.

N. B. Nous engageons nos lecteurs à prendre connaissance de la Revue scientifique du *Constitutionnel* du 18 février et suivants, pour apprécier le talent fantastique, l'érudition fictive et la science d'invention que possède M. le docteur Henri Roger, dont nous mettrons en temps utile les mérites en relief.

insolite. Quand elle entrait dans ses crises, je m'apercevais bien, ainsi que les assistants, qu'elle remuait les lèvres, comme pour parler, mais si bas que je ne cherchais pas à recueillir ce qu'elle pouvait dire. J'attribuais cette habitude à la somnolence dans laquelle elle était plongée; je croyais à de simples rêveries. Les crises étaient d'ailleurs fort courtes quand la dose convenable de laudanum avait été administrée au moment opportun, c'est-à-dire aussitôt que certains signes de l'invasion de l'accès apparaissaient.

Malgré ses crises, chaque soir madame Comet pouvait aller au spectacle, en société, même à des soirées prolongées. J'ai déjà, dans mon mémoire à l'Académie de médecine, cité le fait d'une nuit qu'elle passa à danser à l'occasion du mariage de sa fille cadette. (Voir page 33.) C'était le 19 octobre 1839, et à cette époque il y avait déjà dix mois d'écoulés depuis que les accidents nerveux s'étaient subitement substitués à l'inflammation des voies respiratoires par laquelle débuta cette longue et singulière affection.

Ce ne fut que dans les premiers jours de novembre 1839, après nous être couchés et avoir éteint les lumières, que ma femme me prévint qu'elle voyait aussi bien, dans l'obscurité la plus complète, toutes les parties et les objets de notre appartement que s'ils étaient parfaitement éclairés : « Je verrais une mouche voler, » me disait-elle. (Voir page 34). J'attribuai d'abord cette disposition à une surexcitation des fonctions cérébrales, causée par les crises et l'usage de l'opium; toutefois, cette communication éveilla mon attention et fit naître dans ma pensée qu'au moment de ses crises ma femme pourrait bien se trouver en état de *somnambulisme lucide*. Dès le lendemain soir j'essayai de me mettre en rapport avec elle, ce qui n'offrit aucune difficulté et la détermina à parler haut. Elle répondit à mes questions naturellement, simplement, et j'eus promptement la certitude que l'on pouvait, sans inconvénient, entrer en conversation avec elle. Je lui demandai si elle pouvait indiquer l'heure précise à laquelle ses crises auraient lieu; comment elles se passeraient; combien de temps elles dureraient; ce qu'il faudrait faire ou éviter? Elle me promit de dire chaque soir ce qui arriverait le lendemain, et cela n'a jamais manqué. Nous n'eûmes même bientôt plus besoin de l'interroger sur ce sujet, comme ses filles, sa sœur, ses nièces et moi étions dans l'usage de le faire. Elle nous mettait spontanément, dès le début de ses crises, au courant de tout ce qui était relatif à son état et de tout ce qu'il convenait de faire ou de ne pas faire.

Enfin je m'entendis avec ma famille et quelques amis pour, avec tous les ménagements possibles, essayer de faire quelques expériences aussitôt après que madame Comet nous aurait fait les communications qui se rattachaient à elle-même. Elle se prêta à nos désirs avec une sorte de complaisance.

Dans les premiers jours, les expériences consistèrent à lui demander quelle heure il était à la montre de telle ou telle personne; elle le disait avec une extrême précision, sans qu'on lui présentât la montre. M. L..., mari d'une de ses nièces, prétendait n'avoir pas d'argent dans ses poches; madame Comet lui répondait : « Vous » en avez dans votre main; il y a une pièce de cinq » francs, deux pièces de quarante sous, » etc., enfin le compte détaillé de la monnaie et le total exact. Nous lui présentions tour à tour quelques objets renfermés dans la main; elle les désignait très-bien et sans hésitation. Nous nous passions de l'un à l'autre, en cachette, un objet pour qu'elle indiquât celui de nous qui le possédait; elle le nommait sans jamais se tromper. « Vous voulez donc jouer au *Furet?* » nous demandait-elle; ce qui prouve qu'elle comprenait très-bien notre action.

Cependant il ne fallait pas trop prolonger ces sortes d'expériences parce qu'elles la fatiguaient, et elle se plaignait d'avoir mal à la tête. C'étaient des jeux pour tout le monde, nous nous laissions entraîner; mais cette puissance de clairvoyance me donnait fort à réfléchir, quoique je ne me doutasse pas que nous étions loin d'être arrivés aux limites du possible. Nous procédâmes avec plus de calme et de discrétion les jours suivants, et nous pûmes obtenir des résultats de toutes sortes.

Le docteur Deschamps proposa d'essayer si ma femme pourrait lire sans le secours des yeux et sans lumière directe. Il m'engagea à tenir une feuille de papier épais devant son visage, puis il ouvrit derrière cette feuille un catalogue de librairie. Alors il pria madame Comet de lire. Elle répondit que cela ne l'intéressait pas; néanmoins, en réclamant affectueusement de sa complaisance d'essayer de lire, elle lut : *Leçons d'astronomie*, titre du livre indiqué en tête de la page. Mais elle ne voulut pas continuer parce qu'elle éprouvait mal à la tête; on n'insista pas. Un moment après, le docteur Deschamps présenta à ma femme sa main fermée en lui disant qu'il allait me faire cadeau de ce qu'elle contenait : « Une lancette! il n'en manque pas, » fut sa réponse. C'était bien une lancette que M. Deschamps cachait dans sa main.

Un soir, la faculté d'intuition et de prévision se manifesta spontanément. Une jeune fille, aujourd'hui madame T..., était appuyée sur le bras d'un grand fauteuil où madame Comet se plaçait pendant ses crises. Toute la famille se tenait silencieuse, attendant la fin de l'accès, à une plus grande distance de la somnambule. Tout à coup ma femme s'adressant à sa nièce, lui dit très-clairement : « Dis donc, Jenny, tu fais tes petits » calculs pour me prendre mes gants? tu ne les auras » pas, c'est la première fois que je les mets. » Puis elle ne parla plus jusqu'à la fin de la crise. « Mon oncle, » me dit la jeune fille, ma tante devine la pensée, car » c'est vrai, je pensais à lui prendre ses gants, comme » ma cousine et moi nous le faisons quelquefois. »

Madame L..., autre nièce de ma femme, arriva un soir pendant la crise, et posa sur le guéridon, au milieu de la chambre, derrière les personnes qui entouraient la somnambule, un petit paquet enveloppé dans du papier. « Tiens, c'est gentil ce que tu as acheté là, » Caroline!.... C'est un portefeuille en maroquin doublé » de soie bleue... mais non, ce n'est pas un porte- » feuille, ça se déroule;.... c'est une petite trousse avec » des gaines, pour passer du fil, du coton, de la soie » et tout ce qu'il faut; c'est très-commode. » La description était exacte, et personne que sa nièce ne connaissait l'objet qu'elle venait d'acheter, qui avait été bien enveloppé par le marchand, et qui était placé hors de la portée de la vue de ma femme.

Une pièce de deux francs avait disparu d'une petite somme déposée sur un meuble, on pouvait croire qu'elle avait été dérobée. On demanda à madame Comet, pendant un accès de somnambulisme, si elle pouvait savoir ce qu'était devenue la pièce de deux francs? Elle répondit : « Non, on ne l'a pas prise (éveillée, elle croyait le contraire), je vais la trouver. » Elle se lève et se dirige vers une commode qu'elle se propose de déplacer; nous l'en empêchons, elle insiste; alors je détache moi-même la commode du mur où elle était appliquée; ma femme pénètre aussitôt dans l'ouverture et ramasse sans chercher, entre le tapis et la plinthe, la pièce de deux francs.

On avait enveloppé de plusieurs papiers un petit livre relié et dont le titre était, par conséquent, recouvert du carton épais formant la couverture. On présente à la somnambule le paquet, et on lui demande si elle sait ce que c'est? Sans y toucher, sans regarder, elle répond : « Un livre de messe. » — Quel est son titre? — « *Prière Paroissien.* » Il y avait erreur; mais selon moi erreur probante de la merveilleuse faculté d'intuition que ma femme possède; et la démonstration qu'elle lit sans le secours des yeux et sans qu'il soit nécessaire que les objets soient éclairés. Elle a répondu trop vite; il s'est fait dans son esprit une confusion entre la nature du livre et le titre qu'il portait. Le titre exact était :

Petit Paroissien; elle a dit *Prière* pour *Petit*. Les esprits justes décideront de l'importance de l'erreur.

Je ne veux pas dissimuler non plus une seconde erreur que la somnambule a commise; ce sont les deux seules que j'aie à signaler pendant le cours d'une lucidité qui a duré seize ans. C'est à M. le professeur Chomel que la réponse erronée a été faite lors de la triste visite des commissaires délégués par l'Académie de médecine. M. Chomel présente sa main fermée à ma femme et lui dit assez impérativement : « Savez-vous, madame, ce que contient ma main? » La somnambule se retourne comme offensée en jetant ces mots : « *Une* toute petite clef. » Il y avait *deux* toutes petites clefs. Ces messieurs ont triomphé de l'erreur; néanmoins ils se sont bien gardés de revenir, de crainte, sans doute, d'en occasionner quelque autre aussi concluante.

Les deux petites clefs pouvaient être superposées, la main étant exactement fermée, de sorte qu'il semblait n'y en avoir qu'une seule. Je pourrais donc facilement, mais je ne le veux pas, réduire l'erreur à sa juste valeur; je tiens seulement à réitérer un bon avis : il ne faut jamais interroger des êtres aussi impressionnables que doivent l'être et que le sont en effet les somnambules, sans les plus grands ménagements. Il faut être avec eux non-seulement poli de formes, mais de cœur. Quand M. Cruveilhier a pris, comme je l'ai rapporté (voir page 44), la main de ma femme, dans cette même séance où elle a commis l'erreur que je signale, et qu'elle s'est écriée : « *Oh! il est bon, lui!* » elle rendait justice à de bonnes intentions et flétrissait celles qu'elle savait être mauvaises. La somnambule, il n'y a pas à en douter, aurait répondu aisément à toutes les questions que M. Cruveilhier lui eût faites; mais on s'était bien gardé de le charger de faire les interrogations, il n'était pas incrédule. C'est spontanément qu'il est intervenu, par pitié, pour calmer le trouble que ses impitoyables collègues se plaisaient à jeter dans l'âme de la pauvre patiente. C'est très-certainement la Providence qui n'a pas permis que les terribles commissaires de l'Académie eussent l'idée d'accomplir leur devoir en venant observer les phases de la cruelle maladie qu'avait prédite et qu'a éprouvée ma femme. S'ils étaient venus, mon Dieu! nous n'aurions pas pu la sauver et la conserver encore pendant quinze ans.

Des phénomènes extraordinaires se produisirent successivement; la vue à distance, hors du lieu où se trouvait la somnambule, s'opéra aussi facilement que la perception des actes et des objets que l'on pouvait croire plus à sa portée. Bientôt l'intuition, la clairvoyance, la prévision, n'eurent plus de bornes.

Un soir, après avoir fait ses communications habituelles concernant la crise du lendemain, ma femme prit l'attitude d'une personne qui regarde au loin en écoutant attentivement. « Ah! dit-elle, voilà un commissionnaire qui monte dans l'escalier.... il est bien » chargé, le pauvre homme.... Tiens! c'est la malle de » la nouvelle cuisinière que nous avons arrêtée.... mais » elle ne doit entrer que demain?... Ah! c'est qu'elle » envoie ses effets d'avance.... j'aime mieux ça.... je » n'aime pas les bonnes qui entrent avec un petit

» paquet pour essayer la place;.... elles ne restent » pas.... » (A ce moment on sonne à la porte d'entrée du service, c'était le commissionnaire qui apportait la malle.) « Elle a beaucoup de linge, elle est bien » nippée, reprend la somnambule, elle a douze grosses » mais bonnes chemises, tant de jupons, tant de » robes, etc.; » enfin tout le détail de ce que contenait la malle. Il est vrai que nous ne pouvions pas la visiter; une de mes filles a seule assisté à la remise qui en a été faite, mais elle s'est aperçue que cette malle était très-lourde; par la suite on a pris quelque prétexte pour vérifier l'inventaire que ma femme en avait fait, et il s'est trouvé être en rapport avec la description des effets qu'elle avait signalés.

Je dois placer ici un fait de même ordre que le précédent, dont nous avons été à même de vérifier immédiatement la réalité, en présence de quelques amis : vue à distance et certainement sans le secours des yeux, à travers des corps indubitablement opaques.

Notre fille cadette et son mari occupaient un petit appartement situé au-dessus de la chambre où se trouvait ma femme. Un soir elle dit à sa fille : « Ton mari » est là-haut;.... il commence un article intitulé : *Ré-* » *ponse à un anonyme....* C'est pour le journal auquel » il disait qu'il ne travaillait plus. » Ma fille monte auprès de son mari, et le fait est reconnu exact.

Le père d'un de mes gendres arriva un soir, pendant que madame Comet était en état de somnambulisme; il entre comme d'habitude sans se faire annoncer, et se place, sans mot dire, sur un siége au fond de la chambre.

« Tiens! (cette locution exclamative était familière à » la somnambule) Monsieur S...., vous avez une lettre » dans votre poche de côté? » J'engage M. S.... à » répondre. — Oui, madame, j'ai une lettre dans ma » poche. Ma femme reprend : Oui, mais.... celui qui » vous l'a écrite vous l'a remise lui-même.... — Dis donc, » Dieudonnée (c'est le nom de sa plus jeune fille), ton » mari connaît M. T...., eh bien, il faudra qu'il lui » demande des billets de spectacle.... Pour des jeunes » gens, c'est bon d'avoir des billets,.... on s'amuse » toujours mieux quand ça ne coûte rien. » Puis, revenant à M. S... : « C'est drôle, vous n'avez pas ouvert » la lettre.... — C'est vrai, madame; savez-vous ce » qu'il y a d'écrit dans cette lettre? — Certainement, » réplique vivement la somnambule paraissant étonnée que M. S.... en doutât, « il y a.... Mon ami.... je vous » remets *trois places* du théâtre de la Renaissance;.... » bien à vous, T...; avec un billet sur papier bleu. »

M. S.... ouvre l'enveloppe, qui contenait en effet une lettre d'envoi libellée exactement comme la somnambule venait de le rapporter, et le billet bleu de trois places. Voici ce qui s'était passé, une heure au moins avant que ma femme entrât dans sa crise.

M. S.... demeurait rue de Monceau, faubourg du Roule, et nous près de la place des Victoires; il venait nous voir en se promenant, à pied. Au moment où il sortait de sa maison, il rencontra M. T.... qui allait déposer chez le concierge un pli qu'il remit en mains propres à M. S..., en lui disant : « C'est un billet de spectacle que je vous apportais. » Ce dernier mit la lettre dans sa poche et accompagna M. T..., qu'il quitta au bout de quelques minutes pour se rendre chez nous. M. S.... était persuadé que l'enveloppe contenait seulement un billet de spectacle; voilà pourquoi, nous a-t-il dit, j'ai demandé à votre dame ce qu'il y avait d'*écrit* dans la lettre, qu'à mon grand étonnement elle m'avait dit avoir été remise à moi-même par son auteur, et que je ne l'avais pas ouverte. — Ces deux circonstances et la connaissance du billet d'envoi, sa lecture opérée sous l'enveloppe restée dans sa poche, ainsi que la description du billet de spectacle, bouleversèrent l'esprit de M. S...., qui ne croyait à rien des facultés attribuées aux somnambules lucides. Il s'en est allé tout émotionné, en nous déclarant que pour lui, maintenant, il croirait à tout. Les extrêmes se touchent, comme on voit.

Mais aussi que de réflexions de tels faits si complexes ne doivent-ils pas faire naître? Arrêtons-nous un moment à en examiner un peu la contexture merveilleuse et à faire saillir l'impossibilité que l'on rencontrerait à en chercher l'explication naturelle, par des conjectures nécessairement trompeuses.

En résumé : connaissance parfaite de faits extérieurs et éloignés tout à fait étrangers à la somnambule, et ces faits ont eu lieu au moins une heure avant qu'elle soit entrée en état de somnambulisme lucide.

Une personne arrive inopinément pendant la crise, et fixe l'attention de la somnambule. Elle *voit* et *lit mentalement* une lettre sous enveloppe cachetée et enfermée dans la poche de cette personne, qui, elle-même, n'a pas ouvert l'enveloppe et ne croit pas qu'elle contient une lettre.

Le contenu de la lettre porte immédiatement la somnambule à conseiller à sa fille d'obtenir par son mari, de M. T..., des billets de spectacle ; un raisonnement juste et rigoureux découle de la découverte que la somnambule a faite. Voilà pour le présent.

Mais elle évoque le passé, et, sans plus de difficulté, trouve exactement comment la lettre est venue en la possession de M. S.... Le signataire, M. T..., la lui a remise à lui-même, qui ne l'a pas ouverte. La somnambule sait encore ce que M. S.... ne sait pas, c'est que le billet est de *trois* places ; que le papier de ce billet est bleu, et qu'il est accompagné d'une lettre d'envoi dont elle récite à haute voix les termes textuellement.

Il faut accepter ces faits, et bien d'autres de même genre que nous avons à présenter au lecteur, sans chercher à les interpréter ; il faut les admettre ou les rejeter sans les discuter. Si on ne les a pas vus se produire, il est de toute impossibilité de les croire de confiance ; mais c'est une insolente puérilité que de les nier et d'en reprocher grossièrement la communication aux honnêtes gens qui les publient, sans autre intérêt que de rendre hommage à la vérité et de poser les jalons nécessaires à l'exploration de voies restées inconnues.

Pourquoi les injures, les sarcasmes, les imputations flétrissantes ? Ne peut-on pas sans insulter les révélateurs et leurs adeptes, si on n'a pas un intérêt personnel dans la question, se borner à employer l'argument souverain du plus intrépide détracteur du somnambulisme lucide, spontané ou provoqué, et dire comme lui : « Ces faits je les ai vus se produire, mais » je ne les crois pas vrais ; je les produirais moi-même » que je n'y croirais pas. »

Avec une telle formule, on se tire parfaitement d'affaire, sauf peut-être à entendre dire par les hommes de bon sens, qui ne se croient pas initiés à tous les mystères de la vie, qu'une négation brutale, non motivée, ne prouve rien autre chose qu'une immense vanité.

Il semble que l'orgueil naturel de l'homme, du médecin particulièrement, se prête plus volontiers à concevoir qu'un individu malade puisse replier ses facultés intellectuelles en lui-même, en concentrer et en diriger l'action à la recherche des causes de la souffrance de certains organes pour trouver les moyens propres à la combattre. C'est une petite concession dont il serait inconvenant et maladroit de ne pas tenir compte à nos antagonistes.

M. Dubois, d'Amiens, m'a prouvé que les médecins montrent généralement moins de répugnance à prendre en considération les facultés d'intuition, de clairvoyance et de prévision qui se manifestent, *instinctivement* probablement, dans le cours de certaines maladies, que dans les choses indépendantes de la vie organique. C'est peut-être aussi que lorsque les médecins se trouvent, accidentellement, dans le cas de traiter des malades chez lesquels ces étranges facultés se développent, il faut bien qu'ils assistent à leur manifestation et qu'ils en constatent la réalité au moins dans leur *for intérieur*, et même qu'ils en tiennent compte dans le traitement de la maladie.

Quoi qu'il en soit, M. Dubois m'a dit, parlant à ma personne, et du ton le plus d'Amiens possible, il le niera peut-être, mais très-certainement il m'a dit : « qu'il ne contestait pas la réalité des phénomènes mer» veilleux qui se produisaient dans le cours de la ma» ladie dont ma femme était atteinte. — Mais alors vous » croyez aux facultés des somnambules, monsieur Du» bois? — Non, je crois seulement que votre dame se » trouve dans les conditions que vous avez décrites. — » Peut-être nous prenez-vous pour des jongleurs? — Rien » de semblable n'entre dans ma pensée; je prends un » vif intérêt à la santé de madame Comet, et je n'é» prouve pas le moindre doute sur la franchise et la » loyauté que vous avez mises dans vos communica» tions à l'Académie. — Mais concluez donc! » — Pas de réponse de M. Dubois; il me prend la main et me quitte. Il y a de cela plus de quinze ans; je n'ai jamais eu d'autre discussion ni verbale ni écrite avec ce confrère depuis lors. Si je combats aujourd'hui avec quelque vivacité ses opinions publiées et surtout la forme sous laquelle il les émet, c'est qu'il s'est obstiné à se poser seul contre tous et toutes choses, sans rien examiner ni admettre, comme un obstacle invincible à la propagation de la vérité, sur une question que j'ai étudiée silencieusement pendant tant d'années, avant de me décider à la soutenir publiquement par mon expérience acquise.

Plus loin on verra, quand je m'occuperai des effets du magnétisme animal, avec quelles armes M. Dubois d'Amiens combat les faits constatés par les savants et honorables membres de la commission nommée par l'Académie de médecine. Je n'ai fait encore qu'une courte digression à ce sujet (pages 74 et 95), lorsqu'il m'a paru utile d'indiquer en passant la manière dont il fallait repousser le concours des Académies, au lieu de le rechercher pour mettre en lumière la vérité des faits somnambuliques.

Du reste, je ne m'attends pas à ce que M. Dubois d'Amiens, qui se glorifie d'avoir conquis le titre de *grand démolisseur des tréteaux des thaumaturges, des jongleurs et des pantins*, m'exclue du nombre de tous ces gens qu'il dit être « *de la dernière classe de la » société* ».

Sans peur et sans reproche, je continue le récit des faits.

Un soir, vers la fin d'une crise, madame Comet paraissait penser à quelque chose qui l'occupait agréablement. Elle souriait et se mit à dire : « Il y a déjà long-» temps que je n'ai été au spectacle.... On donnera » demain à l'Opéra-Comique le *Domino noir*.... je dé-» sire beaucoup revoir cette pièce,.... il faut que » M. Comet s'arrange pour une loge..... Demain, ma » crise ne sera pas bien longue,.... on devra me donner » mon opium un peu plus tôt.... et ça ne dérangera rien. » — Oui, ma chère amie, lui dis-je, c'est convenu; » mais si on ne joue pas le *Domino noir*, faudra-t-il de

» même que je retienne une loge? — Puisque je dis » qu'on donnera le *Domino noir!* » Nous étions habitués à voir toujours se réaliser les prévisions de la somnambule, la partie fut donc arrêtée avec quelques membres de la famille.

Cependant, le lendemain matin, au moment où je m'apprêtais à sortir, je vis de la fenêtre de mon cabinet donnant sur la façade d'une maison de la rue des Petits-Pères où l'on plaçait chaque jour les affiches des théâtres, le colleur occupé à les poser. Je pris une lorgnette pour lire celle de l'Opéra-Comique, et je fus fort désappointé quand j'aperçus qu'au lieu du *Domino noir* c'était l'*Ambassadrice* qui était annoncée.

La fausse prévision de ma femme me préoccupait péniblement, surtout parce que sur l'observation que je lui avais faite qu'on pourrait bien ne pas jouer, ce jour même, la pièce qu'elle désirait vivement revoir, elle m'avait répondu avec le ton affirmatif qu'elle employait d'ordinaire quand ce qu'elle prédisait ne pouvait pas manquer d'avoir lieu.

Après avoir fait quelques courses et reconnu sur diverses affiches que c'était bien l'*Ambassadrice* qui serait jouée le soir, je rentrai et me concertai avec ma famille sur ce que nous avions à faire pour le spectacle, dont le plaisir que nous nous en promettions se trouvait bien compromis. Cependant nous décidâmes que j'irais toujours louer une loge et que sans rien dire à madame Comet on se rendrait le soir au théâtre.

Mais quel ne fut pas mon étonnement, et je dois l'avouer, ma satisfaction, quand en arrivant au bureau de location, je vis l'affiche couverte d'une bande blanche où le *Domino noir* était annoncé en remplacement de l'*Ambassadrice!*

Ma femme avait-elle la connaissance de la disposition primitive du spectacle et la prévision du changement qui devait y être apporté, au moment où je lui faisais observer qu'on ne jouerait peut-être pas le *Domino noir?* C'est croyable pour moi seulement, car rien n'établit rigoureusement que la somnambule ait eu cette double prévision. Elle n'est entrée dans aucun détail, et elle semble n'avoir répondu que pour repousser mon objection, il est vrai d'une manière très-absolue. « PUISQUE JE DIS qu'on donnera le *Domino* » *noir!* » Ne serait-ce pas là l'expression de sa notion intuitive de ce qui arriverait nécessairement? N'y a-t-il eu, au contraire, qu'une coïncidence difficile à admettre, sans doute, mais qui, cependant, pourrait être réelle?

Quoi qu'il en soit, le fait reste toujours bien étrange; il faut s'abstenir d'en chercher l'explication complète, comme de tous ceux déjà connus ou qui me restent à rapporter, et qui vont nous montrer des choses bien plus incompréhensibles encore.

Voici l'exposé le plus simple que je puisse faire de la manifestation la plus prompte, la mieux suivie et la plus extraordinaire des facultés réunies de vue à distance, d'intuition, de clairvoyance et de prévision :

Au milieu d'un état de somnambulisme lucide parfait, c'est-à-dire plein de calme et de bien-être, madame Comet, attentive et recueillie, sans fatigue aucune, s'exprime ainsi : « A qui donc E.... écrit-il pour » demander...? (affaire particulière).... Il va sortir » pour mettre sa lettre à la poste. — E.... recevra-t-il » une réponse? dis-je à la somnambule. — Non; ce » monsieur viendra lui-même demain, à *cinq heures* » *précises*, apporter *ce que* E.... lui demande. » Après quelques moments de méditation apparente, ma femme reprend : « Je ne le connais pas, ce monsieur D.... » (elle épèle une à une les lettres de son nom).... « je le » vois bien, il n'est pas grand, il est mince et a une » petite barbiche au menton.... Il n'est pas peintre.... » et il a exposé un tableau au musée.... C'est beau où » il est.... c'est richement meublé.... ce n'est pas un » bureau.... non...; on dirait qu'il travaille à des écri- » tures.... Ah! je n'ai pas le temps de voir.... » Madame Comet se réveille en riant, nous embrasse, et ne montre aucune trace de la profonde méditation où elle venait d'être plongée pendant une demi-heure à peu près. Elle est gaie, se lève, va et vient comme dans ses meilleurs jours; il est évident qu'elle ne se rappelle absolument rien.

Personne de nous ne connaissant M. D..., la vérification de ce fait nous échappera nécessairement, s'il ne vient pas le lendemain, à cinq heures précises, comme ma femme l'a annoncé, voir son ami qui loge dans notre habitation. Mais pour moi je ne doute pas que M. D.... viendra à l'heure fixe. En conséquence je règle ma montre sur la pendule de la chambre de ma femme, et le lendemain, avec une confiance imperturbable dont auraient bien ri certains que je connais, quelques minutes avant cinq heures, je fais station dans l'antichambre, et j'entre-bâille la porte du palier. Je craignais qu'en sonnant M. D.... ne fût reçu par le domestique, et que ne me demandant pas, il ne me fût pas annoncé.

Cinq heures allaient sonner : dans mon impatience, je m'avise d'aller regarder sur le palier, et je me trouve face à face avec un jeune homme mince, portant barbiche au menton, que j'invite à entrer; mais il s'y refuse, craignant de me déranger; il venait, me dit-il, pour parler à M. E.... — Il est chez lui, monsieur, entrez, je vous prie. Je savais, monsieur, que vous viendriez aujourd'hui à cinq heures voir E.... qui vous a écrit hier. — C'est pour une petite affaire entre lui et moi, qui n'exigeait pas que je vinsse personnellement. J'ai même beaucoup hésité à venir aujourd'hui, car E.... ne s'attend pas à ma visite, et je pensais qu'à cette heure je pourrais ne pas le rencontrer. — Donnez-moi, de grâce, quelques minutes, asseyons-nous.

Je sais, monsieur, ce que votre ami vous a demandé, voici les termes de la lettre qu'il vous a écrite : . . .

. . . .

— Je ne comprends pas qu'E.... vous ait fait une pareille communication!

— Permettez-moi, je vous prie, de vous faire quelques questions, je vous en donnerai ultérieurement l'explication. Vous n'êtes pas peintre de profession, je crois, et cependant vous avez exposé au musée?

— Oui, c'est une œuvre d'amateur....

— Vous n'êtes pas dans un bureau, monsieur, mais

je sais que vous avez des occupations littéraires et que vous êtes splendidement logé et meublé?

— Pas chez moi, monsieur; et pour ce qui est de mes occupations littéraires, je suis tout simplement le secrétaire de M. le comte de la R....

— Je vous suis très-reconnaissant, monsieur, de l'extrême obligeance que vous avez mise à satisfaire à mes questions. Vos réponses sont précieuses pour moi. Allez maintenant voir votre ami, il connaît les facultés étonnantes que ma femme possède dans l'état de somnambulisme lucide; vous lui direz ce qui s'est passé entre nous, et il comprendra très-bien la nécessité où je me suis trouvé d'agir comme je l'ai fait. Vous voudrez bien rapporter à E.... notre conversation, car il ne sait pas encore que ma femme nous avait révélé, dans sa crise d'hier soir, ce qu'il vous a écrit, et qu'elle a pu nous apprendre, en même temps, que vous lui apporteriez, vous-même, aujourd'hui, à cinq heures précises, ce qu'il vous demandait.

Je n'ai pas le moindre commentaire à faire sur une manifestation aussi prodigieuse des facultés de clairvoyance, d'intuition et de prévision. Il n'est pas besoin de se défendre contre un prestige trompeur pour n'y pas croire. C'est à peine si l'on peut ajouter foi à de tels faits, quand on a assisté au développement de toutes leurs phases et qu'on les a matériellement vérifiés; la tête tourne, on a le vertige, quand on médite sur leur réalité.

Voilà le récit des principaux faits qui m'ont déterminé en 1839 à présenter à l'Académie de médecine le mémoire où je les avais résumés (voir pages 16 et suiv.) Est-ce que ces faits n'étaient pas assez nombreux, assez intéressants pour engager les commissaires délégués par l'Académie à se soumettre à quelques conditions nécessaires pour bien observer : l'exactitude d'abord, et à montrer un peu plus de bienveillance et de patience surtout, pour en voir se produire de semblables devant eux?

« Mais, disait M. Chomel, la Commission attache » peu d'importance à ces faits; elle n'est venue que » *pour une seule chose,* voir si la malade lisait à travers » un corps opaque. » (Voir page 38).

Les commissaires n'auraient-ils donc pas trouvé, dans la manifestation de phénomènes analogues à ceux qui s'étaient déjà produits, la satisfaction qu'ils prétendaient être venus seulement chercher? Lire une lettre et détailler les dispositions d'un billet de spectacle enfermé, sous enveloppe, dans la poche d'une personne arrivant inopinément; rapporter textuellement ce qu'une autre écrit dans un lieu séparé de celui où se trouve la somnambule, etc. Est-ce qu'une pareille faculté ne comporte pas d'une manière évidente le pouvoir de lire à travers *un* et même plusieurs corps opaques? Est-ce que des savants, médecins, nécessairement physiologistes, peuvent croire un instant que les somnambules, ordinaires ou lucides, ont besoin, pour voir et lire, du secours de la vue? Ils deviendraient aveugles qu'ils verraient et liraient sans plus de difficulté; ils lisent comme ils voient toutes choses, même dans l'obscurité la plus profonde, *par intuition,* non autrement, même dans les cas où il semble qu'il y a transport des sens. Cette remarque est le pont aux ânes des véritables observateurs.

C'est donc une puérilité entachée d'ignorance d'exiger que les somnambules soient tourmentés, irrités par le tamponnement des yeux et l'application d'un bandeau compressif dont le bord inférieur doit être collé, agglutiné sur les joues et au pourtour du nez; c'est, en outre, un procédé d'examen brutal, dérisoire, et plus propre à empêcher la production du phénomène qu'à fortifier sa constatation. Je n'aurais jamais permis cela sur ma femme, par respect pour nous-mêmes. Quelques somnambules ont consenti à se soumettre à cette condition d'occlusion des yeux; elles ont encore pu lire, mais on a refusé de reconnaître leur faculté en criant à la supercherie!

Il faut fermer sa porte à tous ces insolents incrédules; quelle urgence y a-t-il de les convaincre? Lors même qu'ils seraient convaincus, ils n'en conviendraient pas; à quoi leur conviction servirait-elle?

Quand les vieillards plantent des arbres, ce n'est pas pour jouir de leur ombre ou de leurs fruits. Rassemblons les faits, publions-les pour qu'ils ne soient pas ensevelis avec nous; notre tâche humanitaire sera accomplie. Un temps viendra où les matériaux amassés serviront à l'édification d'un monument sur lequel on inscrira les noms de ceux qui en auront préparé les fondations. Le souvenir des dénégateurs de la vérité et de ceux qui auront cherché à mettre obstacle à son émission sera odieux à nos neveux, qui couvriront leur mémoire du mépris qu'ils veulent déverser sur nous.

Les faits déjà consignés dans cet ouvrage se sont tous manifestés dans les derniers mois de 1839 et dans les premiers mois de 1840. Dans les années qui vont se succéder, jusqu'au commencement de 1855, je n'aurai plus, grâce à Dieu! d'aussi fréquentes occasions d'observer et de recueillir des phénomènes de même genre. Il faut se rappeler que madame Comet avait annoncé devant les commissaires de l'Académie, qu'à dater du 28 décembre 1839 ses crises quotidiennes cesseraient et qu'elle n'en éprouverait plus de fixes et régulières que les 15 et 30 de chaque mois. (Voir pages 43 et 70.) Cette prédiction s'étant heureusement accomplie, au lieu de trente et trente et une crises par mois, madame Comet n'en a plus eu désormais que vingt-quatre par an. Mais dans certains cas, il faut se le rappeler encore, elle devait avoir, n'importe l'heure et le lieu, un sommeil pendant lequel elle ferait toute communication urgente. (Voir pages 70 et 88.) Je citerai quelques-unes de ces communications exceptionnelles.

Parmi les nouveaux faits que je rapporterai, en dehors de leur caractère merveilleux, quelques-uns auront une importance notable, relativement à leur application au *diagnostic* et à la *thérapeutique* des maladies dont ma femme a été elle-même atteinte, dans le cours de ses quinze dernières années, mais aussi quelques membres de sa famille.

Tant réduits que soient, par l'éloignement des crises, les faits qui se sont produits, je retrancherai encore tous ceux qui ne seront pas d'un autre ordre, ou qui différeront peu de ceux déjà exposés. Ce n'est pas que je tienne compte de ce proverbe-axiome : « Qui veut » trop prouver ne prouve rien. » Je ne cherche pas à prouver, je raconte ; mais je n'ai pas l'intention, et il n'est pas utile au sujet traité dans ce livre, que j'y introduise l'histoire complète de la vie mystique dans laquelle je puise seulement les observations qui me paraissent les plus propres à établir la réalité des facultés dont sont doués les somnambules *naturels*, *lucides*, *extatiques*.

Je vais donc maintenant grouper rapidement les derniers faits qui se sont manifestés dans l'état de somnambulisme naturel où ma femme a continué de se trouver. Ensuite, j'exposerai comment il me paraît convenable d'apprécier et de caractériser l'état cataleptique très-mal défini, et que les médecins ont généralement considéré comme une cause, tandis qu'il n'est qu'un effet. Je rapporterai quelques observations intéressantes et pas assez connues, recueillies par des médecins distingués et honorables auprès de malades qu'ils traitaient comme atteints de *catalepsie*. Ces malades entraient spontanément dans l'état de somnambulisme ou d'extase pendant lequel ils possédaient les facultés de clairvoyance, d'intuition et de prévision. Enfin, je rassemblerai avec soin les faits importants, bien constatés, essentiellement déterminés par le magnétisme animal, et je dirai, en concluant, comment j'ai pu moi-même, et comment tous les médecins pourront employer pratiquement, non-seulement le somnambulisme naturel, mais le somnambulisme provoqué, au diagnostic et à la thérapeutique des maladies.

C'est avant tout un fait très-important à constater que la susceptibilité du sens moral chez madame Comet, dans l'état de somnambulisme, et je ne le présente pas comme une exception. Cette disposition paraît être au contraire assez générale chez les somnambules naturels comme chez ceux qui ont été soumis à l'influence magnétique. De sorte même qu'on pourrait considérer comme la pierre de touche d'un état parfait de lucidité, les bons sentiments dont les somnambules doivent faire preuve en toutes circonstances. Justice, bonté, moralité, discrétion, dans l'acception la plus large de ces mots, composent la légende du sceau imprimé sur les manifestations des somnambules les plus lucides ou extatiques (1).

(1) Il ne faut jamais oublier que l'impressionnabilité des somnambules est très-grande, et qu'ils s'émeuvent vivement des procédés choquants et du manque d'égards pour leur personne. Toutefois ils ne réagissent jamais par des paroles blessantes ou indiscrètes envers ceux dont ils ont à se plaindre. Tout au plus l'expression de leur physionomie et quelques gestes viendront-ils témoigner de la peine qu'ils ont éprouvée. Mais intérieurement les somnambules en ressentiront si fortement l'atteinte, qu'un grand trouble s'emparera d'eux, les agitera, et peut-être seront-ils subitement en proie à de violentes convulsions des membres, de la face et des yeux, ainsi qu'à des spasmes prolongés des muscles respiratoires et de la glotte qui font craindre l'asphyxie. Il ne faudrait pas dans un cas pareil, quelle que soit la cause d'un aussi douloureux état, laisser le somnambule à lui-même; il faudrait que les personnes sur l'affection desquelles il sait pouvoir réellement compter, s'empressassent de le calmer par des paroles douces et raisonnables, pour le

Pour donner un exemple de la délicatesse de conscience que possèdent les somnambules, je vais raconter un fait assez simple mais curieux.

M. Hippolyte C......, auteur dramatique, actuellement directeur d'un théâtre à Paris, a étudié la médecine et commencé même à l'exercer. J'ai fait sa connaissance en me trouvant en consultation avec lui il y a à peu près trente ans. Je le rencontrai un jour de l'été de 1843, et comme il savait que madame Comet était somnambule naturelle lucide, il me demanda si je consentirais à lui faire vérifier la prédiction d'une somnambule magnétisée qui avait annoncé dans une société que le roi Louis-Philippe devait mourir au mois d'octobre de cette année 1843. Procès-verbal du dire de la somnambule avait été dressé, et, je crois, déposé chez un notaire. C'était une expérience contradictoire importante à faire; j'invitai à déjeuner M. Hippolyte C...... pour un 15 ou un 30, dates des jours du mois où ma femme avait un accès de somnambulisme régulier à midi. Il vint ponctuellement au jour désigné, mais il ne fut introduit auprès de madame Comet que lorsqu'elle était déjà en somnambulisme. Nous attendîmes qu'elle eût communiqué tout ce qui était relatif à son état de santé. Quand elle eut fini de parler, je lui demandai, sans exprimer le fait, si ce qu'une somnam-

---

rappeler aux bons sentiments qu'il possède, à l'indulgence que sa bonté sollicitée le portera à montrer pour ceux qui auraient eu des torts à son égard. C'est le seul moyen d'arrêter des désordres physiques contre lesquels tous les secours de la médecine resteraient sans effet. C'est enfin le magnétisme du cœur qu'il faut seul employer.

bule avait dit devant M. Hippolyte C...... était vrai, si l'événement aurait lieu. Elle nous regarda tous deux avec un visage sévère, paraissait mécontente et ne pas vouloir répondre. Comprenant très-bien la cause du silence que gardait la somnambule, je lui fis observer qu'il ne s'agissait que de vérifier une prédiction qui avait été faite..... — « Est-ce que vous espérez pren-» dre la place du Roi, vous autres ?..... Il a encore un » bon bout de temps à vivre, » se mit-elle à dire en appuyant sur ses dernières paroles et en hochant la tête.

La prédiction qui avait été recueillie devait donc être fausse; l'événement l'a prouvé. C'était une question de *oui* ou de *non* à résoudre et qui n'avait pas grande importance; j'ai voulu seulement signaler la répugnance que la somnambule a montrée et le ton qu'elle a pris pour y répondre, parce qu'elle soupçonnait probablement que notre curiosité pouvait être suscitée par un intérêt indélicat.

Quant aux demandes que nous pouvions faire relativement à des intérêts légitimes, ses réponses étaient promptes et précises. Il n'en était pas de même, par exemple, si l'on s'avisait de la questionner sur le cours de la Bourse. Dans ce cas, elle éprouvait une véritable indignation et se refusait absolument à répondre. Cependant lorsque ma femme était dans son état normal, elle était bien persuadée qu'il n'y avait aucun mal à spéculer sur les fonds publics.

Toutes les fois que madame Comet apprenait quelque chose dont la révélation aurait été fâcheuse pour des tiers ou pénible à connaître pour nous, sans utilité absolue pour elle ou pour sa famille, elle s'abstenait d'en parler. — « Non, je ne dirai pas ça, » était son expression habituelle dans les cas où elle se croyait dans la nécessité de se taire. Cependant j'étais bien souvent à même d'interpréter son silence. Le 30 janvier 1855, soixante-dix jours avant l'événement, elle paraît sur le point de nous annoncer sa mort prochaine..... « O » mon Dieu! ne le dites pas; moi, je ne le dirai pas, » ça leur causerait trop d'angoisses! » Mais il fallait que nous fussions informés des horribles tortures par lesquelles elle devait passer; elle nous les décrivit avec une exactitude que nous avons eu, tous, la douloureuse mission de constater. — « Il faut qu'ils sachent » tout ce que je dois avoir *avant de ne plus souffrir*, » pour qu'ils ne s'inquiètent pas....; il ne faut pas » qu'ils s'effrayent quand je rendrais tout sous moi. » Voilà jusqu'où allait l'abnégation personnelle de la pauvre femme! Elle a supporté ses souffrances avec une patience, une résignation qui ne peuvent se décrire. Quelquefois un cri de douleur, jamais une plainte!

Dans le sommeil de midi dont madame Comet était prise régulièrement le jour des crises qui avaient lieu le soir, les 15 et 30 de chaque mois, elle prévoyait et indiquait, avec une précision étonnante, ce qui était nécessaire pour diriger son traitement, on le sait. Je n'ai pas l'intention de relater tout ce qui s'est passé d'extraordinaire dans ces accès de sommeil, mais je tiens à fournir une nouvelle preuve de l'exactitude minutieuse qui devait être mise dans l'exécution de ses prescriptions. Pour cela, je vais citer un petit fait qui confirmera ce que j'avance, en montrant combien il fallait apporter d'attention pour se conformer scrupuleusement aux avis de la somnambule.

Je préparais moi-même ses pilules, je pesais l'opium, je le roulais entre mes doigts dont la chaleur liquéfiait légèrement la superficie de la pilule, et pour apprécier la quantité d'opium qui s'attachait à mes doigts, je le pesais de nouveau, à l'aide d'un trébuchet d'une sensibilité exquise; j'ajoutais ce qui en manquait, et quand j'étais bien sûr de l'exactitude du poids, je jetais la pilule dans une boîte remplie de sucre en poudre très-fine, qui s'attachait à sa surface et la conservait ferme et intacte.

Malgré tous mes soins, toutes mes précautions, je n'arrivais pas toujours juste au but que je ne voulais pas dépasser, on le conçoit. Quand la pilule était un peu faible, ma femme n'en souffrait pas immédiatement, mais au bout de quelque temps elle devenait inquiète, agitée, tremblante, puis elle avait des nausées et quelquefois des vomissements. Nous ne savions à quoi attribuer ces accidents. La malade éprouvait alors un sommeil exceptionnel et nous disait : « Il » manquait de l'opium, il faut m'en donner gros comme » une tête d'épingle. » On satisfaisait à sa demande et tout rentrait dans l'ordre. — J'avais pourtant bien pesé l'opium, disais-je à la somnambule. — « Oui, mais il » y en a un peu de collé sous le plateau de la balance, » je le vois; c'est ce qui a fait que je n'ai pas eu mon » compte. » Je vérifiais son dire, et le fait était vrai.

Ce n'est certes pas avec ses yeux que ma femme voyait, de son lit, pendant cet instant de somnambulisme exceptionnel, la petite parcelle d'opium attachée sous le plateau de la balance qui était enfermée dans une armoire.

Une autre fois, madame Comet avait commandé un bain pour le prendre à trois heures après midi. Ce jour-là elle se portait à merveille, vaquait aux affaires du ménage avec entrain et gaieté, et se réjouissait, disait-elle, de pouvoir rester au moins deux heures dans son bain. Tout à coup elle s'endort et dit : « Ah ! mon » Dieu ! il ne faut pas que je prenne un bain..... Cela » me contrarie bien..... C'est impossible, mes règles » viendront à quatre heures. » Aussitôt elle se réveille et reprend ses occupations sans se douter qu'elle avait dormi. Je fis décommander le bain, mais je ne lui dis rien, pour voir comment la prévision se réaliserait.

A trois heures, ma femme s'aperçoit que l'heure de prendre son bain est déjà passée ; elle sonne pour qu'on aille presser son envoi. Je me doutais bien de ce qui devait arriver ; alors j'intervins et je lui dis : « Te » voyant si bien portante aujourd'hui, j'ai l'intention » de te mener à un beau spectacle. — Ah ! merci, ça » ne m'empêchera pas de prendre mon bain. — Je » craignais qu'il ne te fatiguât ou qu'il ne t'affaiblît, je » l'ai fait décommander. — C'est très-mal ; les bains » me reposent et me donnent des forces, au contraire, » tu le sais bien ; j'étais si contente de prendre un » bain ! — J'ai cru bien faire ; j'espère que tu ne m'en » veux pas pour cela ? — Non, mais j'aurais mieux

» aimé prendre mon bain que d'aller au spectacle aujourd'hui. » Elle parut se résigner ; son dépit était toutefois très-marqué ; à mon grand regret je ne pus la consoler en lui faisant savoir le motif qui l'avait fait elle-même annoncer qu'elle ne devait pas prendre de bain ; je voulais attendre que sa prévision fût réalisée ; nous n'avions plus d'ailleurs qu'une demi-heure à attendre.

Je laissai ma femme seule, mais un peu avant quatre heures je rentrai dans sa chambre et je me mis à lire un journal. — « Tu ne restes donc pas dans ton cabinet » aujourd'hui ? me dit-elle. — Est-ce que je te dé- » range ? — Non ; mais... » Quatre heures sonnent et ma femme s'écrie : « Ah ! me voilà prise de mes..... » — C'est cela que j'attendais, ma chère amie, et c'est » à cause de cela que le bain a été décommandé..... » par ton ordre. »

Voilà comment se manifestaient et de quelle utilité étaient les sommeils exceptionnels.

Dans l'été de 1844, Charles Séd....., neveu de ma femme, lieutenant au 1er régiment de chasseurs à cheval d'Afrique, était venu en congé à Paris. Il avait été informé par la correspondance qu'il entretenait avec ses parents, que madame Comet était devenue somnambule lucide ; mais il croyait fort exagéré tout ce qu'on lui avait raconté des facultés de clairvoyance et d'intuition dont elle faisait journellement preuve. Quand il vint nous voir, c'est à moi qu'il s'adressa pour savoir ce qu'il y avait de réel dans tout ce que sa mère, sœur de ma femme, lui avait particulièrement écrit. Je n'eus qu'à lui garantir la véracité de ce qu'on lui avait communiqué, et comme il me paraissait éprouver encore quelques doutes, je lui dis : « Pour croire, il faut voir ; » si tu ne veux pas retourner à ton régiment sans être » convaincu, viens passer la journée du 30 de ce mois » avec nous, tu pourras assister à midi au sommeil « somnambulique, et le soir à la crise. » Notre jeune officier ne vint qu'à trois heures après midi, le 30. Il trouva sa tante allant et venant de l'habitation au jardin, soignant sa petite basse-cour, enfin jouissant d'une activité et d'une santé qui ne lui laissaient pas supposer qu'elle dût avoir une crise le soir. Il est vrai que dans son sommeil de midi ma femme nous avait annoncé qu'elle serait très-tranquille dans sa crise du soir, ce qui pour nous voulait dire qu'elle se passerait en conversation. Charles Séd....., en embrassant sa tante, lui avait exprimé chaleureusement le bonheur qu'il éprouvait de pouvoir passer avec elle et nous tout le reste de la journée; il ajouta qu'il s'était arrangé pour cela et qu'il avait mis toute affaire et tout autre plaisir de côté. Je relate à dessein cette démonstration affectueuse du lieutenant; on verra bientôt ce qu'il en advint.

La journée se passa gaiement; après le dîner on fit une promenade au jardin et l'on rentra un peu avant l'heure de la crise; nous nous plaçâmes pour causer, comme d'habitude, ma femme dans son grand fauteuil. Neuf heures sonnent; madame Comet parlait, elle ne put achever le mot commencé. Elle était en état de catalepsie; je fis remarquer à mon neveu que dans cet état tous les sens sont suspendus, que les fonctions des organes de la vie de relation sont complétement abolies. Je lui montrai comment tous les membres, les bras, les jambes, les doigts et même la tête prenaient et conservaient les positions qu'on jugeait à propos de leur donner, et avec quelle facilité ils obéissaient à l'attraction et à l'impulsion la plus légère, au souffle même dirigé sur eux. Au bout de quatre ou cinq minutes au plus, l'état de somnambulisme lucide succéda à la catalepsie. « Les paupières restent abaissées, fis-je encore observer à mon neveu, mais ce que nous désignons sous la dénomination de sommeil, faute d'une expression mieux appropriée, n'est réellement pas le sommeil ; maintenant madame Comet va parler et faire preuve de facultés qu'elle ne possède aucunement dans son état normal. »

— « Ah ! Charles qui voulait me faire accroire qu'il » n'était venu que pour passer le reste de la journée » avec nous ! — Comment, ma tante? fit l'officier déjà » bien étonné. — Laisse-la parler, lui dis-je, écoute la » révélation parfaite de tes pensées et de tes inten- » tions. » La somnambule reprend : « Il est venu parce » qu'il espérait se trouver avec M. Del..... » (mari de notre fille cadette et employé au ministère de la guerre), « et il voulait lui demander de prendre des » renseignements au ministère pour savoir s'il est porté » pour l'avancement..... Il est bien attrapé. » (Charles veut s'expliquer, je lui fais signe de garder le silence.) « — C'est égal, il le verra, car je vois M. Del..... qui » revient..... Ah ! il entre en passant chez M. T.....

» pour lui demander...... Mais M. T..... ne peut pas lui
» remettre ce qu'il lui demande, et il va venir tout de
» suite..... le voilà au coin de notre rue..... il frappe à
» la porte cochère...... le voilà qui monte l'escalier......
» Va le recevoir, dis-je à notre officier ébahi, et tu
» lui demanderas s'il a bien été chez M. T....., s'il lui a
» demandé ce que ma femme a dit, et s'il a éprouvé
» un refus? » Notre neveu a été bien vite convaincu que tout s'était passé comme sa tante l'avait vu et décrit.

Le 30 août 1849 était un jour de crise; madame Comet devait avoir à midi un accès de somnambulisme; à l'heure fixe elle entre dans cet état et s'écrie aussitôt : « O mon Dieu! (des pleurs inondent son visage, elle
» suffoque, nous ne savons à quoi attribuer une dispo-
» sition pénible aussi subite)...... ce pauvre M. Séd.....
» (son beau-frère), il vient de tomber dans l'escalier.....
» il est mort!..... Tout ce qu'on lui fait ne sert à rien.....
» il est mort. » Puis elle cesse de parler, devient cataleptique pendant quelques minutes et se réveille, sans paraître garder le moindre souvenir de ce qu'elle a vu et qui l'a tant affligée.

Il faut que j'entre dans quelques détails pour expliquer ce fait non moins merveilleux que les plus extraordinaires déjà cités.

M. Séd....., beau-frère de madame Comet, habitait Londres; il s'y trouvait seul en ce moment, sa femme étant allée à Nantes séjourner quelque temps auprès d'une de ses filles dont le mari était alors professeur de belles-lettres au lycée de la ville. Je ne crus pas bon d'informer madame Séd..... de l'événement que sa sœur venait de nous révéler, parce qu'elle ne douterait pas de sa réalité, elle qui avait tant de fois assisté à la manifestation des facultés que madame Comet possédait pendant ses crises. Si ce n'était qu'un mauvais rêve? me disais-je. On s'excite à douter de ce que l'on craint. D'ailleurs, à quoi bon faire connaître à madame Séd..... un malheur contre lequel on ne peut plus rien? S'il est réel, elle l'apprendra assez tôt. Je m'abstins donc d'écrire à Nantes.

Quelques jours se passent sans nouvelles. Enfin il nous arrive de Nantes une lettre de madame Séd....., qui nous annonce qu'elle vient de recevoir d'Angleterre une lettre dans laquelle on lui fait savoir que son mari est très-malade, et que sa présence à Londres est indispensable. Elle part, nous dit-elle, ce jour même, mais elle ne s'arrêtera pas à Paris, si les voitures en correspondance avec le bateau à vapeur peuvent la transporter sans retard. Madame Séd..... put se rendre directement à Londres, et nous ne la vîmes qu'à son retour de cette ville, d'où elle nous fit connaître la perte qu'elle avait faite. Lors de son arrivée, son mari était inhumé, bien que les formalités préalables à remplir à Londres, en cas de mort subite, aient exigé plusieurs jours. Sa présence n'avait été jugée indispensable que pour soigner des intérêts de famille. M. Séd..... était mort de la rupture d'un anévrisme du cœur; il allait sortir étant en apparence en bonne santé, pour aller déjeuner chez un ami, et c'était bien, comme ma femme l'avait vu, en descendant l'escalier de la maison, qu'il s'était affaissé sous le coup qui l'avait frappé à mort. Il avait encore vécu quelques heures, mais sans reprendre sa connaissance.

La première lettre de Nantes nous avait servi à préparer ma femme à un événement inattendu pour elle; et la seconde, de Londres, à lui fournir la confirmation d'une mort qu'elle avait vue s'effectuer au moment où elle nous l'annonçait, mais dont il ne lui était resté aucun souvenir.

Je dois consigner ici une circonstance assez étrange; c'est que l'acte de décès qui a été délivré par les autorités de Londres et dont j'ai eu communication seulement en écrivant ces pages, porte que le décès a eu lieu le 31 août 1849. Cette date doit résulter d'une erreur dans la déclaration; sans quoi madame Comet aurait vu l'événement s'accomplir vingt-quatre heures avant qu'il se fût réalisé. Tout est possible.

Dans l'automne de 1849, ma femme fut prise d'un point de côté à gauche, et les signes les plus caractéristiques d'une pneumonie (fluxion de poitrine) ne tardèrent pas à se montrer. La difficulté de respirer était grande, la fièvre était modérée, mais continue; douleurs de tête intenses; les crachats, d'abord striés de sang, devinrent rouillés et glutineux; il y avait à la base du poumon gauche de la matité qui avait succédé à un râle crépitant très-bruyant; l'air ne pénétrait plus dans cette partie du poumon. Il n'aurait pas fallu attendre jusqu'à cette période de la maladie pour pratiquer au moins une de ces larges saignées qui nous avaient si bien réussi dans les cas graves antérieurs;

mais ma femme, en état de somnambulisme, avait défendu expressément qu'on la saignât et recommandé, au contraire, qu'on soutînt ses forces par des bouillons et même de légers potages. Néanmoins je maintenais, le plus que je pouvais, la diète et l'usage des boissons adoucissantes, tant j'étais effrayé de ses prescriptions si opposées à ce que la science et l'art indiquent en pareilles circonstances. Enfin, malgré ma foi et mon expérience de dix années dans son infaillibilité intuitive, voyant le refus persévérant de la somnambule pour l'emploi de la saignée, je ne pus tenir contre mes inquiétudes, et je me rendis chez M. Cruveilhier afin de lui faire part des obstacles que je rencontrais à la direction du traitement d'une pneumonie qu'aucun praticien ne pourrait méconnaître tant elle était manifeste.

M. Cruveilhier, comprenant bien la gravité du cas, me déclara qu'il ne pouvait me donner son avis qu'après avoir vu la malade, et m'assura qu'avant une heure il serait chez moi. J'annonçai sa visite à ma femme, qui n'en fut pas contrariée, mais qui me dit tranquillement : « Tu as toujours peur. » M. Cruveilhier ne se fit pas attendre ; il examina avec le plus grand soin la poitrine, reconnut parfaitement le siége et l'étendue de la pneumonie, se convainquit de l'existence de tous les symptômes qui la caractérisaient et de la nécessité de la saignée. Alors il dit à ma femme : « Nous ne devons pas, madame, vous exclure de notre consultation. Vous connaissez bien la nature de la maladie dont vous êtes atteinte ; vous en avez déjà éprouvé plusieurs semblables qui ont été traitées avec un prompt succès à l'aide de vos prescriptions personnelles. Vous ne vous êtes pas ménagé les saignées dans ces divers cas; mais il paraît qu'aujourd'hui vous défendez expressément la saignée? — « Je ne sais pas ce » que j'ai pu dire dans mon sommeil; je n'ai pas peur » de la saignée, au contraire, je m'en trouve toujours » très-bien. Si on juge bon de m'en faire une, je ne » m'y oppose pas. » — Je comprends, reprit M. Cruveilhier, que vous ne pouvez pas nous parler comme vous pourriez le faire dans l'état de somnambulisme, mais je tiens à fixer votre attention sur l'utilité qui nous paraît exister de vous faire une saignée. Cependant, pour le moment, je me range de votre avis, que bien certainement votre mari partage; attendons encore un peu, et ce sera vous-même, madame, qui nous ferez sans doute bientôt savoir s'il faut définitivement vous saigner. » — En reconduisant M. Cruveilhier, il me dit : Chez un malade ordinaire, ce serait une grande faute de différer de pratiquer une saignée, mais les faits antérieurs nous commandent une grande réserve. D'après ce que j'ai dit, madame pourra, peut-être, dans un prochain accès, manifester une opinion moins exclusive de la saignée. Surveillez la marche de la pneumonie; si elle reste stationnaire, nous ne compromettons rien; si elle s'aggrave, faites-le-moi savoir, je suis à vous à toute heure.

Digne, probe, modeste et consciencieux praticien, M. Cruveilhier n'a pas voulu jouer la vie d'une créature de Dieu pour faire prévaloir la science du professeur.

Madame Comet a eu un sommeil exceptionnel dans lequel elle a persisté à défendre qu'on la saignât, en nous assurant que *tout irait bien*. En effet, la résolution de cette pneumonie s'est opérée sans trouble, en une semaine! N'est-ce pas là une preuve sans réplique que le somnambulisme lucide peut éclairer le diagnostic, la thérapeutique et même le pronostic des lésions les plus graves?

Un fait qui se rattache encore au diagnostic, à la thérapeutique et au pronostic des maladies, s'est produit dans la même année que le précédent. Une de nos petites filles, âgée de cinq ans, était depuis quelques semaines très-bien remise d'une affection éruptive particulière à l'enfance, lorsque, sans cause appréciable, Louise devint triste, cessa de prendre de la nourriture, et tomba dans une sorte d'engourdissement général, physique et moral. Elle semblait dormir sans interruption, ne paraissait pas souffrir et ne se plaignait de rien; mais cet état étrange m'alarma d'autant plus que depuis deux jours aucun symptôme propre à en déceler la cause ne se manifestait. L'enfant restait sans manger, inerte, immobile dans son lit; on lui faisait avaler avec peine quelques cuillerées d'une infusion aromatique que j'avais prescrite. Je priai M. le professeur Trousseau de me donner son avis; il vint voir la petite, et bien renseigné sur les antécédents, il proposa de lui administrer par cuillerées à café, de demi-heure en demi-heure, une solution *d'un grain* d'émétique dans un verre d'eau; non jusqu'à effet vomitif, mais jusqu'à ce qu'il survînt des nausées. Le but était de stimuler l'action de l'estomac, préalablement à l'emploi d'une médication dont on pourrait ultérieurement reconnaître l'indication. J'adhérai à cette sage pratique.

M. Trousseau resta à causer avec ma famille et moi pendant environ trois quarts d'heure. Pendant ce laps de temps, deux cuillerées à café d'eau émétisée avaient été administrées à l'enfant, et aucun effet ne s'était encore produit. A neuf heures du soir, M. Trousseau venait à peine de partir, lorsque ma femme fut prise d'un sommeil exceptionnel et dit : « Il ne faut plus donner » d'émétique à Louise, ça lui ferait beaucoup de mal. » Qu'on la laisse tranquille, ça ne sera rien ; demain » matin à huit heures, elle se réveillera, demandera à » manger et ses joujoux. » Après avoir prononcé ces paroles, madame Comet se réveilla et fut bien étonnée quand nous lui fîmes savoir qu'elle venait de contredire la prescription du savant professeur de thérapeutique de la faculté, médecin de l'Hôpital des enfants. On ne donna plus à la petite d'eau émétisée, et le lendemain, avant huit heures, nous étions tous autour de son berceau pour voir la prédiction s'accomplir. Pendant que huit heures sonnaient, l'enfant se remuait et étendait ses bras, puis elle dit : « J'ai faim!... mes joujoux. » Depuis cette crise, dont la cause est restée inconnue, Louise a joui d'une bonne santé : elle va accomplir sa seizième année.

Il n'est pas facile de croire à de tels prodiges, je le sais ; qu'y faire ? Cependant il faut bien que je les raconte, puisqu'il sont vrais ; mais je ne veux pas fatiguer le lecteur ni trop irriter les incrédules, je n'en ferai plus connaître qu'un seul de même ordre; c'est indispensable : il se rattache bien plus expressément encore au diagnostic, à la thérapeutique et au pronostic de maladies étrangères à ma femme.

Le 30 décembre 1853, j'allai visiter vers deux heures après midi une de mes petites nièces, âgée de onze ans, qui était à la fin de la convalescence d'une scarlatine pour laquelle je lui avais donné des soins. Quand j'arrivai, je la trouvai dans son lit assistée de deux médecins, M. le docteur Vinchon et un autre confrère dont je regrette de ne pas me rappeler le nom, qui avaient été appelés en toute hâte, parce que la jeune Marie s'était trouvée subitement prise de convulsions très-violentes, non-seulement des membres, mais aussi de la face et des yeux. Un nouvel accès venait de se déclarer, et l'état dans lequel je la vis me convainquit que mes confrères avaient porté un diagnostic bien justifié par l'intensité des accidents qui se manifestaient; ils supposaient la malade atteinte d'une méningite aiguë. Cependant moi, qui avais suivi régulièrement toutes les phases de la convalescence de ma petite nièce, qui l'avais vue la veille, après midi, dans des conditions qui ne pouvaient aucunement me laisser présager l'invasion prochaine d'une aussi terrible inflammation cérébrale, je ne me laissai pas entraîner à confirmer le diagnostic porté par mes honorables confrères. Je m'empressai de leur faire connaître ma pensée; je les priai de ne pas mettre en usage le traitement qu'ils avaient arrêté. En outre des antispasmodiques administrés à l'intérieur, des sangsues venaient d'être posées aux jambes et des applications de glace allaient être faites sur la tête. « Je crains beaucoup, leur dis-je, les conséquences de la soustraction du sang chez ma petite convalescente, permettez-moi d'en arrêter l'effusion. » En même temps je saupoudrai de tabac les sangsues, qui lâchèrent prise immédiatement ; leurs piqûres furent bien fermées par un bandage compressif approprié. Je sollicitai encore pour qu'on n'appliquât pas la glace sur la tête. — « Pardonnez-moi, dis-je à mes confrères, j'agis plutôt par inspiration que rationnellement, sans doute ; j'assume même sur moi une terrible responsabilité, mais j'ai la conscience que je suis dans le vrai ; le temps nous le prouvera, je l'espère. Vous le voyez, je ne suis pas ici seulement médecin ; cette enfant m'est chère, je voudrais la sauver parce que je l'aime, et non parce que je suis son médecin. » Je n'eus qu'à remercier mes bons confrères de l'abnégation d'amour-propre dont ils firent preuve, et malgré de poignantes inquiétudes, je demandai qu'on ne donnât à la malade que la boisson et la potion antispasmodiques que les docteurs Vinchon et *** avaient prescrites avant mon arrivée.

Qu'allais-je donc faire, moi tout seul, pour combattre d'horribles désordres qui se renouvelèrent à plusieurs reprises ? Rien ; attendre le soir, c'était le jour de la crise régulière de ma femme ; j'étais sûr qu'elle parlerait, quand je serais revenu auprès d'elle, de l'état affreux où sa petite nièce se trouvait. Mais il fallait attendre la crise jusqu'à neuf heures du soir et n'être de retour qu'à onze heures au plus tôt ; le temps était affreux, la neige encombrait les rues, aucune voiture ne pouvait circuler, il fallait aller à pied et nous habitions à une lieue de distance; tout semble me faire obstacle : je ne me décourage pas. Jusqu'à onze heures, plusieurs attaques peut-être abîmeront notre pauvre petite Marie? Heureusement, nous avons tous, ses parents et moi, l'expérience éprouvée depuis quatorze ans, des précieuses facultés somnambuliques de madame Comet; cela seul justifiait nos espérances et modérait nos alarmes. Toute la famille avait, alors, une ferme confiance en moi, je lui donnai bon espoir; mais il faut que je rentre dîner chez moi, je ne veux aucunement émotionner ma femme, et je ne lui parlerai de rien à mon retour, qui eut lieu à six heures.

Encore trois heures à attendre, c'est trois siècles ! Enfin, neuf heures sonnent, ma femme est en somnambulisme. — « Mon Dieu ! (s'écrie-t-elle).... M. Comet » qui ne nous le disait pas.... cette chère petite Marie.... » elle est bien malade; » (elle la voit, elle lui parle de la voix et du geste).... « N'aie pas peur, mon enfant, » tu ne mourras pas !.... ton oncle va aller près de » toi.... du courage, prends ma main.... (ma femme » tend sa main), non, tu vivras, ma petite fille... Elle » est si délicate pour vomir !... le bon Dieu viendra en » aide.... Il faut que M. Comet reste là.... Il ne faut » pas qu'il revienne.... Pauvres gens !.... une chose » peut sauver.... tout d'un coup.... Il faut que M. Comet » reste là pour voir vomir.... dire qu'il n'y a que ça qui » a fait tout ! »

Je note à la hâte, sur mon carnet, ces consolantes

paroles et je pars pour me rendre auprès de ma petite malade. Elle n'a eu que deux attaques pendant mon absence; je la trouve calme et comme heureuse; elle éprouve ce bien-être depuis plus d'une heure. Je ne ferai pas connaître ce que cette enfant m'a dit aussitôt que je me suis approché d'elle, il serait impossible d'y ajouter foi. Quand j'ai eu communiqué à la famille ce que ma femme avait pronostiqué, nous fûmes tous rassurés. Marie a une garde-robe copieuse et se trouve bien jusqu'à minuit. Un peu après, les convulsions reprennent avec intensité, la malade fait de grands efforts pour vomir; on lui présente une cuvette, et dans un flot de liquide, mêlé d'un peu de sang, nage avec vigueur *un énorme ver lombric;* on change promptement le vase pour que l'enfant ne soit pas effrayée à la vue de ce ver, dont les dimensions sont vraiment monstrueuses. Aussitôt les vomissements et les convulsions cessent; *la méningite est dans la cuvette,* comme l'a dit avec une franche satisfaction le docteur Vinchon, quand le lendemain matin on lui a montré le ver.

J'avais acheté du calomel, instinctivement sans doute, chez un pharmacien que j'avais remarqué parce qu'il fermait son officine; j'en administrai quelques prises à Marie, pour le cas où il existerait d'autres vers dans les voies digestives. Nous avons eu des garde-robes, mais pas de vers. A l'approche du matin, notre petite malade a eu un bon sommeil, et en se réveillant elle n'a plus eu besoin, pour se remettre entièrement des assauts qu'elle avait soutenus, que de repos et d'une alimentation confortante graduelle.

Marie est, aujourd'hui, une charmante jeune fille.

J'ai toujours regretté que madame Comet n'ait pas indiqué nettement l'existence du ver ; elle le voyait puisqu'elle a dit à plusieurs reprises qu'il fallait que je restasse là pour voir ce que Marie vomirait, *une chose qui pouvait la sauver tout d'un coup.* Pourquoi donc n'a-t-elle pas parlé d'un ver, cause efficiente du mal? Son diagnostic eût été plus complet.

Eh bien! maintenant que je m'occupe de ce fait merveilleux, que j'ai sous les yeux toutes mes notes et que j'écris ces pages, l'idée me vient que si ma femme eût parlé autrement et qu'elle eût signalé nominativement le ver, c'eût été très-fâcheux. En effet, si j'avais eu le moindre soupçon de la présence du ver, aussitôt mon retour auprès de la malade je n'aurais pas manqué de tuer le parasite, sans délai. Dans ce cas il n'eût pas été expulsé par le vomissement qu'il a seul déterminé, comme il fallait qu'il le fût selon la prédiction. La malade aurait été soulagée, l'essentiel même eût été obtenu, cela ne laisse pas de doute. Mais nous n'aurions pas eu immédiatement la démonstration matérielle que le ver avait pénétré dans l'estomac, qu'il était la seule cause de tous les désordres. Naturellement on aurait prolongé le traitement sans utilité et inopportunément, car le doute serait resté dans notre esprit sur l'existence du ver, jusqu'à ce que nous l'ayons trouvé dans les excréments, ce qui aurait pu n'avoir lieu qu'au bout de quelques jours. En attendant, nous aurions médicamenté sans raison et peut-être pas sans inconvénients pour notre petite fille.

En fait de prédictions, voici ce que j'ai eu maintes fois l'occasion de reconnaître : c'est qu'il n'y avait aucun moyen d'entraver l'accomplissement d'une prédiction que madame Comet avait faite. Dans une affaire privée même, je n'ai jamais pu parvenir à modifier la réalisation d'une prédiction de ma femme, au prix des concessions et des sacrifices volontaires les plus larges, que s'obstinaient aveuglément à refuser, malgré tous les conseils, ceux qui avaient le plus grand intérêt à les accepter. En définitive, après de pénibles, longues et dispendieuses luttes, ils ont été forcés de voir s'accomplir à leurs dépens la prédiction qui avait été faite, avec détails, en leur présence, et résumée en ces termes : — « Tout lui réussira à lui, rien ne leur réussira à » eux. »

En raisonnant d'après une bonne logique, ne faut-il pas que les faits à venir se réalisent tels qu'ils ont été prédits ? C'est en cela que consiste la prédiction ; c'est son essence, ce qui fait qu'elle est *prédiction* ; sinon elle n'existe pas. Il n'est pas possible d'admettre une prédiction conditionnelle, ce ne serait plus qu'une présomption basée sur des indices, sur des conjectures, sur un raisonnement sujet à l'erreur ; il serait imprudent de s'y fier. On a déjà bien de la peine à croire aux prédictions réalisées de tous points, on ne croirait pas du tout, et avec raison, à celles qui seraient modifiées dans leur manifestation.

Ici se termine le récit des faits qu'il m'a paru utile de publier pour donner force et vigueur aux vérités que je tiens à propager dans l'intérêt de la science et

de l'humanité. Je m'abstiens d'en rapporter beaucoup d'autres parce qu'ils sont d'une nature mystique et qu'ils ne pourraient aucunement servir à éclairer le sujet que je me suis proposé de traiter spécialement dans cet ouvrage. Je dirai seulement, en résumé, que madame Comet prévoyait et annonçait tout ce qui se rattachait, avec quelque importance, à la santé et aux intérêts de sa famille ; elle prescrivait tout ce qu'il fallait faire ou ne pas faire, et rassurait sur les craintes que l'on pouvait éprouver. Lors de l'invasion de l'épidémie de choléra, par exemple, elle disait : — « M. Co-
» met ne veut pas qu'on sache que le choléra existe ;
» moi, je le sais bien !.... J'en vois tant qui vont bien-
» tôt mourir !.... C'est bienheureux de savoir qu'il n'y
» en aura pas chez nous. » Enfin ma femme signalait aux siens et à ses proches les voies qu'il convenait de suivre pour échapper aux troubles et aux misères de cette vie terrestre. Depuis cinq ans que nous avons perdu cet ange tutélaire, quelques-unes de ses prédictions se sont encore accomplies ; mais ceux d'entre nous qui ont méconnu ou négligé de suivre ses avertissements, ont déjà été gravement frappés dans le présent, et de fâcheux présages menacent leur avenir. Puisse cette publication leur rappeler ce qu'ils ont trop vite oublié, et leur faire ouvrir les yeux à la lumière qui pourrait encore les guider.

Les phénomènes étranges et merveilleux que je viens de présenter comportent incontestablement un grand intérêt pour la science et l'humanité. Ils se sont produits dans les conditions les plus favorables à leur émission, à leur observation et à leur application pratique; mais il ne faut pas croire que ce soient les seuls que les médecins particulièrement aient été à même d'observer et de recueillir. Comment se fait-il donc que l'étude de tels faits ait été si longtemps négligée, qu'ils apparaissent aujourd'hui comme résultant d'une découverte assez moderne? C'est qu'il ne faut pas remonter au delà du siècle qui a précédé celui où nous sommes, pour trouver l'histoire des victimes de la superstition et de l'ignorance que des juges déclaraient convaincues de sorcellerie, de la pratique de la magie ou de pacte avec le diable, et auxquelles ils infligeaient sans trop d'émotion le supplice du bûcher. Les médecins de ces temps barbares ne faisaient d'ailleurs aucune difficulté, lorsqu'ils étaient requis judiciairement, de manifester leur opinion sur l'état morbifique des prévenus, d'admettre et de certifier que les individus dont les maladies présentaient des phénomènes inexplicables par leur science, étaient atteints de *démonomanie*. De sorte que les juges conservaient une conscience tranquille en prononçant l'application de la peine du feu, non-seulement contre les prétendus coupables, mais encore contre ceux qui les assistaient et qui parfois étaient considérés comme leurs complices. Voici un exemple de ces atroces condamnations, dont fait foi un jugement trouvé dans les archives des Jacobins de Lyon :

« Une demoiselle Marie P... vivait paisiblement de

ses rentes à Salins (Jura), partageant son temps entre des exercices de piété, la visite des malades et des pauvres, lorsqu'une jeune fille travaillant dans les salines tomba malade. Marie P... s'empressa d'aller la voir, et jugeant que sa maladie était surtout déterminée par un travail trop pénible et le défaut d'une bonne nourriture, elle lui fit porter des bouillons et des potages qui la firent promptement entrer en convalescence. Mademoiselle P..., pour faire plaisir à cette jeune fille, lui envoya un gâteau dans lequel il entrait du miel; peu après elle éprouva des convulsions et tomba dans un état difficile à décrire, dit la procédure, mais qui nous paraît avoir été simplement l'expression de symptômes hystériques. Des médecins et des théologiens que l'on fit venir, assurèrent que les phénomènes que présentait cette fille *passaient les bornes de leurs connaissances*, et décidèrent qu'*elle était possédée*. On prit aussitôt des informations, et comme les phénomènes merveilleux s'étaient manifestés peu de temps après avoir mangé le gâteau de miel, on en conclut que le diable était entré avec le gâteau dans le corps de la jeune fille. Mademoiselle P..., qui avait envoyé le gâteau, fut arrêtée et conduite à Besançon, où elle fut condamnée et brûlée comme sorcière. »

C'était alors un véritable fléau pour une famille que d'avoir un de ses membres épileptique, hystérique ou simplement somnambule. L'on ne s'avisait pas de chercher à développer les facultés précieuses dont le malade pouvait faire preuve, quelque avantage qu'on eût su pouvoir en tirer; au contraire on l'isolait, on le séquestrait, et tout au plus appelait-on secrètement un prêtre bien charitable pour l'exorciser.

On conçoit que nous n'avons pas le droit de reprocher aux médecins qui, à cette époque, ne partageaient pas les opinions de leurs imbéciles confrères, de ne pas s'être immiscés dans des questions aussi brûlantes; mais nous devons glorifier ceux qui, bien que protégés par une haute position scientifique, ont, sans crainte de la compromettre, les premiers élevé la voix contre des erreurs aussi grossières et si funestes dans leurs conséquences.

Dionis, chirurgien de la reine et des princes, sous Louis XIV, nommé par le roi professeur d'anatomie et de chirurgie, en 1673, a publié *sur la mort subite* une dissertation dans laquelle il intercala l'*histoire d'une fille cataleptique*. C'est ainsi qu'il a pu appeler l'attention des savants, du public et de l'autorité même, sur des phénomènes qu'on n'était pas habitué à considérer comme étant du ressort de l'art de guérir. C'est donc un grand service que Dionis a rendu à l'humanité, comme on va le voir par l'observation que je vais textuellement rapporter en l'accompagnant seulement de quelques remarques en notes :

« Élisabeth Delvigne, âgée de vingt-cinq ans; cette fille est très-délicate, assez agréable de visage, mais un peu contrefaite dans sa taille, ayant une épaule plus élevée que l'autre. Elle a toujours vécu d'une manière fort réglée, elle n'a jamais songé à se marier.

» Dans le mois de novembre 1708 ses ordinaires se supprimèrent, de sorte que par le défaut prolongé de menstruation sa santé commença à se déranger. Il lui survint une douleur de tête qui augmenta pendant la grande gelée de janvier 1709.

» La douleur de tête continua jusqu'à la semaine de devant la Pentecôte, qu'elle fut attaquée d'un mal de gorge et d'une fluxion de poitrine qui furent cause qu'on la saigna deux fois du bras et une fois du pied, et qu'on lui donna de l'émétique. Le mercredi, étant menacée d'un transport au cerveau, elle fut saignée de la jugulaire, après quoi elle s'évanouit. Après être revenue, elle eut des rêveries extraordinaires, elle crut être poursuivie par des voleurs, des bêtes féroces, etc. Le délire continua jusqu'au dimanche, jour où elle eut *un accès de catalepsie*, pour la première fois.

» Les cinq premiers accès *passèrent inaperçus*, parce qu'on la croyait endormie. Dans le sixième accès, on la vit les yeux ouverts, sans mouvement ni sentiment; on la crut morte. Elle sortit de cet état à cinq heures du soir.

» Le lendemain *on fut plus attentif*. Quelques minutes avant une heure après midi, elle se frotta le front avec sa main, et peu de temps après elle tomba dans l'accès, qui dura jusqu'à cinq heures. Un moment avant qu'il finît, elle passa plusieurs fois la main sur son front, ce qu'elle faisait dans tous les accès, de sorte que quand elle portait sa main à son front, c'étaient les signaux du commencement et de la fin de chaque accès.

» Quand elle fut hors de l'accès, on lui demanda pourquoi elle se touchait le front pour le frotter dans le temps que l'accès approchait; elle répondit qu'il lui semblait qu'il lui passait une rivière dans la tête, et qu'elle y entendait un bruissement qui l'obligeait d'y porter la main. On l'interrogea si elle sentait quelque chose qui l'obligeât de faire le même mouvement à la fin de chaque accès, elle ne put donner aucune raison, disant qu'elle ne se souvenait point de tout ce qui se passait pendant ce temps-là (1).

» Tous les jours l'accès commençait à une heure et finissait à cinq. Lorsqu'elle y était, elle avait les yeux fixes, les paupières ouvertes et immobiles, elle ne faisait aucun mouvement que ceux qu'on lui faisait faire; toutes les parties de son corps étaient insensibles; on la pinçait, on lui fourrait des épingles et des aiguilles dans les bras et les jambes sans qu'elle donnât aucun signe de douleur; il n'y avait que le pouls qui, en continuant ses battements ordinaires, faisait voir qu'elle n'était pas morte. Si on lui ployait un doigt, ou plusieurs, ils restaient dans l'état où on les mettait; si on les tendait, c'était la même chose. Mais ce qui a été

(1) C'était pendant l'accès et non après qu'il aurait fallu faire des questions à la malade, elle y aurait répondu probablement d'une manière plus satisfaisante. Ce n'est pas un reproche que nous adressons aux médecins qui la traitaient, puisque l'état de somnambulisme lucide n'était point alors connu et que personne ne devait croire qu'on pût se mettre en rapport avec un malade en apparence privé de toutes les facultés de relation. Mais, en raison de l'expérience acquise aujourd'hui, il n'y a pas le plus léger doute qu'avec de la bienveillance, de la patience et quelque insistance, tout médecin, parent ou ami qui aura des rapports habituels avec un malade dans l'état où se trouvait la fille Delvigne, obtiendra le développement de la lucidité et des facultés inhérentes à cet état. Nous signalons expressément ce fait à l'attention des médecins, pour qu'ils ne négligent pas de tenter l'épreuve toutes les fois que l'occasion favorable se présentera de la mettre à profit. Dr C.

le plus grand sujet d'admiration et d'étonnement, c'est la légèreté que l'on trouvait dans toutes les parties de son corps lorsqu'on les soulevait : en lui élevant un bras, il paraissait léger comme une plume et il demeurait dans la situation où on l'avait mis ; si on soulevait l'autre, il y demeurait aussi ; quand on la levait sur son séant, elle y restait ; quand on ne la levait qu'à demi, elle y demeurait aussi ; enfin on la remuait avec une facilité et une légèreté incroyables. On la mit debout, elle y resta ; on lui souleva un pied, elle resta droite sur l'autre ; on la pencha de tous côtés, elle resta toujours dans la posture où on la mettait.

» Il est vrai que quand on la mettait dans des situations extrêmement contraintes, elle n'y demeurait pas autant de temps que dans celles qui étaient plus naturelles ; il lui prenait pour lors des mouvements convulsifs qui la faisaient retomber. Dans la crise de l'accès, elle avait les dents tellement serrées qu'on ne pouvait pas les ouvrir ; lorsqu'elle en était sortie, on avait de la peine à lui faire prendre de la nourriture, et quelque légère que fût cette nourriture, elle avalait avec difficulté. Elle était trois ou quatre jours sans uriner, et on a même été obligé de la sonder.

» A la fin de l'accès, elle faisait des signes de piété : tantôt elle portait le bord de son drap à son menton, comme si elle eût reçu la sainte communion ; tantôt elle faisait un cercle sur sa tête, comme si on eût dû la couronner, ce qui faisait dire au peuple qu'elle était une sainte, qu'elle était en extase, et que tout ce qui se passait ne pouvait se faire sans miracle.

» Les accès de catalepsie qu'avait cette fille finissaient quelquefois par un tétanos. Elle fut conduite, *par ordre du lieutenant de police*, dans la maison des religieuses hospitalières; elle eut encore deux accès, après vingt-huit qu'elle avait eus précédemment. Ce fut dans la maison des filles religieuses qu'eurent lieu les deux accès qui s'accompagnèrent d'une foule d'autres *accès incomplets*, également *remarquables* (1).

» *Plusieurs des plus célèbres médecins de la Faculté* consultèrent ensemble sur cette maladie, qui, voyant qu'elle venait d'une abondance de sang, par une suppression des ordinaires pendant huit mois, convinrent de la nécessité d'employer la saignée. Après mûre délibération, l'*ouverture de l'artère temporale* fut résolue; mais par des circonstances indépendantes des médecins, on ne put la pratiquer. Il faut remarquer que quelques jours avant qu'Élisabeth Delvigne sortît de la maison de sa mère, elle avait eu un saignement de nez abondant, et que c'est apparemment ce qui détermina pour la saignée de la tempe.

» Quelques médecins persuadés qu'il y avait dans la tête des humeurs qui offusquaient les nerfs, les privaient de leur action, proposèrent le *trépan*, comme moyen de procurer une issue aux sérosités qui cau-

(1) Dionis ne dit pas en quoi ces accès, dits *incomplets*, étaient remarquables. Probablement l'intuition, la clairvoyance s'étaient développées naturellement, et l'on trouvait prudent de ne pas parler de ces facultés étranges acquises par la malade. C'était bien assez que le *peuple* eût déjà prononcé les mots de *sainte*, d'*extase*, de *miracle*, avant que M. le lieutenant de police eût ordonné sa translation dans la maison des religieuses hospitalières. Dr C.

saient cette maladie; en effet, supposé que ces sérosités eussent été entre le crâne et la dure-mère, elles auraient pu être évacuées par le trou qu'on aurait fait au crâne; mais comme elles étaient répandues dans la substance du cerveau et qu'elles abreuvaient les origines des nerfs, cette opération n'aurait été d'aucune utilité, et la nature, sage et industrieuse pour sa conservation, s'en est débarrassée elle-même, sans aucun secours humain, comme nous le verrons par la suite (1).

» Conduite aux hospitalières de la place Royale, l'accès de catalepsie prit la malade à l'heure ordinaire, et il fut accompagné des mêmes circonstances. Le soir, ses ordinaires qui étaient supprimés depuis huit mois lui survinrent en si grande abondance, que son matelas en fut percé. Elle vomit aussi beaucoup de sang, ce qui fait voir qu'elle en regorgeait, puisqu'après ces évacuations elle n'en était pas plus faible.

» Le lendemain l'accès revint à la même heure, mais il ne dura que cinq heures, moitié du temps qu'il avait accoutumé de durer; ce qu'on peut attribuer aux évacuations du jour précédent. Cet accès fut le dernier qu'eut la malade, et depuis elle n'a eu que

(1) Je ne veux pas discuter les éléments d'étiologie et de diagnostic de nos anciens maîtres; mais c'est bien heureux que la malade, qui échappait au bûcher, ait pu encore être soustraite à l'exécution de l'ouverture du crâne, jugée utile dans un tel cas par les plus célèbres médecins de la Faculté de Paris! Dans ces temps d'ignorance, il paraît qu'il était bien difficile d'éviter un supplice sans être exposé à en subir un autre. Toutefois il semble qu'Élisabeth Delvigne a été providentiellement protégée contre les prescriptions des célèbres médecins, puisqu'il s'est toujours rencontré quelque obstacle à l'exécution des ordonnances de la Faculté. Dr G.

quelques légers ressentiments; ses ordinaires, après avoir duré deux jours, s'arrêtèrent, mais ils recommencèrent trois jours après et durèrent quatre jours. Deux jours après la cessation de ses ordinaires, il lui survint un débordement de sérosité par la bouche, par le nez et par les yeux, qui dura pendant trois jours et trois nuits, sans discontinuer, même en dormant, et son drap et son traversin en étaient tout mouillés.

» Six jours après cet écoulement de sérosité du cerveau, la malade eut un grand dévoiement qui dura huit jours, pendant lequel temps il se fit des évacuations continuelles et copieuses qui la guérirent d'une tension et d'un gonflement qu'elle avait au ventre.

» Placée dans une chambre particulière pendant trois mois, Élisabeth Delvigne a été observée par plusieurs *académiciens*, par un *ministre*, par M. d'Argenson, lieutenant de police, etc., etc. »

Cette observation curieuse et bien authentique ne prouve rien en faveur des médecins et des académiciens qui ont observé la malade pendant trois mois, puisque Dionis dit ci-dessus, avec une grande franchise : « *La* » *nature, sage et industrieuse pour sa conservation, s'est* » *débarrassée elle-même, sans aucun secours humain.* »

Mais l'intervention d'un ministre du roi et de M. d'Argenson, lieutenant de police, qui ont pu constater *de visu* le retour de la malade à son état normal, n'a sans doute pas été sans influence sur le sort des individus qui, dans la suite, se sont trouvés atteints d'affections dans le cours desquelles des phénomènes merveilleux ont pu être observés. Dionis, par sa publication et son autorité scientifique personnelle, a fait rentrer ces affections dans le domaine de la médecine, et l'appréciation de leur nature n'a plus été abandonnée au jugement souverain et terrible des théologiens.

Plus tard, en 1737, Sauvages, célèbre professeur de la Faculté de médecine de Montpellier, ayant eu l'occasion d'observer pendant plusieurs années une malade se trouvant alternativement en état de catalepsie et de somnambulisme, adressa la relation des faits à toutes les académies, et particulièrement à l'Académie des sciences de Paris, qui l'inséra dans ses Mémoires pour l'année 1742, page 409. Encouragé par l'illustre Boerhaave, Sauvages a ensuite, dans sa *Nosologie méthodique,* ouvrage toujours estimé, établi une classe de maladies, les *vésanies,* dans laquelle il consacre un chapitre à la *Démonomanie,* pour conserver le souvenir des préjugés barbares auxquels l'espèce humaine a été si longtemps en proie; préjugés qu'il constate en s'exprimant ainsi : « *Dolemus sortem tot millium vesanorum* » *quos, seculis elapsis, senatus Burdigalensis, Rothoma-* » *gensis, Tolosanus, flammis addixit,* etc. (1). »

Voici la relation de Sauvages :

« On a différentes histoires de cataleptiques et de somnambules; mais ayant observé dans une même personne tout ce qu'il y a de plus étonnant dans l'une et l'autre de ces maladies, j'ai cru devoir en constater la vérité et en donner un détail circonstancié.

---

(1) *Traduction.* Nous déplorons le sort d'un grand nombre de malades qui, dans les siècles passés, ont été livrés aux flammes par les parlements de Bordeaux, de Rouen, de Toulouse, etc.

» Mademoiselle V...., fille âgée de vingt ans, était en service dans une maison de Montpellier en 1737; elle était fort pâle et avait toujours froid aux extrémités; son caractère était d'être timide et accessible à la moindre injure. Ce fut à l'occasion de quelques chagrins que vers le milieu de janvier de cette même année, elle eut quelques attaques de catalepsie qui, ayant augmenté, l'obligèrent à se rendre à l'hôpital général au commencement de mars. Là les attaques la tourmentèrent pendant tout ce mois, revenant au commencement et plus souvent d'une façon plus réglée que vers la fin; leur durée variait depuis un demi-quart d'heure jusqu'à trois ou quatre heures entières. Les mois d'avril et de mai suivants, cette maladie fut compliquée d'une autre maladie singulière, pareille à celle des somnambules, laquelle ayant donné du relâche pendant quelques mois, a reparu presque tous les hivers, depuis 1737 jusqu'à 1745, avec quelques différences que nous détaillerons dans la suite. Quand cette fille se fut rendue à l'hôpital, où elle demeura pendant une année entière, je ne manquai pas d'y faire une visite aux heures où ses attaques la prenaient le plus souvent : j'observais qu'elle avait le pouls naturellement fort petit et si lent, qu'il battait à peine cinquante fois par minute; son sang était si gluant qu'il ne coulait que goutte à goutte par l'ouverture de la veine, lorsqu'on la saignait; les purgatifs les plus forts ne la vidaient que peu et fort tard. Cette fille était très-triste de ce que cette incommodité l'empêchait de servir en ville; elle était d'ailleurs réglée pour le temps, mais très-peu pour la quantité. Elle ne pressentait ses attaques que par une chaleur au front et une pesanteur considérable à la tête, dont elle se sentait soulagée à la fin de son sommeil cataleptique.

» Dans ses attaques : 1° elle se trouvait prise tout à coup, tantôt dans son lit, tantôt montant les degrés ou faisant autre chose. Si cela lui arrivait au lit, on ne pouvait s'en apercevoir qu'en ce qu'elle ne répondait plus et que sa respiration semblait abolie; le pouls devenait plus lent et plus petit qu'auparavant. 2° Elle conservait la même attitude qu'elle avait à l'instant de l'attaque; si elle était debout, elle y restait; si elle montait les degrés, elle avait une jambe élevée pour monter, et durant tout le temps de la catalepsie elle conservait cette même attitude. 3° Dans cet état, élevant un de ses bras, fléchissant sa tête, la mettant debout sur un pied, les bras étendus ou en quelque autre position, pourvu qu'on eût mis le corps en équilibre, elle conservait parfaitement jusqu'à la fin la dernière attitude qu'on lui avait donnée. 4° Quand l'ayant mise debout sur les pieds, on venait à la pousser, elle ne marchait pas, elle glissait comme si l'on eût poussé une statue. 5° Elle n'avait aucun mouvement, ni volontaire ni naturel qui fût sensible, pas même celui que l'on fait en dormant pour avaler la salive; le seul mouvement du cœur et des artères se faisait sentir, encore était-ce bien faiblement. 6° Comme c'est par les gestes et par la voix des personnes qui se plaignent qu'on peut juger si elles ont quelque douleur ou autre sensation, cette fille qui n'avait aucun mouvement, ne donnait plus aucun signe de sentiment : les cris, les piqûres, le chatouillement à la plante des pieds, des bougies portées sur ses yeux ouverts, rien n'était capable de lui faire donner des signes de sensation. 7° Enfin, elle se tirait d'elle-même de cet état sans aucun secours, et aucun remède n'en abrégeait la durée. Les bâillements et les allongements des bras marquaient son réveil, et alors elle n'avait aucune idée de ce qui lui était arrivé, si ce n'est que les piqûres et les situations gênantes lui causaient des douleurs et des lassitudes.

» Jusqu'ici cette fille nous a fait voir une maladie qui, quoique rare, n'est pas sans exemple; mais en voici une autre fort singulière qui s'y est jointe. Dans les mois d'avril et de mai de la même année 1737, elle eut plus de cinquante attaques d'une autre maladie dans lesquelles on distinguait trois temps; le commencement et la fin étaient des catalepsies parfaites, telles que nous les avons vues ci-devant, et l'intervalle, qui durait quelquefois un jour entier, ou du matin au soir, était rempli par la maladie que les filles de la maison appelaient l'*accident vif*, donnant le nom d'*accident mort* à la catalepsie.

» On va voir des phénomènes que j'aurais crus simulés si je ne m'étais assuré de la réalité par mille épreuves; les occasions s'en présentaient souvent, et pour se convaincre de la vérité, il n'en coûtait que quelques légères douleurs à la malade, qu'elle ressentait dès qu'elle était revenue de ces accidents. M. Lazerme, que j'avais prié de m'aider de ses conseils pour le traitement, et quantité de curieux, ont été témoins de ce que je vais rapporter. Ce que je dirai d'une attaque doit s'entendre, à quelques circonstances près, de toutes les autres.

» Le 5 avril 1737, visitant l'hôpital à dix heures du matin, je trouvai la malade au lit; la faiblesse et le mal de tête l'y retenaient; l'attaque de catalepsie venait de la prendre et la quitta en cinq à six minutes, ce que l'on connut, parce qu'elle bâilla, se leva sur son séant, et se disposa à la scène suivante, que les filles de ce quartier avaient déjà observée plusieurs fois. Elle se mit à parler avec une vivacité et un esprit qu'on ne lui voyait jamais hors cet état; elle changeait quelquefois de propos et semblait parler à plusieurs de ses amies qui se réunissaient autour de son lit; ce qu'elle disait avait quelque suite avec ce qu'elle avait dit dans son attaque du jour précédent, où ayant rapporté, mot pour mot, une instruction en forme de catéchisme qu'elle avait entendue la veille, elle en fit des applications morales et religieuses à des personnes de la maison, qu'elle avait soin de désigner sous des noms inventés, accompagnant le tout de gestes et de mouvements des yeux qu'elle avait ouverts, enfin avec toutes les circonstances des actions faites dans la veille, et cependant elle était fort endormie (1).

---

(1) Cet état est celui où se trouvent les *somnambules naturels lucides;* état précieux, comme je l'ai déjà dit, et dont il faut savoir tirer parti en se mettant en rapport avec eux, pour les diriger en les empêchant de s'abandonner à une grande exaltation à laquelle tous les somnambules sont portés par l'accroissement de leur lucidité, qui reste sans application suffisante, quand ils sont livrés à eux-mêmes.

Voir particulièrement les recommandations que j'ai faites à ce sujet, p. 102 et 103, et les notes précédentes, p. 120 et 147. D[r] C.

» En premier lieu, comme cette fille avait les yeux ouverts, je crus que la feinte, s'il y en avait, ne pourrait tenir contre un coup de la main appliqué brusquement au visage; mais cette expérience réitérée ne lui fit pas faire la moindre grimace, et elle n'interrompit point le fil de son discours. Je cherchai un autre expédient, ce fut de porter rapidement le doigt contre l'œil et d'en approcher une bougie allumée, assez près pour brûler les cils des paupières, mais elle ne clignota seulement point.

» En second lieu, une personne cachée poussa tout à coup un grand cri vers l'oreille de cette fille et fit du bruit avec une pierre heurtée contre le chevet de son lit; cette fille, en tout autre temps, aurait tremblé de frayeur, mais alors cela ne produisit rien.

» En troisième lieu, je mis dans ses yeux et dans sa bouche de l'eau-de-vie, de l'esprit de sel ammoniac; j'appliquai sur la cornée même la barbe d'une plume, ensuite le bout du doigt, mais sans succès; le tabac d'Espagne soufflé dans le nez, les piqûres d'épingles, les contorsions des doigts, faisaient sur elle le même effet que sur une machine; elle ne donnait jamais la moindre marque de sentiment.

» Pendant ces entrefaites, comme elle parlait d'un ton plus animé et plus gai, on nous annonça que la scène se terminerait bientôt par des chansons, comme c'était son usage. En effet, peu de temps après, elle chanta, fit des éclats de rire et des efforts pour se tirer du lit, ce qu'elle fit en sautant et en poussant des cris de joie. Je m'attendais à la voir heurter contre les lits voisins, mais elle enfila sa ruelle et tourna à propos, évitant les chaises, les garde-robes, et ayant fait un tour dans la salle, elle enfila de nouveau sa ruelle sans tâtonner, se mit au lit, se couvrit, et peu de temps après elle fut cataleptique. Dans moins d'un quart d'heure que la catalepsie dura, cette fille revint comme d'un profond sommeil, et connaissant à l'air des assistants qu'elle avait eu ses accidents, elle fut extrêmement confuse et pleura le reste de la journée, ne sachant d'ailleurs rien de ce qu'elle avait fait en cet état.

» Vers la fin de la même année, tous ces accidents disparurent, et il n'y avait guère d'apparence que les remèdes eussent produit cet effet. Elle avait été saignée une fois du bras, plusieurs fois du pied et sept fois du col; elle avait été purgée cinq ou six fois avant ou après des bouillons apéritifs; ensuite elle avait pris un opiat stomachique dans lequel entrait le quinquina, le cinabre, la poudre de guttète; quand le temps fut plus doux, elle prit une vingtaine de bains domestiques plutôt froids que tièdes. Enfin nous recommandâmes l'usage des remèdes martiaux, et dès ce temps-là jusqu'au 10 février 1745, je la perdis de vue, la croyant guérie; cependant elle ne l'est point; elle a chaque hiver de nouvelles attaques de cet accident vif, avec cette différence que la catalepsie ne les précède pas toujours, et que la privation de sentiment n'est pas si parfaite, car un jour, dans son attaque, on la trouva qui parlait à son image qu'elle voyait dans l'eau, et aux dernières fêtes de Noël, durant une attaque, elle distinguait confusément une personne à ses côtés; elle s'en souvient même, et dit que le long usage du mars (fer) a produit ce changement. »

Depuis les communications faites aux corps savants par Dionis, Sauvages et aussi quelques autres médecins encouragés par l'exemple que ces deux hommes célèbres avaient donné, une ère nouvelle, à l'abri du feu, s'était largement ouverte à la discussion et à l'interprétation des phénomènes extraordinaires qui se produisaient dans l'état cataleptique et de somnambulisme. Cependant les préjugés superstitieux ne cessèrent pas pour cela de régner et tendaient toujours à faire considérer ces phénomènes incompréhensibles comme l'œuvre du démon. Peu de temps encore avant la grande révolution, en 1788, un curé du diocèse de Lyon publiait une relation de faits dans laquelle il affirme, page 17 de son écrit : « Que le diable peut guérir » les maladies, comme les médecins. »

Aujourd'hui même, mais avec une élévation de pensées et une largeur de vues consolantes et réparatrices, le T. R. P. Ventura pose la question d'une manière qui permet toutefois d'admettre et d'étudier *le surnaturel, l'inspiration,* tant dans l'ordre divin que dans l'ordre satanique. C'est ainsi que l'on doit nécessairement comprendre les idées exprimées dans les fragments de discours suivants que j'emprunte textuellement au T. R. P.

« On ne saurait trop répéter que lorsque le matéria» lisme se transforme de mille manières pour maintenir » la société dans l'erreur et lui faire nier les vérités les

» plus élémentaires de la doctrine catholique, le devoir » pour tout chrétien sincère est de la combattre *en* » *prouvant l'existence du surnaturel.* J'ajouterai encore » qu'il y a d'autant plus nécessité de se montrer ferme » dans la foi, en établissant et démontrant l'action de » Satan parmi les hommes, que nous vivons à une épo- » que où le blasphème, parvenu aux dernières limites » de la rage anti-religieuse, a osé appeler le démon *le* » *béni de son cœur.* Pour un ministre de Dieu le devoir » que je signale est vulgaire, je le sais; néanmoins » l'erreur est si universelle de nos jours, la raillerie si » puissante sur tout ce qui touche au surnaturel et par- » ticulièrement au *surnaturel diabolique*, qu'on doit des » encouragements à quiconque n'hésite pas à faire en- » tendre sa voix dans la foule pour dire la vérité........

» Dans un siècle aussi *positif* que le nôtre, ne pas » hésiter à démontrer l'existence du surnaturel, en » dépit d'une philosophie qui s'est flattée de l'avoir » rayé pour toujours des annales du monde, c'est » aider à faire sortir l'étude de l'histoire de la voie » pernicieuse dans laquelle on l'a cauteleusement en- » gagée depuis plus de deux siècles. C'est rendre un » service éminent à une société dévorée par le maté- » rialisme le plus raffiné, que de lui prouver, à côté » et au-dessus de la matière, l'existence de puissances » spirituelles dont l'action se manifeste à certaines épo- » ques déterminées (1). »

---

(1) *Études sur les possessions en général* et celles de Loudun en particulier, par l'abbé Leriche, précédées d'une lettre par le T. R. P. Ven-

En constatant la disposition des esprits, jusqu'à ce jour, touchant l'appréciation des phénomènes merveilleux et surnaturels de tous ordres, je n'entends engager aucune controverse avec les savants et dignes théologiens qui soutiennent l'existence du surnaturel diabolique. Dans des questions tout à fait étrangères à mes études, je ne pourrais que m'égarer. D'ailleurs le principe établi par le T. R. P. Ventura n'est aucunement restrictif de l'émission des faits de quelque nature qu'ils soient, et c'est à quoi je borne ma tâche; je n'en tire d'autres déductions que celles qui se rattachent au *diagnostic* et à la *thérapeutique* des maladies. Sans doute je crois à l'essence surnaturelle de quelques-uns de ces faits, mais je trouve encore dans une dernière citation du T. R. P. Ventura un appui et un encouragement pour poursuivre ma publication :

« C'est un devoir pour les hommes de cœur à qui » Dieu permet de s'occuper d'études sérieuses et qui » veulent la vérité, de se mettre résolûment à sa re- » cherche et de ne pas balancer à la proclamer, sur- » tout en ce qui touche les faits que la science ou la » philosophie modernes tentent en vain de traiter en » pitié ou de couvrir de ridicule, parce qu'ils n'y com- » prennent rien (1). »

TURA DE RAULICA, ancien général de l'ordre des Théatins, examinateur des évêques et du clergé romain. 1 vol. in-18, Paris, 1859.

De l'inspiration des camisards, recherches nouvelles pour servir à l'intelligence de certaines manifestations modernes, par Hippolyte BLANC, précédées d'une lettre par le T. R. P. VENTURA. 1 vol. in-18, Paris, 1859.

Ces ouvrages, dont le prix est de 2 francs chacun, se trouvent chez Henri Plon, éditeur, rue Garancière, 8, à Paris.

(1) *Ibidem*.

Il faut reconnaître que ce n'est que depuis l'arrivée de Mesmer à Paris, et le bruit que ses cures causèrent, que date la découverte du somnambulisme *lucide*, faite non pas par Mesmer, mais par un de ses élèves, le marquis de Puységur. On doit très-certainement à ce noble et généreux philanthrope, qui a consacré sa grande fortune à la propagation du somnambulisme *lucide*, ainsi qu'au charitable et savant Deleuze, bibliothécaire du Muséum, qui s'est dévoué à son application pratique, la connaissance des moyens propres à tirer parti des facultés d'intuition, de clairvoyance et de prévision dont sont doués les individus malades ou en état de santé, lorsqu'ils entrent spontanément ou par l'effet du magnétisme animal en somnambulisme lucide.

Depuis plus de cinquante ans, malgré les vaillantes luttes qui ont été soutenues, la vérité sur cet état et ses effets n'a pu s'accréditer dans la science ; mais elle s'y est infiltrée par la seule force des choses, et comme l'a très-bien dit le professeur Jules Cloquet à l'Académie de médecine : « *Malgré la résistance la mieux com-* » *binée et la plus soutenue,* un beau jour le magné- » tisme viendra prendre place dans la science où on » refuse aujourd'hui de l'admettre. »

On a pu voir que dans les siècles précédents les médecins avaient un motif assez légitime pour ne pas s'immiscer dans l'examen de la nature des phénomènes merveilleux que pouvaient présenter leurs malades. On ne peut pas trop leur reprocher de s'être abstenus par la crainte du feu ; mais leur abstention actuelle par la crainte du ridicule ne saurait les soustraire à son action, au contraire, elle doit attirer sur eux ses traits les plus aigus. Du reste la race moutonnière étant de toutes les époques, de toutes les professions, de toutes les conditions sociales, il arrivera bientôt ce qui ne manque jamais d'arriver quand on stimule la paresse du *servum pecus*. Si un bon nombre de praticiens se décident à sauter par-dessus le ridicule, les autres passeront à travers sans se soucier le moins du monde du qu'en dira-t-on, et cela au grand profit de la science et de l'humanité.

Étant bien établi que le somnambulisme naturel lucide *spontané* donne lieu au développement de facultés très-précieuses pour éclairer le diagnostic et la thérapeutique des maladies, il n'y a pas à douter que le *magnétisme animal* ne tardera pas à prendre rang dans la science et l'art de guérir comme pouvant, et je prouverai qu'il le peut, déterminer artificiellement l'état de somnambulisme lucide nécessaire à la clairvoyance intuitive. Il est donc dès à présent facile de juger à des signes certains, que la pratique de la médecine sera notablement modifiée dans un temps qui ne dépassera guère la prochaine génération médicale, c'est-à-dire un tiers de siècle au plus.

Qu'il me soit permis de présenter un petit aperçu de la nécessité qu'il en soit ainsi que je le prévois.

Malgré tous les progrès incontestables de la science et de l'art de guérir : la découverte de la vaccine, du sulfate de quinine et des nombreux alcaloïdes, de l'iode et de ses préparations diverses, les inventions et les perfectionnements précieux dont la chirurgie s'est enrichie, enfin tant d'autres moyens propres à prévenir et à traiter avec succès les maladies, qui pourrait affirmer et soutenir que la médecine est parvenue à diminuer le chiffre de la mortalité générale? Ce résultat ne sera jamais obtenu, parce qu'il serait destructif des admirables harmonies du monde. Si les médecins acquéraient la puissance d'entraver l'ordre naturel de la mortalité, de telle sorte qu'on ne dût plus mourir que de vieillesse, n'est-il pas évident qu'il en résulterait une perturbation universelle profonde, et dont les effets seraient désastreux? Quel moyen simple et puissant pour refréner les passions des hommes, que l'ignorance où ils sont de la durée de la vie et la crainte incessante de la mort! Comprend-on ce que deviendraient les sociétés si les individus nés dans des conditions ordinaires d'existence avaient la certitude qu'à l'aide des secours de la médecine ils ne pourraient perdre la vie au plus tôt qu'à cinquante ans, par exemple? Ils ne chercheraient pas à dépasser ce but qui, dans la jeunesse, paraîtrait très-éloigné, et ils escompteraient à tout prix le temps à échéance fixe. Il y en a déjà beaucoup trop qui, au mépris de tout principe, de toute morale et à la honte de l'humanité, se font en trois mots le programme de leur vie : « Courte et bonne. »

Heureusement il n'en peut et il n'en pourra jamais être ainsi, quels que soient les efforts des médecins; une limite qu'ils ne pourront dépasser est imposée à l'art de guérir.

Les progrès de la science médicale ne servent que de contre-poids au développement des causes multipliées d'altération de la santé physique et morale des individus et d'une manière restreinte encore, puisque les causes de destruction de l'espèce humaine s'accroissent en raison de la marche de la civilisation et du progrès social général.

A la manière dont on emploie la vie aujourd'hui et ce que l'on fait pour l'entretenir *heureuse*, elle passe et s'use rapidement. Dans peu d'années, cela est manifeste, la science et l'art de guérir seront plus insuffisants que jamais à fournir les moyens de combattre les causes occasionnelles et déterminantes des maux qui assiégeront l'humanité; et l'impuissance des remèdes pour en arrêter les ravages résultera de l'habitude qui aura été contractée de leur usage réitéré. Dans moins de cinquante ans, peut-être, on ne rencontrera pas sans étonnement un vieillard plus que sexagénaire.

D'un autre côté, le nombre des médecins tend et tendra toujours de plus en plus à diminuer, relativement à l'accroissement de la population, parce que ce n'est pas dans cette profession que l'on trouve les satisfactions de la fortune à l'ordre du jour. L'industrie, le commerce sont les seules carrières qui donnent la richesse, et les jeunes gens s'y précipitent à l'envi, pleins de dédain pour les professions libérales dont les produits sont bornés et d'ailleurs véritablement trop restreints depuis l'élévation du prix de toutes choses.

La qualité des médecins ne remplacera certes pas la quantité des praticiens. La science ne s'acquiert que par le loisir de l'étude et de la méditation; cependant il est évident qu'il faudra très-peu travailler pour trouver le temps de beaucoup gagner.

Faudra-t-il que l'État intervienne pour ériger l'enseignement de la médecine et la pratique de l'art sur des bases analogues à celles instituées pour le sacerdoce? Mais qui se présentera au séminaire médical? les intelligences les moins actives, celles avec lesquelles on peut faire de bons prêtres, et de très-mauvais médecins. On le voit, il surgira de bien grandes difficultés.

C'est à cause de tout ce que l'on peut déjà voir et prévoir qu'il est impossible de ne pas être convaincu que le *somnambulisme lucide*, tant repoussé par les médecins de nos jours, sera mis à profit par ceux qui les remplaceront.

L'état somnambulique sera désormais facile à obtenir, l'*hypnotisme* aidant au besoin. Les manœuvres pour le déterminer se perfectionneront en se multipliant. Alors plus d'études abstraites, de recherches longues, pénibles et souvent impuissantes, pour arriver au *diagnostic* des maladies, et plus d'hésitations, de tâtonnements, d'essais trop souvent fâcheux, pour trouver l'agent *thérapeutique* à mettre en usage. Un médecin magnétiste pourra soigner au moins quinze à vingt malades chaque jour, sans trop de fatigue, et avec le lucre nécessaire pour ne pas rester dans des conditions de fortune inférieures à celles des autres professions; il vivra mieux qu'actuellement, et les malades seront mieux traités.

On voit, sans qu'il soit besoin que je l'indique, comment l'enseignement médical dans les facultés devra être complété et l'assistance publique modifiée, afin que tous les malades nécessiteux, sans exception, dans les campagnes comme dans les villes, puissent à moins grands frais qu'actuellement pour l'État, n'être jamais privés des secours de la médecine.

Je parie qu'en lisant ces lignes, M. Dubois, d'Amiens, tous ses adhérents et bien d'autres, vont partir d'un grand éclat de rire. Eh bien, je n'ai pas le moindre regret de leur donner l'occasion de s'égayer, fût-ce même à mes dépens. Malheureusement je ne puis pas dire : Qui vivra verra, puisqu'ils n'auront pas, ni moi non plus, la satisfaction de voir ma prévision se vérifier. Je m'en console par la confiance où je suis qu'elle se réalisera, et voici comment je comprends qu'elle peut s'accomplir :

Toutes les vérités, toutes les découvertes utiles ont éprouvé de grandes difficultés à se produire; elles ont été déniées, ridiculisées, repoussées; elles ont toutes, sauf de rares exceptions, subi cette épreuve avant d'être généralement admises; c'est ce que j'appelle le temps de leur consécration. Le somnambulisme lucide spontané ou provoqué ne pouvait pas échapper à cette loi humaine; mais c'est la loi suprême, *salus populi*, qui tranchera la question souverainement.

La Providence fournit sans cesse à l'humanité, au fur et à mesure de ses besoins, les moyens de conservation de l'espèce; il n'est pas moins avéré que tout aurait promptement manqué à l'homme sur la terre, en raison de l'exubérance croissante de la population, si des découvertes fécondes en tous genres n'eussent pas été faites successivement. Ce qui constitue la matière des découvertes existe depuis la création du monde, cela n'est pas douteux. Lorsque le temps n'est pas encore venu de mettre à contribution ces ressources cachées, elles ne peuvent être entrevues qu'imparfaitement; l'homme s'agite, cherche, mais sans succès; il se lasse et nie l'existence de ces ressources. On s'abîme dans la poursuite d'une découverte quand le temps n'est pas arrivé de la faire; l'histoire ne manque pas de preuves à l'appui de cette proposition. C'est que chaque chose ne doit venir qu'en son temps, utilement. La suprême sagesse ne prodigue rien, ne se hâte jamais sans nécessité, et elle sait que l'abus dépasse toujours l'usage dans les actions des hommes. Ce n'est que lorsque l'accroissement des besoins ne comporte plus de retard que les réserves providentielles apparaissent nettement à l'intelligence humaine, pour qu'elles soient fécondées et appropriées au bien-être commun. Sans cette prudente et judicieuse dispensation des biens terrestres, tout serait gaspillé, détruit d'avance, et par leurs excès les sociétés retomberaient dans la barbarie.

Un temps viendra donc où la Providence consentira à lever entièrement le voile qui cache encore aux yeux du plus grand nombre une des plus précieuses ressources qu'elle ménage aux hommes. Le développement des facultés de clairvoyance, d'intuition et de prévision limitées aux besoins de sa nature, pourra mettre le genre humain à l'abri de bien des maux.

Les rires vont redoubler, j'en suis sûr; mais qu'importe ? Il faut que les adeptes de la découverte des propriétés du somnambulisme lucide ne se découragent pas; la lumière qui a lui pour eux, les a guidés dans leurs efforts; ils ont déjà résisté par amour de la vérité à toutes les calomnies, à toutes les injures, à toutes les imputations flétrissantes; ils se sont succédé sans se renier les uns les autres; je viens à mon tour prendre place au milieu d'eux. Que mon travail et les phénomènes merveilleux et de toute vérité qui y sont rassemblés les incitent à suivre avec constance et fermeté la voie qui s'est ouverte devant eux pleine de bienfaits; mais qu'ils ne retardent pas leur marche par des discussions théoriques ou de doctrine; des faits, toujours des faits, rien que des faits qui renverseront tous les obstacles, et le but sera promptement atteint.

Si j'ai dû attendre pour prendre la parole l'autorité du temps, de l'expérience douloureusement acquise, d'une position indépendante scientifique et sociale, de l'âge surtout et de la retraite; c'est que je voulais, en raison de ma qualité de médecin, ne pouvoir pas être signalé comme un transfuge passionné ou intéressé, et que je devais choisir avec prudence le moment propice pour déposer dans les archives de la science le riche trésor de vérités qu'il m'avait été permis d'accumuler pendant tant d'années.

Qui oserait me reprocher aujourd'hui d'avoir déserté la science, trahi le serment d'Hippocrate? Pour qui? pourquoi? Est-ce que mon travail n'est pas une œuvre de science? pourrait-on le considérer comme étranger à l'art de guérir? Est-ce que j'eusse été un honnête homme, un chrétien, si j'avais laissé enfouir avec ma dépouille mortelle des documents si importants? Est-ce que ce n'était pas une mission humanitaire que j'avais à remplir, comme toute créature a la sienne ici-bas?... Je n'ai pas voulu me rendre indigne des dons précieux qui m'avaient été prodigués, en fuyant devant des railleries, des sarcasmes sans portée, devant la crainte du ridicule. Les médiocrités vaniteuses et jalouses sont seules vulnérables par le ridicule. Qu'on essaye du ridicule à mon égard, on verra qui rira bien le dernier.

DE LA CATALEPSIE.

Observations d'affections diverses dans lesquelles les malades entrent spontanément dans l'état de somnambulisme lucide.

Avant de présenter à mes lecteurs des cas fort curieux dans lesquels les malades ont joui spontanément des facultés d'intuition, de clairvoyance et de prévision, et que des médecins ont recueillis et signalés comme s'étant produits pendant le cours d'une affection qui a été dénommée *catalepsie*, il est bon que je démontre que cette prétendue maladie, à laquelle on attribue la production de tant de phénomènes merveilleux, n'existe pas.

La catalepsie n'est point du tout une maladie, elle n'est qu'un effet particulier de la suspension des fonctions des organes de la vie de relation, sous l'influence plus ou moins profonde d'une modification de l'innervation (action nerveuse).

La cause de la modification de l'innervation n'est pas toujours appréciable, mais dans beaucoup de cas au contraire elle est facile à reconnaître; je fournirai bientôt des preuves concluantes de cette assertion.

Les auteurs qui ont considéré la catalepsie comme une maladie spéciale ou, comme on dit, *essentielle*, l'ont définie chacun à leur manière, c'est-à-dire de toutes sortes de manières, selon les symptômes que chacun d'eux avait eu plus particulièrement l'occasion d'observer, et il en sera toujours ainsi, en nosologie, quand on confondra les effets avec leurs causes dans les maladies.

La dénomination de *catalepsie* n'exprime même pas, d'après son étymologie, la suspension générale ou partielle des fonctions des organes de la vie extérieure dite de relation. Cependant il convient de la conserver parce que son usage est depuis longtemps adopté ; il doit être toutefois bien entendu que le mot *catalepsie* ne peut exprimer autre chose que cet état remarquable dans lequel se trouvent les individus sains ou malades, privés pendant un laps de temps plus ou moins prolongé, en partie ou en totalité, des fonctions des organes des sens et de la locomotivité soumises à l'empire de la volonté humaine.

Je ne cherche certainement pas à substituer une définition à une autre, tant s'en faut ; mais il est impossible d'accepter les définitions de la catalepsie proposées par Dionis, Boerhaave, Sauvages, et par plusieurs auteurs modernes. Tissot, seul, quoiqu'il n'ait eu que fort peu de faits à constater, donne une idée assez exacte de l'état cataleptique en le caractérisant ainsi :

« Une perte absolue des sens et des mouvements » volontaires, sans fièvre, avec aptitude dans les mus» cles à rester, et par là même à maintenir les mem» bres dans l'attitude où on les met. » En substituant aux mots : *perte absolue*, ceux-ci : *suspension intermittente*, cette énonciation exprimera assez exactement ce qu'on est convenu d'appeler *catalepsie*.

En définitive, il ne s'agit pas dans les remarques que je fais ici, d'une chicane scolastique de mots, mais bien d'établir que ce serait une grande erreur de croire que tous les phénomènes extraordinaires qui se manifestent chez certains individus et les facultés prodigieuses dont ils peuvent être doués, soient l'effet d'une maladie dite *catalepsie*, ce qui n'est pas.

Il me reste maintenant à fournir la démonstration que l'état cataleptique résulte essentiellement d'une modification plus ou moins profonde et plus ou moins prolongée de l'innervation, par des causes de tous genres, physiques et morales, internes ou externes.

1° *Catalepsie déterminée par la fièvre intermittente.* (Observation recueillie par Dionis, *Diss.*, page 107, année 1718.) — « Il y a environ vingt ans que j'eus un malade attaqué d'une fièvre intermittente, qui tomba, au quatrième et au cinquième accès, dans une catalepsie qui dura chaque fois douze heures. Il était dans son lit dans la même position où l'accident l'avait trouvé; il avait les yeux ouverts, le pouls assez bon, la respiration libre; mais il n'avait ni sentiment, ni mouvement, ni connaissance. Il fut guéri de cette catalepsie par le quinquina qui lui enleva aussi les accès. »

Dans ce cas, la modification de l'innervation existant dans la fièvre intermittente, ce qui est admis par tous les praticiens, a été la cause efficiente de l'état cataleptique. Les autres observations portent avec elles leur interprétation qui mène à la même conclusion pour tous les cas. Tous les physiologistes reconnaissent que les *passions*, de quelque nature qu'elles soient, agissent en modifiant très-profondément l'action nerveuse. Cette modification de l'innervation devient cause déterminante des phénomènes cataleptiques. Il est impossible de sortir de ce cercle de raisonnement. La plus légère lésion des tissus vivants, le moindre trouble fonctionnel, une piqûre d'insecte, une lumière trop vive portant sur la rétine, déterminent instantanément une modification de l'innervation qui amène quelquefois des accidents graves dont cette modification est la véritable cause; les accidents ne sont que des effets consécutifs auxquels on ne peut attribuer un caractère générateur de la maladie.

2° *Catalepsie déterminée par la gourmandise et le chagrin.* (Observations de TISSOT, *Œuv. comp.*, pages 17 et 31.) — « Une petite fille de cinq ans ayant été un jour vivement choquée de ce que sa sœur avait enlevé pendant le repas un morceau choisi dont elle avait elle-même envie, elle devint roide tout à coup. La main qu'elle avait étendue vers le plat, avec sa cuillère, demeura dans cet état; elle regardait sa sœur de travers avec des yeux d'indignation. Quoiqu'on l'appelât à haute voix et qu'on l'excitât vivement, elle n'entendait point; elle ne remuait ni la bouche ni les lèvres; elle marchait lorsqu'on la poussait et qu'on la conduisait avec la main; ses bras, lorsqu'on les tirait en haut, en bas ou transversalement, restaient dans la même situation; vous eussiez cru voir une statue de cire. Après l'accès elle resta froide comme un marbre. Au bout d'une heure elle se réchauffa peu à peu, en étendant ses bras avec de profonds soupirs; de fréquents borborygmes faisaient résonner le bas-ventre, enfin après une grande sueur, elle revint à son premier état. »

Tissot a rapporté, en parlant du chagrin, l'histoire d'un homme qui eut pendant deux mois les bras cataleptiques, tandis que les autres parties du corps ne l'étaient pas.

3° *Catalepsie déterminée par une vive émotion.* (Observation de SAUVAGES, *Nosol. méth.*, page 207.) — « Une femme de vingt-quatre ans ayant été insultée par un paysan, éprouva depuis ce moment-là des attaques de catalepsie qui revenaient périodiquement, que la plus petite cause rappelaient et qui duraient une demi-heure ou une heure. Elle perdait tout à coup le sentiment, ne voyant, ne sentant, n'entendant quoi que ce fût, et conservant ses doigts, ses mains, tous ses membres dans l'attitude qu'on leur donnait. Elle exprimait par ses murmures, ses discours, ses gestes, l'idée qu'elle avait dans l'esprit et qui paraissait toujours être celle de son ennemi. Transportée à Montpellier, elle se trouva d'abord mieux par le seul éloignement de l'objet de sa douleur ; elle se remit sans autre secours que la distraction. »

4° *Catalepsie déterminée par l'amour.* (TULPIUS, *Obs. méd.*, lib. I, 1641.) — « Un jeune Anglais, fort amoureux, fut tellement frappé d'un refus de mariage auquel il ne s'attendait pas, qu'il devint roide comme un tronc d'arbre, et resta toute la journée en catalepsie, les yeux ouverts ; il ne perdit pas un instant cette expression du visage, à tel point qu'on eût juré voir une statue plutôt qu'un homme ; ses membres étaient roides et immobiles. Lorsqu'on lui eut crié qu'il pouvait espérer d'obtenir la main de celle qu'il aimait, il revint aussitôt à lui-même et conserva dès lors ses facultés. »

5° *Catalepsie par exaltation religieuse.* (DELAFAILLE, *Ann. de Toulouse*, 1687.) — « Un religieux disait la messe dans l'église des Cordeliers ; après l'élévation du calice, comme il faisait la génuflexion ordinaire, il demeura roide et immobile, les yeux ouverts et levés vers le ciel. Le frère qui servait la messe, le voyant trop longtemps en cet état, s'approcha de lui, et, l'ayant plusieurs fois secoué par la chape, le trouva dans la même immobilité. Il se fit une grande rumeur dans l'église, tout le monde criant au miracle. On l'enleva sur cela de l'autel et on y mit un autre prêtre pour achever la messe. Mais à peine celui-ci eut-il achevé l'oraison dominicale que le voilà frappé du même ravissement, en sorte qu'il fallut aussi l'emporter. Ce double accident jeta les esprits dans un étonnement tel qu'on peut se l'imaginer, et plusieurs crurent que c'était une punition de Dieu qui était arrivée à ces deux moines pour quelques crimes cachés ; mais il était constant qu'ils étaient tous deux de fort bons religieux. »

6° *Catalepsie double déterminée par une grande joie.* — PRESSAVIN, chirurgien de Lyon, raconte dans son *Traité des maladies des nerfs*, publié en 1769, « que deux amis se rencontrant, après une longue séparation, dans un transport d'amitié, se jetèrent dans les bras l'un de l'autre et conservèrent l'attitude où ils s'étaient abordés, pris l'un et l'autre d'un accès de catalepsie. »

7° *Catalepsie déterminée par la colère.* (Observation de H. FRANÇOIS, *Thèse de Paris*, an XI.) — « F. D***, fusilier à la 106e demi-brigade d'infanterie de ligne, étant à déjeuner avec plusieurs de ses camarades, se prit de querelle avec l'un d'eux qui lui jeta une bouteille qu'il esquiva, et, pour user de représailles, D*** en saisit une autre, mais au même instant il resta roide et immobile; sa main soutenait la bouteille qu'il avait déjà élevée à une certaine distance de la table, ses yeux étaient ouverts, le regard furieux. On lui parla, on chercha à l'exciter en le pinçant, le secouant, etc., toutes les tentatives furent inutiles, il ne parlait pas, n'entendait point et ne sentait rien. Ses amis effrayés, et voyant cet état se prolonger, apportèrent D*** à l'hôpital ambulant de Hambourg; on le mit au lit. Je fus appelé comme chirurgien de garde. Les yeux restaient ouverts et le regard menaçant, le pouls était à peine sensible; en levant le bras pour l'agiter, je fus extrêmement surpris de le voir rester dans la position que je venais de lui donner; je pris l'autre, que je mis dans une attitude plus difficile à garder, il y resta. Les membres étaient souples, gardaient contre les lois de la pesanteur la situation qu'on leur donnait, et étaient insensibles à toute espèce d'irritation exercée sur leurs diverses parties. Le malade, mis debout, gardait parfaitement son équilibre quoiqu'on lui eût fléchi une jambe sur la cuisse. Après avoir employé inutilement quelques stimulants externes, D*** au bout de deux heures revint à lui; interrogé, il dit qu'il ne se rappelait pas ce qui avait précédé l'attaque, et qu'il n'avait été occupé d'aucune idée pendant la durée de l'accès. Il croyait s'être endormi, il se plaignait d'avoir la tête un peu lourde, ce qu'il attribuait au vin qu'il avait bu; il nous parla du déjeuner qu'il avait fait, mais nullement de sa querelle. Comme nous sommes restés encore quelque temps dans ce cantonnement, j'ai appris que D*** n'avait éprouvé depuis aucune attaque. »

8° *Catalepsie déterminée par une grande frayeur.* (Observation communiquée par LAENNEC, *Th. cit.* — « Mademoiselle L***, âgée d'environ vingt-cinq ans, n'avait éprouvé dans sa jeunesse aucune affection nerveuse particulière. La susceptibilité était seulement un peu plus développée chez elle qu'elle ne l'est communément. Dans le mois de floréal an IX elle éprouva une vive frayeur, causée par la chute d'un cabriolet dans lequel elle était montée avec deux autres personnes. Comme elle parut craindre de remonter en voiture après cet accident, on lui donna un cheval, et pendant une demi-heure deux jeunes gens qui l'accompagnaient à pied ne trouvèrent en elle rien de remarquable qu'une loquacité excessive, à laquelle succéda un silence absolu, ce qui fit croire qu'elle était endormie. Il était alors dix heures du soir, et le chemin qui restait à faire était de deux lieues et demie. Comme cette demoiselle n'abandonnait pas les rênes de son cheval, ses compagnons de voyage n'interrompirent pas son prétendu sommeil, et elle arriva au lieu de sa demeure sans dire un mot. Ce ne fut qu'à la porte de sa maison que les jeunes gens, qui ne l'avaient pas quittée, s'étant mis en devoir de l'aider à descendre, s'aperçurent qu'elle était immobile et sans sentiment. On la descend cependant, on la met dans un fauteuil et l'on court chercher un chirurgien voisin ; il était deux heures du matin quand il arriva. La malade était assise dans la position qu'on lui avait donnée, elle avait le visage rouge, les yeux ouverts ; le chirurgien ne fit pas attention à l'état du pouls ; il lui parle, elle n'entend point ; il la touche, elle ne paraît pas le sentir ; il lui lève un bras, le bras reste dans la position où il l'a mis. On dressa la malade debout, on pencha le cou, on leva une jambe, tout garda la position donnée. Le chirurgien employa divers stimulants, fit frotter les jambes dans un bain et respirer du vinaigre, nul effet. Ce ne fut qu'au bout d'une heure et demie que la malade recouvra peu à peu l'usage de ses sens. Elle ne s'est pas rappelée après l'accès d'être montée à cheval, et elle n'avait aucune idée de ce qui s'était passé depuis sa chute, jusqu'à l'instant de son retour à la vie. Ce retour fut suivi de fièvre ; on appliqua des sangsues aux jambes. La fièvre ayant cessé on purgea la malade, qui se trouva très-bien rétablie. La susceptibilité a été seulement un peu exaltée pendant quelques mois ; le moindre bruit produisait alors sur elle une émotion très-vive. »

9° *Catalepsie déterminée sous l'influence du froid humide.* (*Th. de la Fac. de Paris*, an XI.) — « P. M***, soldat âgé de 27 ans, d'une constitution robuste, fut frappé de catalepsie dans le courant de pluviôse an IX. L'accès le prit au moment où il était en faction à un des postes de la petite ville de Strawbing. Ce ne fut que lorsqu'on alla le relever que l'on s'aperçut de l'état où se trouvait ce militaire. Un caporal et le fusilier qui devait le remplacer le trouvèrent roide, immobile et insensible. Il fut transporté à l'hôpital, et l'on observa que le malade avait les yeux ouverts et fixes; que des irritations dirigées sur les paupières ne leur procuraient aucun mouvement; que la respiration et le pouls étaient à peine sensibles; que les membres gardaient la position qu'on leur donnait. On fit respirer de l'alcali volatil, on excita la membrane pituitaire avec la barbe d'une plume. Ces moyens ne produisirent d'effet sensible qu'un quart d'heure après la continuation de leur application. Le malade se mit sur son séant précipitamment et s'écria avec vivacité : *Ah! bonjour, mes camarades!* Après avoir prononcé ces paroles, M*** retomba en catalepsie, conserva la même immobilité et la même insensibilité que la première fois. Une demi-heure après, il revint à la santé par des soupirs et des bâillements. On n'a pu savoir ce qui avait occasionné cette catalepsie, parce que M*** ne s'est rappelé aucune des circonstances qui avaient précédé l'accès. »

J'ai pensé pouvoir attribuer cette catalepsie à l'influence du froid humide qui dans le mois de pluviôse devait très-probablement régner, et dont le factionnaire a pu être saisi.

Je pourrais encore rapporter plusieurs observations de catalepsie coïncidant avec la présence des vers dans les intestins, avec le défaut ou l'irrégularité de la menstruation et l'état hystérique en général, circonstances qui se traduisent, on le sait, par des troubles plus ou moins profonds de l'action nerveuse; mais ce serait accroître sans nécessité les citations. Celles ci-dessus sont assez diverses et ont également pour sujets des individus des deux sexes d'une constitution et d'une condition sociale bien différentes. Plus tard on verra aussi que le magnétisme animal et les procédés mis en usage pour obtenir l'hypnotisme peuvent provoquer un état cataleptique passager. On ne peut donc considérer comme une maladie essentielle la catalepsie dont la manifestation de phénomènes merveilleux et les facultés d'intuition, de clairvoyance et de prévision seraient les effets. L'état cataleptique indique seulement que l'innervation n'a plus lieu dans les organes de la vie extérieure ou de relation, et qu'elle se concentre, s'accumule en quelque sorte dans les organes de la vie intérieure qui seule préside, sans le concours de la volonté humaine, à la conservation de l'individu.

Maintenant que j'ai bien fixé la nature de la catalepsie et le rôle accessoire qui peut lui appartenir, je vais passer à l'exposé des faits naturels, spontanés, qu'il me reste à faire connaître avant de rassembler ceux spécialement produits sous l'influence du magnétisme animal.

Le docteur Petetin, médecin en grande réputation à Lyon (1), fut appelé le 23 décembre 1787, à six heures

(1) *Électricité animale*, 1 vol. in-8° de plus de 500 pages, par le docteur PETETIN père, président honoraire et perpétuel de la Société de médecine de Lyon, ancien inspecteur des hôpitaux, membre du conseil général du Rhône, etc.

du matin, pour donner des soins à une dame âgée de dix-neuf ans, d'un tempérament sanguin, d'une constitution robuste, qui, à la suite d'une colique très-vive accompagnée de convulsions violentes, s'était évanouie. « Je la trouvai, dit le docteur Petetin que je vais laisser parler, sans mouvement, sans sentiment et sans connaissance. Le pouls ne se distinguait pas au tact, la respiration paraissait suspendue, les joues et les lèvres étaient entièrement décolorées, la physionomie exprimait l'étonnement. Le corps entier était froid, l'épigastre météorisé plus que les autres régions abdominales. Les parents fondaient en larmes et croyaient cette femme morte : elle était cataleptique. Pendant qu'on préparait un lavement de tabac, cette femme se mit à chanter, d'abord d'une voix faible, ensuite un peu plus forte, une ariette d'une exécution difficile avec tout le goût imaginable. Les parents rassurés essayèrent de lui parler, mais inutilement; les piqûres ne produisaient pas plus d'effet sur sa peau délicate que les sons les plus forts dans ses oreilles. Au bout d'une heure et demie je me retirai, en recommandant de préparer un bain d'eau froide, d'y mettre vingt ou trente livres de glace, et d'y plonger la malade habillée à quelque heure qu'elle fût reprise de la colique ou des mouvements convulsifs, et de ne la sortir du bain qu'autant que tout serait calmé.

Le même jour, à deux heures, je trouvai le mari chez moi, qui me dit que sa femme avait repris des convulsions encore plus fortes; quatre hommes des plus vigoureux avaient peine à la tenir; que le bain était prêt, mais qu'on avait craint de l'y mettre parce qu'après avoir chanté encore pendant une heure et demie avec une grande oppression, elle avait vomi une grande quantité de sang rouge et écumeux.

Je me rendis aussitôt chez la malade; ses convulsions, ses cris, son délire m'effrayèrent. Je n'hésitai pas à la faire plonger dans le bain tout habillée; les secousses furent encore fort vives pendant quelques minutes, mais le calme se rétablit bientôt. Sa présence d'esprit revint, elle me dit qu'elle se trouvait soulagée, que la douleur atroce qu'elle avait éprouvée au creux de l'estomac ne subsistait plus. Un instant après elle me demanda : Que vois-je flotter autour de moi? — Madame, de la glace. — Êtes-vous fou de me faire baigner dans cette saison avec de la glace? — Sentez-vous le froid? — Non. — Eh bien, à la première impression vous sortirez de l'eau. La malade n'éprouva le frisson qu'à la vingt-deuxième minute. On se hâta de la tirer du bain, de couper ses vêtements, et l'on fit ce que j'avais défendu, on chauffa le lit, et lorsqu'elle fut couchée on me fit entrer. Le visage était pâle à l'instant où le froid se fit sentir; je fus très-étonné de le voir haut en couleur; je touchai les draps, que je trouvai très-chauds. Comme j'allais m'en plaindre, elle éprouva deux secousses convulsives et tomba sans sentiment, sans connaissance, sans mouvement, cataleptique enfin.

Au bout d'un quart d'heure elle commença à fredonner, ensuite à chanter d'une voix plus forte. Je cherchai à empêcher la malade de chanter; le hasard me servit heureusement. Le bras d'un fauteuil sur lequel j'étais assis fuit de dessous moi, et je tombe à moitié penché sur le lit en m'écriant : *Il est bien malheureux que je ne puisse empêcher cette femme de chanter!* — *Eh! monsieur le docteur, ne vous fâchez pas, je ne chanterai plus*, me répondit-elle. Je pensai que la secousse l'avait rendue à elle-même, et comme je lui représentais que la continuité des chants du matin l'avait excessivement fatiguée, elle reprit l'ariette où elle l'avait laissée, sans que mes cris pussent l'interrompre. Je m'avisai de me replacer dans la même attitude où je m'étais trouvé, je soulevai ses couvertures, et tombai sur le lit en prononçant d'une voix assez forte : Madame, chanterez-vous toujours? — Ah! quel mal vous m'avez fait! Je vous en conjure, parlez plus bas. Elle porta en même temps, mais lentement, ses mains sur son estomac. Après avoir admiré ce phénomène, qui n'a jamais été observé, je lui demandai en baissant le ton, ma bouche peu éloignée de l'estomac, comment elle m'avait entendu? — Comme tout le monde. — Mais je vous parle sur l'estomac. — Est-il possible! Elle leva ses mains, les posa sur ma tête, et me pria de lui faire des questions aux oreilles. J'en approchai mes lèvres de manière à les toucher, et lui parlai sur tous les tons; je fis plus, j'introduisis dans son oreille le tuyau d'un entonnoir, afin de donner plus d'éclat à ma voix : point de réponse. Je revins à l'estomac et lui demandai à voix très-basse si elle m'avait entendu? — Non, je suis bien malheureuse.

Cette découverte du sens de l'ouïe dans la région épigastrique nous fut d'un grand avantage. La facilité de communiquer avec la malade la tirait de la solitude, et j'en obtins fréquemment des instructions utiles.

Je recommandai de poser six sangsues à chaque cuisse, d'en laisser couler le sang pendant deux heures, de tenir la malade à l'eau d'orge émulsionnée, de la plonger dans le bain froid, sans glace, au premier mouvement convulsif, de l'essuyer avec des linges froids, et de la tenir levée dans un appartement sans feu. Le lendemain le mari vint me prier, à huit heures du matin, de me rendre chez lui : sa femme n'entendait plus par l'estomac et chantait depuis une demi-heure, sans qu'on pût l'en empêcher. Le bain froid avait calmé les convulsions en très-peu de temps; il s'était écoulé beaucoup de sang par les morsures des sangsues, la tête était soulagée.

Je me rendis aussitôt auprès de cette intéressante malade, je la trouvai levée; l'accès de catalepsie l'avait saisie presque au sortir du bain. Elle était dans son salon, assise sur un fauteuil; elle chantait avec enthousiasme. Le pouls était régulier, donnait soixante-douze pulsations par minute; le corps était froid, la physionomie toujours étonnée. Les yeux, voilés de leurs paupières, exécutaient sans interruption un demi-mouvement de rotation sur leur axe, qu'il était facile d'apercevoir sans les mettre à découvert. J'essayai vainement de me faire entendre en parlant sur l'estomac, le chant ne fut pas suspendu. Je m'avisai de placer un doigt sur l'épigastre, de réunir ceux de mon autre main et de m'en servir comme d'un conducteur pour faire parvenir ma voix. Ce moyen réussit. La malade interrompit ses chants, prit une physionomie gracieuse et me témoigna toute la satisfaction que lui causait ma visite. Je lui demandai pourquoi en chantant, sa physionomie exprimait l'étonnement? — Il m'est très-facile de vous en apprendre la cause. Je chante, monsieur le docteur, pour me distraire d'un spectacle qui m'épouvante. Je vois tout mon intérieur, et comme les différentes parties dont je suis composée me sont absolument inconnues, qu'elles ont des formes bizarres, qu'elles sont toutes en mouvement et plus ou moins lumineuses, mes traits ne peuvent exprimer que ce que j'éprouve, l'étonnement le plus grand. Un médecin qui aurait un quart d'heure ma maladie serait sans doute heureux, la nature lui dévoilerait tous ses mystères, et s'il aimait son état, il ne désirerait pas, comme moi, une prompte guérison. — Apercevez-vous votre cœur? — Le voilà, il bat en deux temps et des deux côtés à la fois; quand la partie supérieure se resserre, l'inférieure s'enfle et se resserre bientôt après; le sang en sort tout lumineux et passe par deux gros vaisseaux qui sont peu éloignés l'un de l'autre.

Je fis à la malade d'autres questions auxquelles elle répondit d'une manière admirable, et au lieu de parler sur mes doigts je me servis des siens : elle entendit également. En continuant de parler sur le bout de ses doigts réunis, je retirai celui des miens que j'avais mis en contact avec son épigastre, elle ouït tout aussi bien; et cependant, lorsque je parlais sur mes doigts et que j'éloignais seulement d'une ligne celui que j'appuyais sur le creux de son estomac, elle n'entendait plus; les mêmes expériences, répétées sur les orteils, donnèrent les mêmes résultats. Il ne faut pas croire que les sons élevés fussent les seuls que la malade entendît; en lui parlant sur le bout des doigts, à voix excessivement basse, elle n'en perdait pas une syllabe.

Je profitai des personnes présentes pour tenter une autre expérience. Je priai la belle-sœur de placer un doigt sur l'estomac de la malade et de prendre de l'autre main celle de son frère; nous formâmes une chaîne composée de sept personnes se tenant ainsi les unes les autres en étendant les bras, et je la terminai. Je fis sur les doigts de ma main libre quelques questions auxquelles la malade répondit sans hésiter.

L'accès dura trois heures; j'observai, quelques minutes avant sa terminaison, que la malade n'entendait plus par l'estomac, et les parents eurent des occasions fréquentes de remarquer ce fait pendant les quarante-six jours que dura la maladie.

Dans le troisième accès, la malade eut des convulsions violentes, et lorsqu'elle pouvait dégager un de ses bras, elle se portait les coups les plus terribles sur l'estomac; elle fut plongée dans le bain froid, qui ne la tranquillisa qu'après y avoir jeté quinze ou vingt livres de glace.

Quand elle fut habillée et transportée au salon, elle me demanda si *je ne lui permettrais pas une boule d'étain remplie d'eau chaude sous les pieds; qu'elle éprouvait....*

Ma malade ne put achever la phrase, le mouvement convulsif des bras précurseur de la catalepsie se manifesta comme l'éclair, et elle ne fut bientôt plus qu'une statue.

Je me proposais de rechercher dans le quatrième accès de catalepsie, si les sens de la vue, du goût et de l'odorat n'avaient pas suivi celui de l'ouïe dans l'estomac et au bout des doigts; je tenais aussi à me trouver auprès de la malade au moment où elle sortirait de son accès, afin de savoir si elle terminerait la phrase qu'elle avait interrompue lors de son invasion. Avant de partir je m'assurai qu'elle entendait parfaitement en lui parlant à voix très-basse sur l'estomac et sur les doigts; je recommandai aux personnes qui ne la quittaient pas, de causer avec elle pour la distraire et surtout l'empêcher de chanter. Je me retirai pour me munir de différentes substances alimentaires, et je renfermai sous des enveloppes diverses de papier des petits morceaux de pain au lait, de brioche, de mouton rôti, de bœuf bouilli, et je revins chez ma malade en toute hâte, inquiet de la trouver hors de son accès. En arrivant, je lui demandai sur l'estomac comment elle se trouvait? — Assez bien. — Voyez-vous encore votre intérieur? — Si parfaitement que je vous avertis qu'il ne faudra pas me baigner demain, ni de quelques jours. — Je vous entends; mais qui vous assure que l'obstacle arrivera demain? — Mes yeux et une prévoyance qui ne saurait me tromper; recommandez, je vous prie, qu'on ne me mette pas dans le bain cette nuit: j'aurai de très-fortes convulsions, on voudra se hâter, et le bain me ferait beaucoup de mal.—Votre commission est faite, on vous a entendu.

Je tirai aussitôt de ma poche un petit paquet, je le plaçai sur l'estomac de la malade en le couvrant si parfaitement de ma main, qu'on ne pouvait soupçonner que je tinsse quelque chose. Elle se mit à mâcher et dit : Ah! que ce pain au lait est délicieux!... Je m'emparai d'une de ses mains et lui demandai sur le bout de ses doigts : Pourquoi faites-vous un mouvement de la bouche? — Parce que je mange du pain au lait. — Où le savourez-vous? — Belle question! dans la bouche. — Je vous assure que vous mâchez à vide; cherchez avec votre main libre, si vous avez en effet quelque chose dans la bouche. Pendant que sa main s'élevait lentement pour faire cette perquisition, je retirai aussitôt la mienne, autant pour satisfaire ma propre curiosité que pour répondre au désir des personnes qui nous entouraient. Ma main ne fut pas plutôt éloignée de l'estomac de la malade, que sa bouche ne fit plus de mouvements et que son bras resta suspendu. J'ôtai le papier qui enveloppait le morceau friand (c'était le pain au lait), et pendant qu'on le vérifiait, je plaçai un autre paquet au même endroit. — Ah! fi, fi, c'est du bœuf, je vais vomir.... Je l'enlevai aussitôt et le livrai à l'inspection; il fut reconnu qu'elle ne s'était pas trompée. J'en présentai un troisième; la physionomie de la malade, qui exprimait le dégoût, devint riante; sa bouche s'ouvrit et sa mâchoire fonctionna. — Vous me régalez bien aujourd'hui, monsieur le docteur; ne craignez-vous pas de me donner une indigestion? — Mangez sans inquiétude, ce mets-là n'est point indigeste. — Quand on est malade je ne crois pas qu'on doive manger de la brioche. — Je plaçai le dernier paquet à côté de celui-ci. — Mon Dieu! quel ragoût! du mouton avec de la brioche! — Je me hâtai d'enlever l'un et l'autre, pour prévenir l'effet de la répugnance, et il fut constaté qu'elle n'avait pas commis d'erreur en les désignant ensemble et séparément.

La malade avait toujours son bras en l'air et à moitié fléchi; je ne voulus point l'avertir de le mettre dans une position plus commode, parce que la fin de son accès n'était pas éloignée. Au bout de quelques minutes je vis tomber assez promptement le bras sur ses genoux; elle ouvrit les yeux sans le moindre étonnement et prononça à haute voix : *un grand froid par tout le corps; cette boule ne saurait avoir les inconvénients du charbon allumé*.... (C'était la suite et la terminaison de la phrase qu'elle avait commencée, et qui avait été interrompue par l'entrée dans l'accès.)

— Il y aurait, madame, des accidents à craindre si je vous accordais cette boule, mais les bains seront suspendus pendant quelques jours, comme vous l'avez recommandé. — Il n'est pas du tout question de bains, mais du moyen de me procurer un peu de chaleur aux pieds. — Ne m'avez-vous pas dit, il y a peu d'instants, que vous deviez avoir vos époques demain? — Pas un mot de cela sur un objet que j'ignore entièrement. Je ne fais que sortir du bain. — Considérez qu'il était grand jour lorsqu'en sortant du bain vous êtes entrée dans ce salon. — Que m'est-il donc arrivé? — Un sommeil de trois heures, pendant lequel vous avez rêvé que vous mangiez du pain au lait, de la brioche.... — Je ne me ressouviens pas plus de m'être endormie que d'avoir rêvé, je ne conçois rien à tout ceci. — Rassurez-vous, vos maux de nerfs céderont à une conduite sage de votre part et assez prudente de la mienne pour les bien observer et ne leur opposer que très-peu de remèdes. Je recommandai de suspendre le bain, et me retirai très-satisfait de ma découverte.

Le lendemain je me rendis chez la malade à neuf heures du matin; elle était au lit et dans un accès depuis plus d'une heure. Tout ce qu'elle avait prédit la veille s'était accompli rigoureusement. A trois heures du matin elle fut prise de violentes convulsions qui durèrent jusqu'à sept heures avec très-peu de relâche. La catalepsie mit fin à tous ses mouvements. Au moment où elle entra dans l'accès, sa belle-sœur lui demanda aux oreilles si j'avais eu raison de défendre le bain? Comme elle ne répondait pas, elle lui fit la même question sur les doigts : — Oui, certainement, il a eu raison; mais il ne faut pas qu'il se flatte d'avoir connu ce qui m'arrive en ce moment; c'est moi qui le lui ai annoncé, et je t'avertis que l'état où je me trouve, auquel je commence à m'accoutumer, ne cessera qu'à midi.

Il me restait à observer si la sensation du goût pouvait être excitée chez ma malade par l'extrémité des doigts, comme celle de l'ouïe. Je plaçai sous ses doigts réunis de petits morceaux de biscuit, de viande cuite; elle ne fit aucun mouvement de la bouche et ne les signala pas. Je substituai à ces aliments solides, des tasses qui contenaient, les unes du vin, du vinaigre, les autres du lait, du bouillon froid; ses doigts ne firent qu'effleurer ces différents liquides, elle les sentit et les désigna les uns après les autres sans se tromper une seule fois. Je m'avisai d'ouvrir ma tabatière et de l'approcher par degrés du bout de ses doigs; elle secoua la tête sur son oreiller, et dit presque avec emportement : *Otez ce tabac, il me fait le plus grand mal.*

Goûter c'est sentir, mais sentir n'est pas toujours goûter. Je venais d'acquérir la preuve que ma cataleptique n'avait que l'odorat au bout des doigts, tandis qu'elle réunissait dans l'estomac l'odorat et le goût. Elle mâchait lorsque les substances alimentaires étaient en contact avec l'estomac, ce qui ne lui arrivait pas lorsqu'elle les avait sous les doigts. Dans ce dernier cas elle les désignait, comme nous le ferions tous si nous les avions sous le nez.

Je m'étais assuré du transport des sens de l'ouïe, du goût et de l'odorat dans l'estomac et au bout des doigts; mais le sens de la vue, où pouvait-il être? Avais-je fait la moindre tentative pour le découvrir? Je me rendis chez ma malade le cinquième jour, entre neuf et dix heures du matin: son attaque de catalepsie l'avait surprise au lit, à la même heure que la veille, et comme elle l'avait prédit, elle n'eut qu'une demi-heure de convulsions. Elle était couchée sur le dos; je ne soulevai les couvertures qu'autant qu'il en fallait pour glisser une carte qu'enveloppait ma main et la fixer sur son estomac. Je vis sa physionomie changer, elle exprimait tout à la fois l'attention, l'étonnement et la douleur. — Quelle maladie ai-je donc?... je vois la dame de pique. — Je retirai aussitôt la carte et la livrai à la curiosité des spectateurs; je plaçai une seconde carte avec les mêmes précautions. — C'est, dit-elle, le dix de cœur; enfin une troisième. — Salut au roi de trèfle. — Je demandai à la malade en lui parlant sur les doigts : Où avez-vous vu ces cartes? — Dans l'estomac. — Avez-vous distingué leurs couleurs? — Certainement; elles étaient lumineuses, et m'ont paru plus grandes qu'elles ne le sont ordinairement; mais je vous prie de me donner un peu de relâche, cette manière de voir me fatigue beaucoup. Le mari n'y tint pas, il sortit aussitôt sa montre et la fixa sur l'estomac de sa femme. Nous avions tous les yeux sur elle : nous lui vîmes prendre l'air d'une personne qui considère avec attention, et après quelques secondes elle dit : « *C'est la montre de mon mari; il est dix heures moins sept minutes.* » Cela était exactement vrai.

Je ne m'attendais pas à trouver le sens de la vue dans l'estomac, j'en fus bouleversé; la consternation se peignait en traits énergiques sur toutes les physionomies... Peut-être que la mienne, qui devait exprimer un profond étonnement, servit à donner plus de prise aux idées extravagantes et superstitieuses qui assiégeaient toutes les têtes, lorsque je fus interpellé de dire si ce nouveau prodige n'avait pas une cause surnaturelle.

Sans répondre directement à cette question, je priai une dame de me donner l'anneau qu'elle avait au doigt; je le glissai sous les couvertures, et le fixai sur l'estomac de la malade : elle ne fut pas longtemps à le signaler; je le retirai et l'enveloppai de deux doubles de taffetas blanc, je le replaçai au même endroit; elle garda le silence. Je lui demandai après cinq ou six minutes si elle n'apercevait rien sur son estomac, elle répondit : *Non.* Je dégageai aussitôt l'anneau de son enveloppe.... elle s'écria : « *Je vois l'anneau qui m'a été présenté.* » — L'apercevez-vous sur votre estomac? — « *Je le vois dans mon estomac et très-lumineux.* »

Cette expérience rétablit le calme. En réfléchissant sur le phénomène, je me rappelai une expérience que j'avais vu faire au séminaire de Saint-Irénée, où j'étudiais la physique. Elle consiste à enduire de cire d'Espagne l'intérieur d'un globe de verre, à ménager à un des pôles un espace libre, afin de découvrir ce qui s'y passe dans la plus grande obscurité. A mesure qu'on électrise le globe, ses parois deviennent transparentes; si l'on approche de sa surface une main ouverte, on l'aperçoit au centre du globe parfaitement dessinée et toute lumineuse. Cette image de la main au dedans du globe aurait-elle une cause différente de celle de l'anneau et autres objets dans l'estomac de ma cataleptique? L'identité est d'autant plus frappante, que si l'on couvre la main d'un gant de soie, le phénomène s'évanouit (1).

(1) Je me borne à rapporter les phénomènes qui se sont produits naturellement, spontanément, dans le cours de la maladie observée par Petetin; je ne reproduis aucune des explications qu'il leur donne; je supprime les interprétations qu'il en tire scientifiquement, même certaines contre-épreuves très-ingénieuses et qui peuvent sembler con-

Le lendemain l'accès ne se manifesta qu'à huit heures du matin; je m'annonçai à ma malade comme j'avais coutume de le faire, en lui parlant sur le bout des doigts. Elle me répondit : — Vous êtes paresseux ce matin, monsieur le docteur.... — Cela est vrai, madame; si vous en saviez la cause, vous ne me feriez pas de reproche. — Eh! je la vois; vous avez la migraine depuis quatre heures, elle ne cessera qu'à six, et vous avez raison de ne rien faire pour cette maladie, que toutes les puissances humaines ne peuvent empêcher d'avoir son cours. — Depuis quand êtes-vous devenue médecin? — Depuis que j'ai les yeux d'*Argus*. — Pourriez-vous me dire de quel côté est ma douleur? — Sur l'œil droit, la tempe et les dents; je vous préviens qu'elle passera à l'œil gauche, que vous souffrirez beaucoup entre trois et quatre heures, et qu'à six vous aurez la tête parfaitement libre. — Si vous voulez que je vous croie, il faut que vous me disiez ce que je tiens dans ma main. Je l'appuyai aussitôt sur son estomac, et la malade, sans hésiter, me répondit : — Je vois à travers votre main une médaille antique. J'ouvre la main

cluantes, que ce savant médecin a faites pour établir l'opinion qu'il a émise sur le principe des phénomènes de l'ordre physique : l'*électricité animale*. Je m'abstiens moi-même de toute interprétation, je ne veux que rassembler les faits et en signaler les conséquences, sans discuter sur leur essence génératrice, qui, très-certainement, n'est pas la même pour tous. Cependant les personnes qui voudraient étudier la doctrine de Petetin, qui se concilie du reste très-bien avec le traitement qu'il met en usage pour guérir les malades cataleptiques, doivent se procurer son intéressant traité sur l'*Électricité animale*, publié au moment de la mort de ce médecin, en 1808. D^r^ C.

tout interdit, la belle-sœur jette les yeux sur la médaille dont je m'étais muni à dessein, pâlit et se trouva mal. Revenue à elle-même, elle renferma dans une bonbonnière brune un papier, me donna la boîte derrière le fauteuil de sa sœur; je l'enfermai dans ma main et la présentai à l'estomac de la malade sans lui parler. — Je vois dans votre main une boîte et dans cette boîte une lettre à mon adresse. — Je me hâtai d'ouvrir la boîte, et j'en tirai une lettre pliée en quatre à l'adresse de la malade et timbrée de Genève. Son mari, accompagné de quelques parents, entra, et je profitai de l'étonnement où les jetèrent ces nouvelles expériences pour demander une consultation, afin de rendre quelques confrères témoins de tous ces prodiges. Le mari, doué d'un excellent jugement, y avait consenti; mais les parents timides, croyant à l'esprit infernal, s'y opposèrent; les préjugés religieux et populaires furent redoutés, on me dit en dernier résultat qu'il fallait que d'une manière ou d'autre cette maladie se terminât sous ma seule direction.

Je demandai à la malade à quelle heure devait finir son accès : — A onze heures. — Et celui du soir à quelle heure? — A sept heures. — Dans ce cas, il retardera beaucoup. — Cela est vrai, mais c'est une marche qui va s'établir; à compter de ce jour, mes accès viendront régulièrement à huit heures du matin et à sept heures du soir. Les accès du matin seront de trois heures et ceux du soir de deux heures seulement.

J'étais pressé de me retirer pour reposer ma tête,

qui en avait besoin. En tournant le paravent, au lieu de prendre mon manteau, je pris celui du mari; il n'était pas sur mes épaules que la belle-sœur vint me dire de la part de la malade que j'emportais le manteau de son mari, et je m'écriai : — Pour peu que sa maladie se prolonge, elle verra bientôt à travers les murs (1).

---

(1) Il est fâcheux qu'en faisant cette réflexion et en s'apercevant que sa malade avait pu voir à distance, derrière un paravent, elle qui ne voyait, croyait-on, que par l'estomac pendant ses accès; il est fâcheux, dis-je, que Petetin n'ait pas eu l'idée de lui adresser des questions pour s'assurer si elle verrait les objets sans les appliquer sur son estomac, comme cela paraissait démontré par la connaissance immédiate du manteau échangé, et les prédictions réalisées qu'elle avait déjà faites. Probablement on aurait reconnu que la lucidité développée ne s'opérait pas par l'intermédiaire de l'estomac, mais *par intuition*, et que le prétendu transport des sens n'était que la faculté de percevoir des sensations extérieures par le centre nerveux épigastrique. Tous les médecins savent très-bien que les impressions morales, affectives, d'amour, de haine, de joie, de chagrin, de crainte, de frayeur, de pitié, etc., que l'on attribue au cœur, ne sont aucunement perçues par cet organe, mais par l'appareil nerveux ganglionnaire, et spécialement par le *petit cerveau*, dit ganglion semi-lunaire du grand sympathique, placé sur les piliers du diaphragme, derrière l'estomac. Le plexus semi-lunaire ou *solaire* a été soupçonné d'être le siége de l'âme; toujours est-il que le système nerveux ganglionnaire du grand sympathique est un centre nerveux non moins important que le cerveau, puisqu'il préside seul à la vie intérieure assimilatrice et nutritive non soumise à l'action cérébrale; qu'il perçoit toutes les sensations internes auxquelles la volonté ne répond pas; qu'il règle les fonctions de la digestion, de l'absorption, de la circulation, de la nutrition, de la respiration, des sécrétions, et que c'est à lui que se rapportent toutes les impressions affectives, tandis que le cerveau est exclusivement le siége de l'intelligence et des fonctions de relation, soumises à la volonté.

L'observation de madame Comet est admirable en ce qu'elle ne comporte rien d'excentrique dans la manifestation des phénomènes qu'elle a présentés; mais aussi c'est qu'elle a été dirigée avec beaucoup de

En rentrant chez moi, je n'eus que la force de rédiger mes expériences et ma conversation avec la malade : je fus obligé de me mettre au lit. Entre deux et trois heures, toute ma douleur était fixée sur l'œil et la tempe gauches. Le pronostic de ma cataleptique se vérifia : à six heures ma tête fut parfaitement libre, et j'en profitai pour me rendre chez elle.

Avant de sortir, je plaçai à tout événement une petite lettre sur le haut de ma poitrine. J'arrivai à six heures et demie ; l'accès devait avoir lieu à sept heures. La compagnie était nombreuse, et il y avait un monsieur que je ne connaissais pas. Le mari me dit que cet étranger était un ami intime auquel il avait confié la maladie de sa femme, et qu'il lui avait demandé avec instance de voir un accès. Au coup de sept heures, la malade, très-attentive à une conversation engagée par l'ami, éprouva deux secousses dans les bras ; ses yeux se fermèrent, sa physionomie exprima l'étonnement, et la catalepsie la transforma en une statue qui écoute. L'ami

---

prudence et une grande discrétion, et qu'on a pris toutes les précautions possibles pour n'apporter aucune perturbation dans l'expression des facultés dont elle s'est trouvée douée. Les agents de traitement énergiques, comme les bains à la glace, par exemple, sans contester l'avantage qu'on en peut obtenir pour arrêter les crises convulsives, peuvent, je le crois, mettre obstacle au développement régulier de la lucidité et des facultés intuitives. Toutefois il faut rendre cette justice à Petetin, qu'à l'époque où il a été appelé à observer et à traiter des lésions aussi étranges de l'innervation, personne n'aurait mieux fait, ni peut-être aussi bien fait que lui. Le seul défaut que nous puissions reconnaître dans cet estimable et consciencieux praticien, c'est d'avoir été un peu trop physicien. Du reste, c'est aujourd'hui un défaut très à la mode. Dr C.

épouvanté franchit le cercle, l'appela à haute voix. S'apercevant qu'il n'était pas entendu, il jetait alternativement des regards inquiets sur elle et sur moi. J'avançai mon fauteuil plus près d'elle. — Eh! depuis quand, monsieur le docteur, la mode est-elle venue de porter ses lettres sur la poitrine? — Madame, vous pourriez vous tromper. — Non, je suis sûre de ce que je vois : vous avez sur la poitrine une lettre qui n'est pas plus grande que cela (elle en trace la mesure avec ses doigts). J'ouvris mon gilet, on vit la lettre, l'ami s'en empara et la lui présenta; elle ne l'eut pas plutôt touchée, que la malade ajouta : « Si je n'étais pas » discrète, je pourrais en dire le contenu; mais, pour » vous prouver que je l'ai bien lue, il n'y a que deux » lignes et demie très-minutées. » Je permis de l'ouvrir, et chacun vit que le billet ne renfermait que deux lignes et demie, dont les caractères étaient menus.

L'ami tira de sa poche une bourse, la mit sur ma poitrine, croisa mon gilet et me poussa du côté de la malade. — « Monsieur le docteur, ne vous gênez pas; » vous avez sur la poitrine la filoche de M. B.... Il y a » tant de louis d'un côté, et tant d'argent blanc de l'au- » tre. Mais que personne ne se dérange, je vais dire ce » que chacun a de plus remarquable dans ses poches. » Elle commença par l'inventaire de celle de sa belle-sœur, qui était le plus près d'elle, et lui dit « que ce » qu'elle avait de plus intéressant était une lettre ». La belle-sœur l'avait reçue le soir même par le courrier, et n'en avait parlé à personne. La malade passa ensuite aux autres, et vida toutes nos poches avec autant d'exactitude, en plaçant un bon mot chaque fois que l'occasion s'en présentait.

La conviction succédant au soupçon et au doute chez l'ami, les sibylles et les possédés lui remplissaient l'imagination, et il se retira à l'écart pour se livrer à ses réflexions. Puis il se rapprocha de moi, et me demanda si j'avais déjà vu des malades de cette espèce. Je lui répondis que c'était la première que j'observais, mais qu'il existait dans différents auteurs l'histoire de quelques catalepsies qui avaient des rapports avec celle que nous avions sous les yeux.

La malade continua de voir et de signaler différents objets qu'on plaça sur son estomac, pendant un quart d'heure encore; ensuite elle ne vit plus; bientôt elle cessa d'entendre, et sortit de son accès sans conserver le moindre souvenir de tout ce qui s'était passé.

Le peu de nourriture que la malade prenait chaque jour ne pouvait entretenir ni son embonpoint ni ses forces : celles-ci dépérissaient plus que son embonpoint; la faiblesse surtout des extrémités inférieures était remarquable; à peine pouvait-elle se soutenir un instant sur ses jambes; si elle s'obstinait, elle était bientôt prise d'une toux convulsive qui allait jusqu'à la suffocation.

Il n'était pas question de prescrire des remèdes pour rétablir l'appétit, mais de choisir parmi les aliments les plus légers et les plus doux. Je conseillai quelques cuillerées de blanc-manger; il était vomi sur-le-champ; les autres gelées ne passaient pas mieux : il fallut s'en tenir à l'eau de poulet, au lait de vache coupé avec trois parties d'eau sucrée, et frappé de glace, à la glace pilée, mêlée avec un tiers de sucre.

Les trois heures de catalepsie du matin et les deux du soir pouvaient-elles être comptées pour des heures de sommeil? Ce qu'il y a de certain, c'est qu'elle ne dormait guère plus de deux heures chaque nuit, et que les unes et les autres n'étaient pas restaurantes.

Aux phénomènes de l'ouïe, du goût, de l'odorat et de la vue, réunis dans l'estomac et au bout des doigts, puisque la malade lisait très-bien les lignes sur lesquelles elle les glissait rapidement, se joignirent d'autres phénomènes dont il me reste à rendre compte. Ce ne fut que dans le cinquième septénaire et les suivants qu'ils se manifestèrent, toujours à la suite de l'accès de catalepsie du matin, et jamais après celui du soir.

La malade, dans un de ses accès, montra beaucoup d'inquiétude. Elle me dit : « Je serai sourde en m'é- » veillant à ne pas entendre Jupiter tonner; et cette » infirmité ne cessera que demain, après l'accès du » matin; Dieu veuille encore qu'elle ne soit pas rem- » placée par une autre! » — Comment voyez-vous cela? — Parce que je ne vois pas mes oreilles et qu'une ombre me les cache. — Pourquoi jugez-vous que cette surdité subsistera vingt-quatre heures? — Je le sens, et je ne peux le définir. — Y aurait-il quelque moyen pour prévenir ou dissiper plus tôt cet accident? — Je le crois, mais je ne le connais pas (1).

---

(1) Sans reproduire entièrement l'observation de Petetin, je lui donne une assez grande extension, afin que les médecins en puissent tirer des inductions suffisantes pour l'étude et le traitement de maladies de

A ma visite de l'après-midi, je ne fus point étonné de trouver la malade aussi sourde qu'elle l'avait annoncé : sa bouche béante, sa tête immobile, ses yeux fixes, indiquaient de loin cet accident. L'accès se termina à l'heure ordinaire, et laissa subsister la surdité dans toute sa force. Je lui donnai par écrit l'assurance qu'elle en serait délivrée le lendemain avant midi. Sa prédiction s'accomplit à la lettre. Le lendemain, en sortant de l'accès de catalepsie, elle entendit parfaitement.

La longueur de cette maladie, la constante durée des accès, qui n'augmentaient ni ne diminuaient; les accidents dont ils s'accompagnèrent dans la suite, et qui duraient vingt-quatre heures, comme la paralysie de la

même genre. Si on compare avec soin les phénomènes qui se sont montrés chez la malade de Petetin et ceux qu'a présentés la longue affection de madame Comet, on trouvera certainement dans les deux cas des analogies notables; mais il faut néanmoins bien remarquer les différences qui s'y rencontrent. D'un côté aucun transport des sens, nulle difficulté pour se mettre en rapport avec la malade, et rien d'insolite dans ce rapport. Ici, par exemple, la malade de Petetin, interrogée sur sa faculté d'intuition et de prévision, répond assez vaguement aux questions qui lui sont faites; elle ne peut, dit-elle, définir ce qu'elle sent. C'est parce qu'elle ne voit pas ses oreilles, qu'une ombre cache, qu'elle a la connaissance qu'elle deviendra sourde. Elle croit qu'on pourrait parvenir à dissiper cet accident, mais elle ne connaît pas le moyen à employer. Madame Comet a toujours répondu clairement à de semblables questions, et elle a même fait savoir spontanément que ce n'était pas elle qui parlait, qu'elle ne faisait que répéter ce qu'on lui disait; que c'était ainsi qu'elle avait la connaissance des choses passées, présentes et futures, et qu'il fallait croire et exécuter tout ce qu'elle disait, sans y rien changer. L'expérience a prouvé que ses prédictions étaient immuables; mais elle ne subissait d'autre traitement que celui qu'elle indiquait. D^r C.

langue, des bras, de la vessie; le défaut apparent des crises, la perte rapide de l'embonpoint et des forces, la toux sèche et importune qui se manifesta entre les accès, me donnèrent de l'inquiétude et me firent chercher un moyen pour abréger la durée de ces accès. Je n'eus point recours aux antispasmodiques proprement dits : *amers*, *aromatiques*, *spiritueux*, *narcotiques*; le tempérament sanguin de la malade, la diathèse inflammatoire qui dominait, la tendance du sang à se porter toujours en trop grande quantité à la tête, la soif habituelle, contre-indiquaient tous ces remèdes. Il me paraissait qu'une électricité surabondante dominait dans le cerveau et les nerfs, et que si l'on pouvait parvenir à la diminuer ou à la distribuer plus également, on ferait cesser les accès de catalepsie.

La tuméfaction subite de l'épigastre qui se développait au moment de l'attaque me fit conjecturer qu'il existait deux foyers électriques chez la malade, l'un dans le cerveau, l'autre dans l'estomac; je ne m'occupai plus que du moyen de les dissiper ou de les équilibrer. A l'attaque du soir, j'aspirai fortement au bout du nez de la malade sans succès; je posai une main sur sa tête et aspirai une seconde fois et une troisième, mais inutilement; je portai l'autre main sur l'épigastre; à la première aspiration, elle eut un mouvement dans les bras, ouvrit les yeux; ils étaient éteints et fixes; à la seconde aspiration, ils reprirent leur éclat naturel; elle récupéra l'usage des sens. Cet accès, qui n'existait que depuis quinze minutes, qui devait durer deux heures, fut complétement dissipé en moins de dix minutes.

Je restai auprès de la malade jusqu'à neuf heures, et me retirai très-satisfait de mon expérience.

Je m'étais bien proposé d'arriver chez la malade avant son accès du lendemain matin, mais des circonstances imprévues y mirent obstacle. Il y avait une demi-heure qu'elle était dans son accès lorsque j'y entrai. Après avoir causé un moment sur le bout de ses doigts, et lui avoir demandé si elle se ressouvenait que j'eusse dissipé l'accès de la veille et si elle désirait que j'employasse le même moyen pour la rendre à son état naturel, elle répondit qu'elle le souhaitait vivement; qu'elle se rappelait m'avoir entendu parler de ce moyen, mais qu'elle ne conservait aucun souvenir de son effet, et qu'elle me promettait d'y apporter, cette fois, une grande attention et m'en rendrait compte. Je répétai donc l'expérience de la veille, d'abord sans établir de communication; ensuite, en mettant une main en contact avec la tête. Après des aspirations inutiles, je fus obligé de former les deux communications, et au lieu d'aspirer je soufflai dans le nez de la malade; elle revint aussitôt à elle, de la même manière, dans le même temps. Lorsque je la questionnai sur ce qu'elle avait ressenti, elle ne put rien me dire de positif à cet égard.

Ce moyen très-simple, dont les effets sont aussi évidents que la cause en est cachée, fut constamment employé jusqu'à l'entière disparition des accès, et je puis dire qu'il a été le secours le plus efficace pour dompter cette espèce de catalepsie. Il ne fallut pas davantage de huit jours pour la dissiper, en employant à chaque accès l'insufflation dans les narines, avec la double communication dont j'ai parlé.

J'observai à cette époque que la catalepsie ne s'accompagnait pas de contraction dans les muscles. Quand la malade était couchée et qu'on lui élevait les bras, ils tombaient par leur propre poids; si on lui parlait sur les doigts, elle n'entendait plus, mais très-bien quand c'était sur l'estomac. Il suffisait, pour rétablir l'ouïe au bout des doigts, d'exciter une contraction dans les muscles du bras : ce que l'on obtenait facilement en faisant éprouver une légère extension à ce membre; alors il devenait un très-bon conducteur de la voix, et conservait toutes les attitudes qu'on lui donnait. Si l'on plaçait une main sur celle de la malade, et qu'on l'élevât lentement, celle-ci la suivait et s'arrêtait quand l'autre suspendait ses mouvements. La malade était-elle assise, elle ne manquait jamais de se lever pour obéir à la main qui la dirigeait impérieusement. O prodige inconcevable! formait-on une pensée sans la manifester, la malade en était instruite aussitôt et exécutait ce qu'on avait l'intention de lui commander, comme si la détermination fût venue d'elle-même; quelquefois elle priait de suspendre l'ordre mental, ou de le révoquer, quand ce qu'on lui prescrivait était au-dessus de ses forces ou qu'elle était fatiguée (1).

Déjà il s'était écoulé six jours sans accès de cata-

---

(1) Petetin entre dans d'assez longues interprétations de ces phénomènes, et renvoie à son cinquième Mémoire sur l'*attraction et la répulsion électrique animale*. Tout cela est fort intéressant, mais n'emporte pas la conviction. Je me borne à l'exposé des faits. D^r C.

lepsie, lorsque la malade éprouva un accident qui les rappela. Elle se crut assez bien pour reprendre le chauffe-pied, et y fut encouragée par sa belle-sœur. Le premier soir qu'elle en fit usage, elle ne tarda pas à ressentir de l'inquiétude, un malaise extraordinaire; ses joues se colorèrent vivement, et ses yeux s'animèrent beaucoup. Elle s'agitait sur son fauteuil; le couvre-pied dont elle était entourée s'échappa et mit la chaufferette à découvert; je l'enlevai en grondant, mais le mal était fait. Elle portait continuellement les yeux sur un coin de sa chambre, et les détournait aussitôt avec effroi. Elle disait à voix basse : « Je ne suis point » dans les déserts d'Afrique, ce monstre n'existe que » dans mon imagination; mais le voilà qui s'approche, » il va me dévorer. » Des convulsions agitaient tout son corps; elle poussait par intervalles des cris aigus, n'entendait plus la raison, et cette scène d'épouvante et d'horreur se termina heureusement par une attaque de catalepsie. Il en était temps, car nous étions tous excessivement fatigués. Je demandai, un quart d'heure après, à la malade, en lui parlant sur le creux de l'estomac, qu'est-ce que c'était donc que ce monstre qui l'avait si fort effrayée : « Ah! monsieur, ne m'en parlez plus, je vois bien que j'ai eu tort de m'abandonner à tant de crainte; c'est le chauffe-pied qui a fait tout le mal. — Combien de temps durera votre accès? — Encore trois minutes. — Prévoyez-vous en avoir un autre demain? » Point de réponse. A la troisième minute l'accès se termina.

Le lendemain le chauffe-pied fut éloigné; mais l'apparition du monstre n'en eut pas moins lieu, à la vérité une heure plus tard, précédée comme la veille de convulsions et de cris. Elle se termina par une attaque de catalepsie plus longue que la première.

Le troisième jour, retour du monstre fantastique à la même heure; accès de catalepsie un peu plus long que la veille; je n'essayai point de le dissiper par l'insufflation, afin de voir s'il se prolongerait et s'il arriverait au terme du précédent.

Le quatrième jour, même apparition; convulsions plus violentes et de plus longue durée; accès de catalepsie s'étendant au delà du troisième. La vivacité des yeux de la malade, qui paraissaient étinceler au fort de l'accès, la rougeur des joues, me firent présumer que l'apparition avait pour cause l'électricité augmentée de ces organes, et que si je parvenais à la dissiper, j'arrêterais les convulsions qui amenaient à leur suite la catalepsie.

Le cinquième jour, je trempai des compresses de linge fin dans de l'eau glacée, et je les appliquai sur les yeux de la malade au moment où elle commençait à prendre des convulsions. Un mouchoir était préparé pour les maintenir : je n'en eus pas besoin, le monstre disparut aussitôt et l'attaque de catalepsie n'eut pas lieu.

Ici se termine la maladie. Mais l'abattement des forces, la douleur gravative de la tête, le dégoût, l'impossibilité de prendre tout autre aliment que le lait coupé avec trois parties d'eau, sans éprouver à l'instant même un vomissement violent; mais la mélancolie, compagne inséparable de la faiblesse et d'un sentiment habituel d'anxiété dans l'estomac, et la maigreur, ne cédèrent que lentement à l'usage du lait d'ânesse, pris pendant quatre mois pour toute nourriture; ensuite au lait de vache pur pendant un an; aux bains de rivière prolongés dans l'automne; au séjour dans une campagne, sur les bords de la Saône, couverts d'arbres et de prairies; à un exercice modéré sur un animal très-pacifique; enfin, à la dissipation.

Pressé par la convalescente de lui trouver un remède propre à dissiper sa douleur gravative de tête, je ne pus que l'engager à revenir de temps en temps à l'application des sangsues aux cuisses: elle en mit un si grand nombre, et laissa couler le sang si longtemps qu'elle s'évanouit. On arrêta l'hémorrhagie, la malade reprit ses sens, resta plusieurs jours excessivement faible; mais cette douleur de tête désespérante fut emportée.

Sur la fin du printemps, la convalescente essuya un violent accès de fièvre, qui se termina par une éruption de boutons plus ou moins gros sur toute la peau: quelques-uns suppurèrent; les autres se desséchèrent, tombèrent en écailles, et son état en fut sensiblement amélioré.

Je n'ai su que douze ans après la guérison de cette maladie qu'elle avait succédé, en très-peu de temps, à une pernicieuse pratique que l'on emploie pour teindre les cheveux en noir. Je l'ignorerais encore si je ne me fusse trouvé chez la dame lorsqu'on sortit une petite bouteille d'une armoire : elle contenait une eau très-limpide et nullement colorée. Elle frémit lorsqu'elle la vit, et me confessa que cette eau était certainement la cause de la cruelle maladie dont je l'avais guérie. Je n'en doutai point d'après la quantité d'oxyde mercuriel qu'elle contenait; car elle blanchit promptement une pièce de cuivre sur toute sa surface.

Tous les faits extraordinaires que je viens de rapporter sont généralement inconnus ou au moins très-peu connus des médecins; les mémoires publiés par Petetin ne se rencontrent guère dans la bibliothèque des praticiens, ils sont relégués dans les rayons des bouquinistes. Il semble cependant que des phénomènes aussi étranges et merveilleux que ceux décrits par cet auteur eussent dû fixer l'attention des savants et exciter leur intérêt. Loin de là, on ne s'en est occupé un instant que pour en nier la manifestation, et c'est ce qu'on fait encore sans plus les connaître, quand on en entend parler. Petetin, homme de conscience et de probité, n'a pas hésité à compromettre sa réputation en les publiant, car il avait bien prévu ce qui est arrivé; voici le début de son dernier ouvrage :

« Lorsque je publiai mon mémoire sur la découverte » des phénomènes physiques et moraux que voile la » catalepsie, et qui en sont des incidents inséparables, » je regrettai vivement d'en manifester la connaissance » dans un temps où tous les esprits étaient occupés du » mesmérisme. Il m'était facile de prévoir qu'on les » confondrait avec ceux des *crisiaques*, qu'on assimi- » lerait mon ouvrage aux écrits nombreux de Mesmer

» et de ses disciples, qu'il subirait le même sort et » tomberait dans l'oubli. L'événement n'a que trop » justifié mes craintes à cet égard, mais l'intérêt de » l'humanité, celui de la vérité, me commandent un » nouvel effort pour rappeler l'attention sur les faits qui » y sont consignés. »

Plein de candeur et de sincérité, Petetin, au bord de la tombe, fait un appel à ses confrères en leur dédiant son dernier livre, qui n'a paru que quelques mois après sa mort. « Je sais, dit-il, que depuis la publication de » mon premier mémoire quelques médecins d'une ré» putation méritée ont observé plusieurs de ces phéno» mènes et gardé le silence. Ceux qui leur succéderont » auront sans doute plus de courage; en leur donnant » l'authenticité qu'ils méritent, ils feront triompher la » vérité et m'honoreront de quelques regrets. »

Plus d'un demi-siècle s'est écoulé depuis que Petetin a formé ces vœux, ils n'ont pas encore été entendus. Rien ne vient qu'en son temps, je l'ai démontré; ce temps est arrivé. Je rendrai à Petetin non-seulement les hommages que mérite sa courageuse initiative, mais je résumerai substantiellement les importantes observations qu'il a faites; aujourd'hui la divulgation des vérités qu'elles renferment ne fera plus défaut et l'oubli ne pourra plus les frapper, car elles deviendront, avec les explications que je donnerai dans quelques notes, le guide pratique des médecins qui se trouveront appelés à donner des soins à des malades dits *cataleptiques*.

2e OBSERVATION. — *Catalepsie avec transport des sens à l'épigastre, à l'extrémité des doigts et des orteils.*

Madame de Saint-P..., âgée de vingt-quatre ans, d'un tempérament sanguin, d'une constitution délicate, très-sensible et très-irritable, fut attaquée peu de jours après son mariage de convulsions très-vives, pour avoir vu mourir son père, à table, d'une apoplexie foudroyante. On eut recours aux bains chauds, à la valériane, au quinquina, à la liqueur d'Hoffmann, à l'opium, et les accès convulsifs se terminèrent par des attaques de catalepsie compliquée d'opisthotonos (renversement du corps en arrière). Cette maladie subsistait depuis quatre ans, lorsqu'on conduisit madame de Saint-P... à Lyon, pour la confier à mes soins.

Après lui avoir fait inutilement différentes questions à haute voix, en présence de son mari et de sa sœur, je lui tâtai le pouls; il était, comme la respiration, à peine sensible; cependant la peau avait sa chaleur naturelle et l'accès de catalepsie subsistait depuis dix-huit heures. Madame de G..., me considérant avec surprise, me félicita *d'avoir pu toucher sa sœur sans lui donner des convulsions*, et M. de Saint-P... m'assura que jusqu'à moi il avait été le seul qui eût ce privilége (1).

(1) C'est une remarque très-importante à faire que cette disposition des cataleptiques à ressentir de la sympathie ou de l'antipathie pour ceux qui les approchent et qui doivent leur donner des soins. Il faut en tenir très-grand compte dans toutes les circonstances, et ne jamais chercher à la vaincre autrement que par l'affection et le dévouement pour leur personne, en se rappelant que ces malades pénètrent dans toutes les intentions et les pensées de ceux qui les assistent. Dr C.

Je mis un pied de la malade à découvert avec l'intention de lui demander si je parviendrais à me faire entendre? Au moment du contact, elle s'élança sur son séant, prit une physionomie suppliante et semblait me dire : *Guérissez-moi*. Elle proféra quelques paroles mal articulées, leva les bras de mon côté comme pour me saisir; mais ses mains restaient fermées : bientôt après elle retomba sur son oreiller et dans le même état.

Comme il m'importait de donner la preuve que ces mouvements n'étaient pas l'effet du hasard, je prévins que j'allais toucher de nouveau la malade et l'engager à lever le bras droit en cas qu'elle m'entendît. Élever lentement et avec effort le bras, prendre une physionomie gracieuse, fut l'affaire de quelques instants. Je plaçai ensuite sous son nez un flacon d'*alcali volatil*; aucun signe ne fit voir qu'elle sentît; je le portai au pied, les lèvres et les ailes du nez s'agitèrent fortement; elle prit une physionomie refrognée, détourna la tête comme pour fuir une odeur qui la fatiguait. M. de Saint-P..., frappé d'étonnement, saisit le pied et demanda à son épouse si elle m'avait entendu. Elle fit un mouvement de tête approbatif. — Quoi! tu aurais senti le flacon de *vinaigre radical* de M. le docteur? — Elle souleva les épaules, secoua la tête, et semblait dire à son mari qu'il était dans l'erreur. Madame de G..., qui m'avait demandé le flacon, le porta sous le nez de son beau-frère. — Ah! c'est de l'alcali volatil, dit M. de Saint-P... La malade fit un grand signe de tête approbatif.

Je ne poussai pas plus loin mes expériences à cette première visite. Madame de Saint-P... conservait dans l'intervalle de ses accès de catalepsie une si grande rigidité dans les membres, qu'il lui était impossible de s'en servir, quoiqu'il fût en son pouvoir de les lever à une hauteur médiocre. Elle était si maigre, si faible, que je n'osais employer le bain froid pour dompter ce spasme. J'essayai de lui couvrir les bras, nus jusqu'aux épaules, avec de la glace pilée ; il s'écoula dix à douze minutes avant que je pusse lui ouvrir les mains ; il fallut entretenir la glace encore le même temps pour lui faire fléchir les bras. Tant d'inconvénients, causés par un moyen qui ne lui rendait pas les jambes, me décidèrent à la mettre dans un bain chargé de quarante livres de glace ; elle y fut plongée toute droite ; en cinq minutes les genoux fléchirent, on put l'asseoir insensiblement ; il ne fallut que le même temps pour détendre les bras ; la malade ouvrit les mains et n'éprouvait aucun sentiment de froid. Quelques instants avant de sortir du bain, elle se plaignait d'une chaleur inquiétante aux mains et aux pieds, quoiqu'ils fussent, au toucher, aussi froids que le reste du corps, et comme lui d'une rougeur éclatante. Cette expérience de bains à la glace, continués pendant l'hiver et une partie du printemps, doit encourager à les prescrire pour vaincre l'irritabilité quand elle est excessive et se soutient avec autant d'opiniâtreté.

Madame de Saint-P... était trop maigre, trop faible, pour que j'osasse employer des évacuations sanguines. Autant l'application des sangsues aurait été avantageuse dans le principe de sa catalepsie, autant elle serait devenue nuisible à l'époque où je commençai son traitement. Les règles étaient supprimées dès la fin de la première année, mais la malade prenait si peu de nourriture qu'elle n'avait rien à perdre.

Madame de Saint-P... eût été un sujet précieux pour se procurer de nouvelles ressources dans l'art de guérir, si elle avait conservé la faculté de parler : ses réponses par signes approbatifs ou négatifs éclaircissaient bien mes doutes sur quelques objets; mais la difficulté d'arriver à l'*inconnu*, de le nommer, bornait extrêmement l'instruction que je pouvais en attendre.

Déjà les médecins qui avaient avant moi suivi le traitement de la maladie avaient eu le temps de recueillir un grand nombre de faits les plus extraordinaires, lorsque M. de Saint-P..., après quatre mois d'absence, revint auprès de sa femme. Il fut bientôt instruit de tous les sarcasmes qu'on lançait contre ceux qui publiaient tous ces prodiges; croyant m'obliger personnellement et rendre service à l'art de guérir, il me permit d'introduire chez lui quelques médecins de mon choix.

Je m'adressai au plus incrédule de mes confrères du ci-devant collége des médecins de Lyon, M. Eynard, et je lui proposai de le conduire chez madame de Saint-P...; il me prit au mot et fut très-exact au rendez-vous. Je touchai un orteil de la malade pour lui présenter mon collègue; aussitôt une impression de bienveillance se fit remarquer dans sa physionomie; un signe de tête approbatif annonça que non-seulement il était agréé, mais qu'elle se prêterait volontiers aux expériences qu'il se proposait de faire.

Je fixai une chaîne de laiton sur l'épigastre de la malade et présentai l'autre bout à M. Eynard ; il me pria de le garder et de l'interroger moi-même sur l'objet qu'il tenait à peu de distance du pied découvert. Déjà la physionomie de madame de Saint-P... n'était plus la même : elle exprimait l'attention, et mon collègue ne la perdait pas de vue. — Madame, l'objet qu'on vous présente est-il enveloppé ? Signe de tête approbatif. — De linge ? Négatif. — De papier ? Approbatif. — Est-ce de l'or ? Point de réponse. — Voyez-vous l'objet ? Signe approbatif. — Est-ce une substance minérale ? Grand signe de tête approbatif. — Est-ce de l'argent ? Signe négatif. — Du cuivre ? Négatif. — De l'étain ? Encore négatif. — Du plomb ? Toujours négatif. La surprise de M. Eynard était égale à la mienne, mais la cause bien différente. Je le priai de toucher le pied de la malade avec le paquet dont il était muni, pour se mettre en communication avec elle, afin de la questionner lui-même. — Madame, est-ce de l'antimoine ? Mouvement de tête négatif. — Du manganèse ? Négatif. — Du zinc ? Négatif. — Du platine ? Mouvement approbatif de la tête et du tronc en partie soulevés ; physionomie satisfaite. C'est bien ce métal, dit froidement mon confrère ; il déroula son papier et en tira un morceau de platine qui pouvait peser un gros. M. de Saint-P... demanda à M. Eynard s'il avait d'autres expériences à faire. Il répondit que celle-là suffisait pour sa conviction, qu'il craignait de fatiguer la malade. Je lui remis la chaîne que je tenais. Il parla *mentalement* à madame de Saint-P..., et d'après l'assurance qu'elle lui donna de n'être point fatiguée, il fit encore trois autres expériences qui réussirent aussi complétement que la première.

Je passe sous silence toutes les autres expériences que M. Eynard a faites ou vu faire, pendant plus d'un mois, et qui ne lui laissaient aucun doute sur le transport des sens à l'épigastre, au bout des doigts et des orteils, et je crois, comme lui, qu'il faut que l'observation en devienne plus fréquente, pour qu'on ne suspecte plus sa réalité, car aucun raisonnement ne saurait la confirmer.

A quelques jours de là M. le docteur Prost présenta à un pied découvert de la malade un mouchoir plié sur lui-même et serré de plusieurs nœuds. — Voyez-vous ce qu'il y a dans ce mouchoir? Signe de tête approbatif. — Est-ce un métal? Signe approbatif. — De l'or? Négatif. — De l'argent? Négatif. — Du cuivre? Approbatif. — Est-ce une pièce de monnaie? Signe négatif. — Est-elle ronde? Signe approbatif. — Est-elle plate? Négatif. —Serait-ce une boule? Grand signe de tête approbatif. — Oui, dit M. Prost en desserrant les nœuds du mouchoir, c'est bien une boule de cuivre, et la voilà.

Parmi les médecins que j'ai encore conduits chez madame de Saint-P..., je distinguerai M. Coladon; j'y menai encore le même jour M. Dolomieu, frère du célèbre naturaliste, et M. Jacquier, administrateur de nos hôpitaux. En entrant chez madame de Saint-P..., elle répondit par une inclination de tête au salut de ces messieurs. — Voilà une singulière cataleptique! me dit M. Coladon avec un sourire ironique. — Avançons, et vous reconnaîtrez que les mouvements volontaires ne sont point interdits dans cette espèce de maladie. — Oui, ajouta-t-il, la physionomie est étonnée, la respiration suspendue : puis-je lui tâter le pouls ? — Essayez ; mais si elle prend un tremblement dans la main, ne vous obstinez pas, les convulsions deviendraient bientôt générales, et l'on ne pourrait faire aucune expérience. Mon confrère eut assez de temps pour observer que le pouls était presque éteint, et que l'état de la malade ne pouvait être simulé (1).

Après avoir placé la chaîne sur l'épigastre de la malade, j'en remis la boucle à M. Dolomieu ; elle eut à peine touché ses lèvres que la physionomie de ma-

---

(1) Voici une occasion de bien comprendre l'importance de la distinction que j'ai faite sur la manière dont il fallait considérer la catalepsie. Le docteur Coladon n'admettait pas le mouvement volontaire dans l'état cataleptique, et il avait raison. Petetin et beaucoup d'autres médecins avant et après lui ont toujours fait confusion entre cet état et celui de somnambulisme ou de *lucidité* qui lui succède, parce qu'ils admettent que l'un et l'autre état forment ensemble un accès complet de catalepsie. Mais quand la catalepsie existe, il y a suspension totale des fonctions des sens et des mouvements volontaires ; tous les auteurs l'ont observée, et signalent les malades dans l'état cataleptique comme des *statues* avec lesquelles on ne peut avoir aucun rapport. C'est seulement quand la catalepsie cesse et que le sujet entre dans l'état somnambulique ou de lucidité que l'on peut se mettre en communication avec lui, parce qu'alors il possède les facultés au moyen desquelles se manifestent les phénomènes merveilleux que l'on a à tort attribués à la catalepsie. La catalepsie précède souvent l'accès de somnambulisme et quelquefois le termine aussi ; mais la lucidité somnambulique peut se développer sans être précédée ni suivie de catalepsie. Je le répète, la catalepsie n'est pas une maladie *essentielle ;* elle n'est que l'effet de la modification plus ou moins profonde de l'action nerveuse ; c'est la période du *repos absolu* de toutes les fonctions de la vie de relation. Dr C.

dame de Saint-P... exprima l'attention. Chaque question, faite *mentalement*, lui donnait une expression nouvelle et changeait excessivement celle de l'interrogateur ; elle finit par sourire et fit deux signes approbateurs ! — En honneur ! dit M. Dolomieu, madame a répondu catégoriquement à ma pensée ; mais comme je lui ai dit avec franchise que mes vœux pour son rétablissement étaient mêlés d'un sentiment de curiosité, elle a souri, et les deux signes approbatifs que vous avez remarqués expriment son consentement pour l'expérience que je lui ai proposée.

Je priai M. Dolomieu de parler assez haut pour que nous pussions l'entendre et juger le résultat de l'expérience qu'il se proposait de faire. Il saisit dans sa poche un objet ; sans le produire au dehors, il demanda à la malade : — Tiens-je quelque chose ? Signe de tête approbatif. — Est-ce de l'or ? Signe négatif. — De l'argent ? Approbatif. — Est-il monnayé ? Signe négatif. — Est-ce une pièce qui ait plusieurs faces ? Signe approbatif. — Six ? Négatif. — Trois ? Approbatif. — Cet instrument s'applique-t-il sur une étoffe ? Mouvement des épaules, signe négatif. — Sur du papier ? Signe approbatif. — C'est donc un cachet ? Signe approbatif. — Voyez-vous la face sur laquelle repose mon doigt ? Signe approbatif. — Je vous fais observer qu'il la couvre en entier ? Air riant, signe approbatif. — Est-ce mon chiffre ? Signe négatif. — Mes armoiries ? Signe approbatif. — Découvrez-vous dans l'écusson une couronne de chêne ? Signe négatif. — Deux branches d'olivier en sautoir ? Négatif. — Est-ce un quadrupède ?

Signe négatif. — Un bipède ? Approbatif. — Un homme ? Négatif. — C'est donc un coq plumé ? Mouvement de tête négatif. — Un cygne ? Négatif. — Un faucon ? Négatif. — Un griffon ? Grand signe approbatif de la tête et de la moitié du corps.

M. Dolomieu, frappé d'étonnement, sort le cachet de sa poche, lève le doigt, et nous découvrons l'oiseau désigné dans l'écusson. M. Jacquier avait l'air de me dire : Mon cher docteur, votre compère joue parfaitement son rôle. Il s'empara de la chaîne avec précipitation, pour satisfaire sa curiosité. M. Dolomieu, faisant réflexion que son cachet avait deux autres faces, pria M. Jacquier de la lui rendre pour compléter son expérience. Madame de Saint-P... signala sans hésiter le chiffre et les deux lettres dont il est formé ; ensuite un aigle aux ailes étendues, portant un serpent à son bec. — Madame ne voit-elle plus rien sur ce cachet ? Attention profonde, mouvement qui annonce qu'elle aperçoit autre chose. — Est-ce autour de mon chiffre ? Signe négatif. — Autour de mes armoiries ? Signe approbatif. — Est-ce une devise ? Approbatif. — En anglais : *Honni soit qui mal y pense ?* Signe négatif. — En allemand : *Honneur aux preux ?* Négatif. — En italien : *Tout à tout ?* Grand signe approbatif, air satisfait. Il nous fallut la plus grande attention pour lire cette devise, tant les caractères étaient petits.

M. Jacquier, ne trouvant pas la chaîne assez longue, demanda s'il y en avait une autre. Je fixai un cordonnet en filigrane à sa place ; il en déroula assez pour passer à l'antichambre, replia le cordonnet et le porta sur ses lèvres. Madame de Saint-P... fit un mouvement de tête de son côté et prêta la plus grande attention. M. Jacquier débuta par lui parler *mentalement*; elle répondit par un signe de tête négatif et deux autres approbatifs. — Elle m'a compris, s'écria M. Jacquier, et je vais m'expliquer assez haut pour que vous puissiez juger mes expériences. — Madame, voyez-vous ce que j'ai dans les poches de mon habit; je n'y comprends ni mon mouchoir ni ma tabatière? Signe approbatif. Sont-ce des livres? Approbatif. — Combien dans chaque poche, deux? Signe négatif. — Un? Approbatif. — Celui qui est dans ma poche droite traite-t-il de l'histoire? Attention plus fortement exprimée, signe négatif. — Est-il écrit en latin? Signe négatif. — En allemand? Négatif. — En français? Approbatif. — Est-ce un livre de prières? Signe négatif. — De morale? Négatif. — De voyages? Grand mouvement approbatif. M. Jacquier sort le livre de sa poche et nous dit : Messieurs, voilà mon livre de poste. — L'autre livre, madame, est-il écrit en prose? Signe négatif. — En vers? Approbatif. — Sont-ce des comédies, des tragédies? Signe négatif. — Des fables? Signe négatif. — Des contes? Grand mouvement approbatif. — Voyez-vous le nom de l'auteur? Signe approbatif. — *La Fontaine?* Signe négatif. — *Vasselier?* Approbatif. Nous vérifiâmes les livres, madame de Saint-P... ne s'était point trompée.

A mon tour! s'écria M. Coladon. Il passa au pied du lit de la malade, souleva les couvertures, présenta à ses orteils un très-petit paquet et me pria de l'interroger. Je rétablis la chaîne et je lui demandai : —Voyez-vous ce qu'on présente à vos pieds? Signe approbatif. — De l'or? Aucune réponse, physionomie indécise. M. Coladon quitte son poste, vient se placer à côté de la malade et glisse le petit paquet sur son épigastre, prend la chaîne et lui demande : — Ce louis est-il de bon aloi? Signe négatif. — Est-ce parce qu'il est faux que vous n'avez pas voulu répondre que ce fût de l'or? Signe approbatif. — Voyez-vous combien il perd? Approbatif. — Je vais compter les grains : un, deux, etc. Au huitième elle fit un mouvement de la tête, et M. Coladon nous dit que le louis perdait davantage. Je lui fis remarquer que le mouvement n'avait pas été bien marqué et qu'il fallait la questionner encore. — Perd-il plus de huit grains? Signe approbatif. Il continue à compter; au nombre, quinze, signe approbatif très-prononcé. M. Coladon nous assura qu'il perdait seize grains.

En retirant le louis faux, mon collègue laissa très-adroitement sur l'estomac de madame de Saint-P... un papier cacheté et lui demanda : — Voyez-vous le papier qui est à la place de la pièce d'or? Signe approbatif. — Est-il écrit? La malade soulève la tête, la porte à droite et à gauche, comme si elle cherchait à lire des yeux, à travers les couvertures, et répond par un signe affirmatif. — Combien de lignes, dix? Signe négatif. — Plus de quatre? Négatif. — Deux? Approbatif. — Cet écrit a-t-il quelque rapport à la morale? Sigue négatif. — A la physique? Négatif. — A la médecine? Approbatif. — Est-ce une ordonnance? Aucun signe, physionomie indécise, le mot *ordonnance* paraissait embarrassant. — Est-ce une recette ? Signe approbatif, physionomie satisfaite. — Les drogues désignées dans cette recette ont-elles quelques vertus pour combattre les maladies de nerfs ? Signe approbatif. — Y a-t-il de la magnésie ? Signe négatif. — De la bétoine ? Négatif. — Du quinquina ? Approbatif. — Y a-t-il plusieurs autres substances ? Signe négatif. — Deux ? Négatif. — L'autre drogue est-elle du musc ? Négatif. — De l'ambre ? Négatif. — De la valériane ? Signe approbatif. — Voyez-vous à quelle dose sont prescrites ces drogues ? Signe approbatif. — Le quinquina est-il porté à une demi-once ? Signe négatif. — A une once ? Approbatif. — La valériane à la même dose ? Signe négatif. — Moitié moins ? Signe négatif. — Un quart d'once ? Signe approbatif. M. Coladon tira le papier de dessous les couvertures, rompit le cachet, et nous vîmes tous une recette écrite en deux lignes :

Quinquina . . . . 1 once.
Valériane. . . . . 2 gros.

Après s'être bien assuré du sens de la vue à travers l'épigastre, et à travers les corps opaques, M. Coladon fit une seconde expérience pour se convaincre de l'existence du sens de l'odorat dans la même région ; il tira de sa poche un cocon, en dévissa le bouchon, ensuite, allongeant la chaîne, il se mit à flairer le cocon. Les lèvres et les ailes du nez de la malade s'agitèrent. — Cette odeur vous fatigue ? Signe négatif. — Sentez-vous la rose ? Signe négatif. — La muscade ? Signe négatif. — Est-ce une eau spiritueuse, une huile essentielle? Signe négatif. — Une racine? Signe approbatif. — Est-elle indiquée dans la recette que vous avez lue? Signe approbatif. — Le quinquina? Mouvement des épaules, signe négatif. — La valériane? Signe approbatif. M. Coladon renversa le cocon sur sa main, nous montra et nous fit sentir le petit morceau de racine de valériane qu'il contenait.

Après cette troisième expérience, mon collègue abandonna la chaîne, passa dans l'antichambre, mit quelque chose dans sa bouche, rentra, reprit la chaîne, et au premier contact madame de Saint-P... fit un mouvement de la bouche, comme si elle savourait. — Ce chocolat est-il bon? Signe négatif. — Ce n'est donc pas du chocolat que vous goûtez? Signe négatif. — Un caramel? Signe négatif. — Du biscuit? Négatif. — Du massepain? Grand signe approbatif. M. Coladon tira de sa poche l'autre moitié du massepain, dont il conservait quelques restes dans la bouche, remercia madame de Saint-P..., et obtint la permission de la visiter.

Mon collègue, convaincu par ses propres expériences du transport des sens, me déclara avec franchise que si elles eussent manqué, celles de MM. Dolomieu et Jacquier ne lui auraient inspiré aucune confiance, tant ces prodiges sont au-dessus de la raison et des lois de l'économie animale. Ces messieurs firent le même aveu (1).

(1) Que l'on demande à M. Dubois, d'Amiens, ce qu'il pense de Petetin, de ses malades et des principaux médecins de Lyon qui ont fait

L'électricité en bains et par commotions domptait la catalepsie, mais laissait subsister la contraction des muscles, qui ne cédait qu'à l'immersion de tout le corps dans un bain chargé de glace ; encore fallait-il le répéter chaque jour, et lorsqu'il était impossible de s'en procurer, cette contraction se prolongeait jusqu'au retour de l'accès, qui se manifestait régulièrement à cinq heures du soir par des symptômes extraordinaires. Souvent la malade s'écriait : Je n'entends plus, je ne vois plus les objets de la même manière ; tout est transparent autour de moi et mes regards se portent à des distances incalculables. Combien de fois ne nous a-t-elle pas signalé les personnes qui jouaient au Mail et celles qui, se promenant sur les tapis de la Croix-Rousse, ne passaient sous ses fenêtres qu'un quart d'heure après les avoir désignées sans la moindre erreur !

C'est pendant ce même état, qui n'est qu'une modification du somnambulisme, que madame de Saint-P... nous portait ses plaintes sur le grand nombre de personnes qu'on introduisait chez elle pendant ses accès, et l'impitoyable curiosité qui les poussait à multiplier des expériences qui aggravaient sa maladie et à coup sûr en retardaient la guérison. « Je n'aime pas, disait-elle, les gens faux, et n'ai pas besoin d'être en communication avec eux pour reconnaître un vice qui tient autant à l'âme qu'au cœur ; ce n'est

---

les expériences ci-dessus rapportées, le franc Picard répondra en trois mots : *Jongleur*, *Pantins*, *Niais*. Comment ne pas reconnaître en lui le génie aphoristique d'Hippocrate? Dr C.

qu'avec une extrême répugnance que je me prête à leurs expériences. Je fais réussir la première, mais je divague sur les autres pour les éloigner; cette première expérience devrait leur suffire. Je range dans la même classe les personnes qui ne sont mues que par la curiosité, sans aucun intérêt pour moi, et les imbéciles; autant leurs têtes me font pitié, autant celles des hommes instruits, dont je sonde toutes les pensées et les connaissances, me jettent dans le ravissement (1). »

Le régime analeptique, les bains froids répétés chaque jour, et l'électricité en bains et par commotions, ont triomphé de cette affection dans l'espace de dix-huit mois, malgré des afflictions qui n'ont cessé de tourmenter la malade pendant tout son cours.

On a vu dans les observations ci-dessus que le moyen thérapeutique principal mis en usage par Petetin a été le bain froid chargé de glace, même en hiver; il paraît avoir tout d'abord été porté à prescrire sans hésitation

---

(1) Cette profession de foi de la malade de Petetin ne doit aucunement offenser M. Dubois, d'Amiens; elle n'est pas à son adresse, puisqu'il y a plus de soixante ans qu'elle a été faite. Il faudrait, pour qu'il pût en prendre sa part, qu'il crût aux prévisions des somnambules, et je suis bien convaincu qu'une pareille superstition n'affligera jamais son esprit. J'ai donc tout lieu d'espérer que mon confrère ne me supposera aucune intention maligne parce que je rapporte, dans ce résumé, la disposition particulière où se trouvait la somnambule de Petetin à l'égard de ceux qu'une curiosité malveillante attirait auprès d'elle. Il est bien probable que tous les somnambules lucides ne jouissent pas d'une intuition et d'une clairvoyance aussi pénétrantes; mais à tout événement il m'a paru utile de relater ce fait. Dr C.

ce puissant agent sédatif, même dans le premier cas où on réclama ses soins, par la connaissance qu'il avait acquise d'un fait assez curieux et qu'il a raconté pour encourager à suivre sa pratique, sans toutefois indiquer comment, ni à quelle époque, ce fait avait été observé et recueilli par lui.

« Une jeune hospitalière d'une petite ville du Jura, attaquée de convulsions, fut traitée sans succès par des médecins d'un mérite distingué. On crut voir quelque chose de surnaturel dans sa maladie; les exorcismes, employés secrètement, augmentèrent les mouvements convulsifs et les rendirent plus fréquents. Après deux années de souffrances, cette malheureuse fille obtint de l'évêque de son diocèse la permission de se vouer à *Notre-Dame d'Oneau*, en grande vénération pour ses nombreux miracles. Elle partit vers le milieu du printemps, accompagnée de la supérieure de l'hospice, pour accomplir son vœu; elle était si faible, la voiture si cahotante, le chemin si rude, qu'elle pouvait à peine faire trois ou quatre lieues par jour.

» En arrivant à Oneau, son zèle la porta à gravir le sentier escarpé de l'ermitage; elle fit à la Vierge une courte prière et commença à se trouver mieux; le lendemain elle y fut conduite par les filles du Rosaire, et en sortit tout à fait bien; la neuvaine n'était pas entièrement terminée qu'elle se crut complétement guérie.

» De retour à l'hospice, on parlait en tout lieu de sa guérison miraculeuse, et l'évêque crut utile de la faire constater. Déjà l'affaire était très-avancée, quand la sœur perdit l'appétit et le sommeil. On lui fit prendre tous les matins des tablettes de kermès minéral pour fondre, disait-on, des glaires qui surchargeaient l'estomac et dissiper une pesanteur de tête qu'on attribuait à la même cause : ce remède dérangea tout à fait les fonctions du ventricule; la tête devint plus lourde, et une violente explosion dans les muscles en fut la suite.

» Toutes les bonnes intentions du prélat échouèrent contre cet écueil; les hospitalières allaient dans le monde et la nouvelle de la rechute fut bientôt répandue.

» Dans une crise des plus violentes, la sœur mit sa tête entre ses cuisses, s'enveloppa de son voile, et fit tant de culbutes qu'on l'eût prise pour une boule, si des cris perçants et continus ne se fussent échappés de son sein. Comme elle roulait, une autre sœur ouvrit en entrant la porte de la salle; le ballon, passant avec rapidité, l'enfila, franchit quelques marches, traversa une terrasse et se précipita, de trois ou quatre pieds de hauteur, dans une rivière couverte d'une couche de glace. On n'a jamais su quelle partie du corps de la malade cassa la croûte transparente; mais le mouvement de rotation était si fort qu'il continua après le choc, et la sœur ne fut retirée de l'eau que par une contre-ouverture pratiquée au hasard, et qu'elle saisit adroitement.

» Enveloppée d'une couverture de laine, elle fut portée à l'hospice. On s'apprêtait à la mettre dans un lit chaud, et à lui faire avaler une potion cordiale, lorsqu'elle reprit connaissance. Elle demanda ce qui lui était arrivé; depuis longtemps elle ne s'était trouvée aussi bien. A peine eut-elle senti la chaleur des draps, qu'elle s'élança hors du lit, se couvrit d'une robe légère, se promena à grands pas dans la salle et refusa la potion.

» On craignit de nouveaux accidents qui n'arrivèrent pas; quand on lui eut raconté les dangers qu'elle avait courus, elle prit la résolution de se baigner tous les matins dans la même rivière, malgré les rigueurs de l'hiver. Elle guérit parfaitement, quitta le voile et se maria. »

On conçoit maintenant avec quelle confiance Petetin a dû persévérer dans la prescription des bains d'eau glacée pour maîtriser l'état convulsif; et l'on ne peut contester les avantages qu'il en a obtenus. Ce n'est pas à dire pour cela qu'ils doivent être employés en toutes circonstances, surtout quand les malades, *en état de lucidité,* en repousseront l'usage; aujourd'hui que l'on connaît la prescience que le somnambulisme leur donne, il ne faut jamais s'écarter des avis qu'ils communiquent pour diriger leur traitement. Il en devra être de même pour l'emploi de l'électricité, que Petetin a mis en usage avec succès, mais qui souvent pourrait être fort dangereux. Ce médecin s'était beaucoup occupé d'appliquer l'électricité au traitement des maladies, et n'a connu qu'imparfaitement les facultés des somnambules, au fur et à mesure qu'elles se sont manifestées chez ses malades, et qu'elles ont pu le convaincre de l'importance qu'il y avait à en tenir compte. Je ne terminerai pas, cependant, de puiser dans l'expérience d'un aussi habile praticien, sans résumer une observation qu'il a consignée dans son dernier Traité, parce qu'il s'agit d'une cure obtenue par l'emploi spécial de l'électricité préjugée par la malade elle-même devoir la guérir entièrement.

3e Observation. — *Catalepsie compliquée de somnambulisme avec transport des sens à l'épigastre.*

« Mademoiselle B***, âgée de seize à dix-sept ans, d'un tempérament bilieux-sanguin, d'une taille médiocre, douée d'embonpoint, d'une constitution très-sensible et très-irritable, fut attaquée, peu de temps après avoir éprouvé une fièvre tierce printanière, de mouvements convulsifs avec suffocation, pour avoir donné des secours à une amie pendant un violent accès de passion hystérique.

» Comme cette jeune personne habitait la Bresse, on pensa qu'un principe de fièvre intermittente mal dompté pouvait entretenir cette maladie convulsive qui résistait aux bains répétés et aux antispasmodiques les plus actifs; on se détermina à lui administrer de nouveau l'ipécacuanha, des apozèmes amers et laxatifs, l'extrait de quinquina combiné avec celui de valériane, et ensuite le musc, mais sans succès. La malade fut conduite à Lyon pour y recevoir d'autres secours et changer d'air. On lui appliqua un vésicatoire à chaque bras, on lui fit prendre des pilules purgatives et fondantes; la liqueur minérale anodine d'Hoffmann, à haute dose, fut prodiguée dans l'intervalle des accès, qui n'en devinrent que plus longs et plus violents.

» Appelé en consultation sur la fin de l'automne, je trouvai la malade très-faible. Elle avait la respiration gênée, une douleur lancinante sous le *sternum*, le visage pâle, les yeux abattus; elle était dégoûtée et passait une partie de la nuit dans un état de somnambulisme succédant à des convulsions qui revenaient tous les soirs à la même heure.

» Je soupçonnai la malade attaquée de *catalepsie compliquée de somnambulisme*, sans qu'un principe de fièvre intermittente y eût aucune part, malgré la régularité des accès; que *la frayeur était la cause la plus évidente de cette maladie*, et je demandai à voir un accès avant de proposer aucun moyen curatif.

» L'accès débuta par la pâleur du visage et la décoloration de la peau, par des frissons, des bâillements, le froid des extrémités, des maux de cœur, de l'oppression et un sentiment douloureux de constriction autour des fausses côtes. Des mouvements convulsifs peu violents passaient avec rapidité des extrémités supérieures aux inférieures, et se portaient bientôt aux muscles lombaires et dorsaux; la respiration devenait de plus en plus laborieuse; elle s'accompagnait par intervalles d'un râlement, comme aux approches de l'agonie. Le pouls était petit, serré, convulsif, tantôt mou, souple, égal et lent; les yeux s'animaient et s'éteignaient tour à tour; la crainte de la mort faisait réciter à la malade des prières à mots entrecoupés. Le délire succédait à toutes ces agitations;

mais à mesure qu'il se développait la suffocation diminuait; alors le visage prenait une couleur vermeille, et la malade tombait tout à coup sans mouvement, sans sentiment, sans connaissance, comme si elle eût été dans un profond sommeil. Cette scène orageuse ne durait jamais moins d'une heure.

» La physionomie étonnée de la malade, que je fis remarquer à mes collègues, me donna la certitude qu'elle était attaquée de catalepsie. L'un d'eux s'empara aussitôt d'un de ses bras, l'éleva, et, l'abandonnant à son propre poids, sourit en le voyant tomber.

» Je plaçai aussitôt un doigt sur l'épigastre de la malade, et lui demandai à voix très-basse si elle dormait réellement? Sa réponse négative bien articulée excita le plus grand étonnement; mais lorsqu'elle ajouta *que sa poitrine était l'organe qui souffrait le plus, qu'elle était tout en feu*, alors on commença à se repentir de n'avoir pas ajouté foi au mémoire que j'avais publié sur cette maladie, et employé les moyens qui y sont indiqués pour reconnaître son caractère, ainsi que les phénomènes dont elle s'accompagne.

» Je fis remarquer à mes confrères que l'état de cette jeune personne offrait une variété de catalepsie dans laquelle les membres ne conservent pas les attitudes qu'on leur donne, et ne remplissent pas, comme l'estomac, les fonctions des organes des sens, mais que j'avais trouvé un moyen de leur procurer cet avantage. Après qu'ils se furent assurés qu'elle n'entendait point par le bout des doigts et des orteils, je fis à un bras et à une jambe une légère extension : tous les muscles se contractèrent à la fois, et j'invitai mes collègues à leur donner différentes attitudes, en les prévenant qu'ils éprouveraient de leur part une espèce de résistance, et vérifieraient la propriété qu'ils acquièrent de suppléer aux organes des sens.

» Les expériences, faites et répétées avec le plus grand soin, donnèrent les résultats annoncés. Mes confrères me témoignèrent la satisfaction qu'ils éprouvaient, en m'assurant néanmoins qu'il n'y avait que le temps et des observations multipliées qui pussent donner à ces phénomènes la confiance qu'ils méritaient.

» Nous passâmes une grande partie de la soirée à faire différentes questions à la malade, auxquelles elle répondit d'une manière admirable, et pendant tout ce temps *nous n'aperçûmes aucune disposition au somnambulisme,* par la raison qu'elle était occupée sans relâche à combiner les idées qui lui étaient offertes et à les juger (1).

---

(1) Il est très-curieux de remarquer comment Petetin, malgré toute l'expérience qu'il avait déjà acquise, méconnaissait la véritable cause de la maladie : la modification profonde de l'innervation *par la frayeur*, à laquelle il attribue néanmoins la catalepsie, et surtout l'état réel et complet de *lucidité somnambulique* où se trouvait la malade. Il ne sait pas bien ce que c'est que le somnambulisme lucide, et il constate parfaitement son existence en signalant que la malade répond d'une manière admirable aux différentes questions qui lui sont faites. Mais, pour lui, le *somnambulisme* n'est strictement que ce qu'exprime étymologiquement ce mot : *Agir, marcher pendant le sommeil*. C'est l'ancienne acception du mot, qui a été créé pour expliquer un autre ordre de faits, et dont on s'est servi à tort, il est vrai, pour désigner la faculté de lucidité intuitive. On voit enfin que Petetin considère la *catalepsie* comme une maladie essentielle qui peut être *compliquée* de somnambulisme, avec transport des sens, et accompagnée de phénomènes extraordi-

» Avant de nous séparer, nous convînmes de supprimer toute espèce de remède, de ne panser les plaies des vésicatoires qu'avec les onguents les plus doux; de donner pour nourriture à la malade du lait d'ânesse, etc. — La poitrine me causait de l'inquiétude, quoiqu'elle fût bien conformée et que les évacuations propres au sexe parussent aux époques accoutumées. Cette douleur fixée sous le sternum, qui devenait plus vive pendant les accès, me faisait craindre l'action d'une cause difficile à dompter. Je doutai si je devais proposer à mes confrères d'employer l'électricité pour la combattre : déjà on l'avait attaquée par des vésicatoires appliqués sur le lieu même de la douleur, et je savais qu'on avait l'intention d'y brûler un *moxa*, objet essentiel de la consultation. Une indisposition ne me

---

naires. Cette erreur, que ses confrères partageaient, les a cependant fait sourire quand il a porté son diagnostic, parce que les membres ne gardaient pas les attitudes qu'ils cherchaient à leur donner, et que c'est le signe caractéristique de l'état cataleptique; mais cet état cesse lorsque le somnambulisme survient. Du reste, cette confusion entre la cause et les effets était bien excusable à l'époque où Petetin observait d'aussi étranges phénomènes, sous l'empire des idées régnantes. C'est pour cela qu'il admet la lucidité intuitive comme un effet de la catalepsie, et qu'il n'aperçoit, lorsque cette lucidité se manifeste, aucune disposition au somnambulisme qui selon lui compliquait la catalepsie.

J'ai déjà dit dans la note de la page 156 qu'il était très-important de diriger les somnambules en les empêchant de s'abandonner à une grande exaltation, à laquelle ils sont portés par un accroissement de lucidité qui reste sans application suffisante quand ils sont livrés à eux-mêmes. C'est ce que faisaient sans le savoir, par motif de curiosité, Petetin et ses confrères en passant une grande partie de la soirée à adresser des questions sensées à la malade qui leur répondait d'une manière admirable, et qui par là trouvait une application suffisante de sa lucidité somnambulique; elle parlait et raisonnait au lieu d'agir. D^r C.

permit pas de voir la malade pendant six jours. Un de mes collègues tomba malade, et l'autre me prévint de la nécessité d'employer les moyens les plus énergiques pour suspendre les accès, parce que l'oppression devenait si forte et de si longue durée, que l'on craignait pour la vie.

» Je m'y rendis le même jour. L'accès se manifesta à l'heure ordinaire : je ne trouvai pas les convulsions plus fortes; mais la difficulté de respirer, mais le *stertor* qui augmentait d'un instant à l'autre, me jetèrent dans la plus grande consternation. Ce fatal symptôme résistait à tous les moyens. La couleur plombée des lèvres et des joues, l'enflure du visage et du cou, la proéminence des yeux, la petitesse et l'irrégularité du pouls, la résolution totale des forces, le froid des extrémités, faisaient craindre un épanchement mortel. Je m'efforçai de ranimer le courage des assistants et de mon collègue lui-même, en établissant que l'appareil formidable des accidents qui assiégeaient la poitrine n'indiquait aucun épanchement, ni autre vice essentiel dans le poumon, et dépendait d'une constriction spasmodique des bronches et du diaphragme. Le délire qui ne s'était pas encore montré et la terminaison de l'accès par la *catalepsie* ranimèrent mes espérances; le râlement cessa presque tout à coup, et la perte du sentiment, du mouvement et de la connaissance fit disparaître en quelques minutes les symptômes sinistres de la plus violente agonie.

» J'avais dans ma poche un barreau d'acier aimanté que ma main pouvait dérober entièrement. Je m'approchai de la malade après avoir mis un de ses bras en contraction pour qu'elle pût m'entendre ; je présentai, à trois ou quatre pouces de son épigastre, le *pôle sud* du barreau : sa physionomie changea aussitôt. Je lui demandai sur le bout de ses doigts comment elle se trouvait? — Mieux du côté de l'estomac; mais je vous avertis que si vous ne trouvez pas un moyen de modérer l'accès prochain, qui viendra une demi-heure plus tôt, j'y succomberai. — En quoi consiste le mieux que vous éprouvez dans l'estomac? — Dans une sensation douce qui est produite par un fluide lumineux qui s'échappe du fer que vous tenez et qui le pénètre. — Je renversai ma main pour présenter le *pôle nord ;* la malade poussa un cri, prit des convulsions qui m'obligèrent de changer aussitôt ce pôle; lorsqu'elles furent calmées, je lui demandai de me faire connaître la cause des convulsions qu'elle venait d'éprouver. — Je vous prie de ne plus diriger sur mon estomac l'extrémité de ce fer, la flamme qui en sort est beaucoup trop vive : autant la première est bienfaisante, autant celle-ci me fait mal. — Je répondis à l'impatience de mon collègue et des assistants en mettant sous leurs yeux le barreau d'acier aimanté : ils admirèrent autant que moi ce nouveau prodige. Je dis nouveau, parce que l'idée ne m'était pas encore venue de tenter aucune expérience avec l'aimant dans cette maladie.

» Que l'aimant soit d'une utilité réelle dans le traitement des maladies nerveuses, c'est un fait attesté par des praticiens dignes de foi; mais celles qu'il peut combattre avantageusement, le degré de force qu'il doit avoir et la manière de s'en servir, ne sont pas assez bien déterminés pour l'employer avec confiance dans des cas difficiles et urgents. Je ne proposai donc point d'en faire usage pour dompter le formidable accès que la malade avait annoncé pour le lendemain, et que nous appréhendions tous. J'annonçai que j'avais un moyen plus sûr, qui m'avait réussi non-seulement dans la catalepsie, mais encore dans un asthme convulsif épouvantable : que ce moyen était l'électricité en bains, par étincelles et par commotions.

» Nous nous réunîmes donc le lendemain chez la malade, une heure avant l'invasion de l'accès. Nous lui trouvâmes la voix faible, les yeux éteints, le pouls petit et lent, la respiration plus gênée qu'à l'ordinaire, les extrémités froides, et toujours cette douleur inquiétante sous le sternum qui l'obligeait à se pencher en avant pour se soulager; la crainte de la mort la rendait méconnaissable.

» L'appareil électrique, qu'elle ne connaissait pas, attira son attention; je fis quelques expériences d'attraction et de répulsion qui parurent la distraire et lui inspirer de la confiance. L'accès vint à six heures et demie, comme elle l'avait prédit la veille. Les mouvements convulsifs, sans être très-violents, ne subsistèrent qu'un quart d'heure. Au moment où l'oppression commença à se manifester avec force, je la fis placer sur le fauteuil isolé, je montai derrière elle, et dirigeai la chaîne du conducteur sur son épigastre. Mon confrère fit mouvoir le plateau. Dans cinq ou six minutes cette oppression, qui s'annonçait d'une manière foudroyante, fut entièrement dissipée.

» Je demandai à haute voix à la malade, en m'inclinant vers son oreille, comment elle se trouvait de l'électricité? Point de réponse. Les sens ne subsistaient plus. J'élevai un de ses bras en évitant de lui faire subir aucune extension, et j'éprouvai de la part des muscles une faible résistance : il resta dans l'attitude que je lui donnai. Je répétai à voix très-basse, sur le bout des doigts, la question que je venais de lui faire; elle ne m'entendit point. Je portai un pied hors de l'isoloir, et l'appuyai sur le parquet; j'en obtins aussitôt la réponse *qu'elle se trouvait beaucoup mieux, souffrait moins de la poitrine; que l'électricité lui sauvait la vie, et la* GUÉRIRAIT ENTIÈREMENT.

» Cette assertion consolante mit le comble à la joie des assistants. Mon confrère, étonné et ravi d'un changement qui tenait du miracle, me demanda si l'électricité continuée plus longtemps abrégerait la durée de l'accès de catalepsie. Je répondis que je n'en avais pas fait l'essai; qu'il était en mon pouvoir de le dissiper au moment même, en tirant quelques étincelles du pied de la malade, ou en lui donnant la commotion, mais qu'elle retomberait bientôt après dans le même état. Comme je ne voyais aucun inconvénient à répéter une expérience qui m'avait toujours réussi, je fis mettre à découvert un de ses pieds, et après cinq ou six minutes d'électrisation en bain, je retirai l'étincelle. La malade revint aussitôt, répondit à quelques questions, mais ses yeux perdirent en peu d'instants leur éclat, et le sommeil cataleptique, en les voilant de leurs paupières, ramena la perte de tous les sens.

» En admirant avec mon confrère les heureux effets de l'électricité en bain, qui avait dissipé en quelques minutes l'horrible suffocation et sauvé la malade, je ramenai son attention sur un autre phénomène qu'elle avait encore produit, celui de déterminer une catalepsie parfaite, puisqu'elle avait donné aux membres une roideur qu'ils n'avaient pas dans les précédents accès, et l'aptitude à conserver les différentes positions où on les mettait.

» Je proposai de continuer l'électrisation en bain, pour voir si les membres de la malade reprendraient leur première flexibilité. J'isolai son lit. Mais avant l'opération je lui demandai, à travers une chaîne de six personnes, si elle prévoyait le retour de l'accès pour le lendemain à la même heure? — Non, il reviendra à l'heure ordinaire. — L'oppression sera-t-elle aussi violente? — Oui, si vous ne m'électrisez pas. — Ne voyez-vous rien de plus? — Je serai très-sourde en sortant de l'accès présent, jusqu'à l'entrée du prochain.

» Un bras de la malade restant dans la même position, je veux dire élevé et un peu fléchi, je mis le plateau en rotation sur son axe. Nous vîmes ce membre, après vingt minutes d'électrisation soutenue, tomber insensiblement sur les couvertures; et en examinant les autres membres, nous les trouvâmes également flexibles. Nous prîmes congé de la malade, après avoir recommandé de l'électriser sur le fauteuil isolé, trois fois avant le retour de l'accès, et demi-heure à chaque séance, en évitant soigneusement de lui tirer aucune étincelle, et nous convînmes de revenir le lendemain à la même heure.

» Je m'étais muni d'une bouteille de Leyde, avec l'intention de faire deux expériences. — Elle est très-sourde, me dit mon confrère arrivé avant moi chez la malade; les trois séances électriques n'ont produit aucun effet sur les organes de l'ouïe. Comme il y avait assez de temps jusqu'à l'accès, j'établis dans chaque oreille un petit conducteur de métal, terminé aux extrémités par une boule, et fis détonner les deux surfaces de la bouteille sur les boules extérieures. La malade supporta la commotion sans la moindre incommodité, mais elle n'entendit pas. Je ne revins point à la charge, dans la crainte d'exciter trop d'ébranlement dans le cerveau.

» L'accès se manifesta à l'heure indiquée avec ses symptômes précurseurs. Je n'attendis pas l'augmentation de l'oppression pour électriser : elle n'eut pas lieu, et la catalepsie survint en quelques minutes, mais comme elle avait coutume de venir, c'est-à-dire sans aucune disposition de la part des membres à conserver les attitudes dans lesquelles on les plaçait (1). Lorsque la malade fut au lit, je présentai, à six ou huit pouces de son épigastre, le crochet de ma bouteille fortement chargée, et lui demandai sur les doigts, après avoir rendu son bras conducteur, si elle apercevait quelque

(1) Il faut expliquer cette distinction que fait Petetin en reconnaissant que la malade entrait, sans passer par l'état cataleptique, en somnambulisme lucide, puisqu'on pouvait immédiatement se mettre en rapport avec elle. Dr C.

chose. Sa réponse fut négative. J'ajoutai sur la boule du crochet une aiguille que je collai avec de la cire molle, et dirigeai la pointe à la même distance du côté de son estomac. Elle s'écria aussitôt « qu'elle voyait » une gerbe de feu plus vif et plus petillant que celui » qu'elle avait observé dans son accès précédent, et » qu'elle en éprouvait le plus grand bien; que tout son » intérieur en était illuminé ».

» Je recommandai *de ne point parler à la malade*, pour savoir si le somnambulisme, qui compliquait cette variété de catalepsie, reparaîtrait comme dans les accès précédents : on me le promit, et je me retirai (1).

» Le lendemain matin, mon confrère, qui avait passé une partie de la nuit chez la malade, m'apporta une lettre qu'elle m'avait écrite sous ses yeux. Il m'apprit dans le plus grand détail qu'elle s'était levée, habillée; qu'elle avait travaillé à de la filoche; qu'elle avait renversé sa garde-robe, pour lui donner un autre ordre; que les précautions prises pour entraver sa marche la faisaient rire aux éclats; que ses yeux étaient ouverts, fixes et absolument insensibles à la lumière; qu'il ne lui avait jamais vu le teint aussi animé et la physionomie aussi expressive; qu'*il avait enfin suspendu le*

---

(1) Il va nécessairement arriver ce qui ne peut manquer d'advenir quand on ne dirige pas les somnambules, que leur lucidité s'accroît et qu'ils sont livrés à eux-mêmes sans trouver une application suffisante de leur lucidité ; ils s'exaltent, et ce qui peut arriver de mieux, c'est qu'ils *agissent, marchent pendant leur sommeil*, selon l'étymologie du mot *somnambule*. Dr C.

somnambulisme en lui parlant à voix très-basse sur l'estomac, etc. (1).

» L'accès céda tout à coup à l'heure ordinaire, et la malade éprouva la joie la plus vive de n'être plus sourde. Je tentai, dans l'accès suivant, une expérience à laquelle j'avais pensé, mais qui m'avait toujours échappé. Je portai un doigt sur l'épigastre de la malade, et je lus, *sans articuler*, une tirade de plus de cinquante vers français qu'elle ne connaissait pas. Je lui demandai ensuite si elle pouvait les réciter? — Oui, certainement. — Elle les répéta tous sans hésiter, ou plutôt elle les déclama sans faire une seule faute. Je ne pus la voir dans l'accès suivant; mais sa tante m'apprit qu'en lui parlant de ces vers, elle les avait récités de nouveau; qu'elle avait passé une partie de la nuit à dessiner, à travailler, à se promener, et que, *pour abréger le somnambulisme*, qui sans doute la fatiguait, *elle lui avait parlé sur l'estomac avec autant de succès que la veille*. (Voir les notes ci-dessus.)

» La malade ayant été transportée dans son pays, j'ai su que l'électricité en bains, régulièrement administrée à trois reprises différentes dans l'intervalle des accès, et le lait de vache pour toute nourriture, avaient dompté *cette variété de catalepsie*, dans l'espace de deux mois

(1) Voilà un *et cœtera* qui nous prive de savoir exactement ce qui suivit la *prétendue suspension du somnambulisme* qui, tout simplement, se continua sous une autre forme quand le confrère de Petetin se fut mis en rapport avec la malade et qu'il lui eut ainsi procuré le moyen d'exercer plus favorablement la très-grande lucidité dont elle était douée. J'insiste sur ces remarques pour éclairer les personnes qui n'ont pas l'habitude de voir des somnambules ni l'expérience nécessaire pour les diriger utilement. D^r C.

à peu près; que les derniers accès s'étaient terminés par des sueurs abondantes, et que la diète blanche, continuée pendant une année, avait rétabli l'embonpoint et les forces. »

On voit que les observations recueillies et publiées se multipliaient et devenaient assez nombreuses, assez authentiques; on trouve encore au moment où de Puységur et Deleuze découvraient et propageaient les précieux mystères du *somnambulisme lucide*, une observation curieuse que je dois relater, parce qu'elle a obtenu, avec l'assentiment du corps médical de Bordeaux, une publicité notable, et qu'elle établit que les praticiens ne pouvaient se décider à mettre en usage les moyens indiqués par les connaissances dès lors acquises, et qui eussent été dans ce cas d'une application facile pour modérer l'exaltation de la malade. Les médecins ne refusaient cependant pas, comme on va le voir, de constater les phénomènes étranges et merveilleux qui se manifestaient dans certaines affections nerveuses, mais ils abandonnaient les patients à eux-mêmes, plutôt que de s'écarter dans leur traitement des préceptes de la science impuissante.

OBSERVATION *sur une affection nerveuse extraordinaire, lue à l'assemblée publique de la Société de médecine de Bordeaux, par le* Dr LAMOTHE, *le* 17 *septembre* 1807.

« L'histoire d'une maladie et l'exposé du traitement employé pour la combattre ne pouvant offrir le même degré d'intérêt à tous ceux qui nous font l'honneur d'assister à cette séance, je me bornerai à la partie historique de cette observation.

» Je certifie, au reste, la vérité des faits que je vais rapporter, comme ayant été témoin de plusieurs, et tenant les autres d'une famille trop digne de foi pour les révoquer en doute.

» Vers la fin de mai 1806, mademoiselle Aimée.... dont la décence et la candeur doivent être observées, avait éprouvé depuis quelques mois les signes des premiers élans de la nature (quoiqu'elle n'eût accompli que sa quatorzième année), lorsqu'elle assista aux funérailles d'une de ses amies : le sentiment de peine qu'elle y éprouva lui causa une attaque de nerfs qui dura à peu près quatre heures.

» Étant retournée à sa pension quelques jours après, Aimée alla le même jour à l'église et y fut témoin d'un second convoi : aussitôt nouvelle attaque de nerfs, si violente cette fois que six personnes purent à peine la contenir. Aimée jouit ensuite du plus grand calme jusqu'au 5 juin, qu'elle fut en butte, le soir, à de violents mouvements de nerfs qui se répétèrent toute la nuit.

» Le 6, beaucoup de propos sans suite, d'envies de mordre, de déchirer tout ce qu'elle pouvait attraper, poussant des cris aigus pour peu qu'on la contrariât ou qu'on fît des choses qui lui déplussent.

» Le 7 et jours suivants, durant quarante-huit heures, discours décousus, sans nulle suite; yeux ouverts et fixes, voulant se promener sans cesse en chemise. Telle fut mademoiselle Aimée, cette fille si douce, si honnête en tout autre temps.

» Le bon sens lui étant enfin revenu, crises d'un autre genre, attaques de somnambulisme, durant lequel mademoiselle Aimée, après diverses actions singulières, tomba dans un état d'évanouissement qui mit fin à l'attaque et qui a toujours ensuite continué de terminer les suivantes. Durant ces crises de somnambulisme et pendant très-longtemps, il fallut étendre sur le plancher des matelas, sur lesquels mademoiselle Aimée se roulait, faisant tantôt des cabrioles, et se livrant d'autres fois au désespoir; se rappelant tous les petits déplaisirs qu'elle avait éprouvés en pension de la part de ses compagnes, et versant des torrents de larmes; chantant alternativement les chansons les plus gaies ou bien l'office des morts, crainte, disait-elle, d'en être privée à cette époque; dansant les yeux fermés en tenant dans ses mains un verre et une carafe pleine d'orgeat, sans en laisser tomber une seule goutte; passant ainsi de chambre en chambre, sans jamais se heurter aux meubles ni aux portes. Des accès aussi longs parurent quelquefois jeter mademoiselle Aimée dans une telle faiblesse, que crainte de l'y voir succomber, on lui donna du vin sucré par petites cuillerées et avec beaucoup de peine, la malade ne pouvant ouvrir la bouche pour le recevoir, et aimant cependant tellement le sucre qu'elle s'est souvent plainte lorsqu'elle n'en trouvait pas au fond du verre, et qu'elle en emplissait ses mains pour le manger.

» A ces scènes étranges qui se passèrent tous les jours durant chaque crise de somnambulisme, en succédèrent d'autres bien plus singulières encore. Tantôt mademoiselle Aimée monta sur le manteau de la cheminée de sa chambre, sur les bureaux ou autres meubles, même sur les épaules de ses sœurs; tantôt elle porta à son cou une de ses aînées, plus grande et plus pesante qu'elle, la déshabilla, la coiffa de nuit, la coucha, après avoir fait d'avance son lit, sans jamais se tromper, comme si elle eût vu parfaitement; elle avait cependant les yeux bien fermés, et quelque corps opaque qu'on mît au-devant, elle agit toujours avec la même dextérité.

» Un jour entre autres, étant tombée en somnambulisme après avoir pris un médicament, mademoiselle Aimée sortit de son lit, alla prendre place à la table du déjeuner, s'empara d'un bol à moitié vide, acheva de l'emplir de café au lait, l'avala, et étant alors tombée en évanouissement, elle ouvrit les yeux, témoigna le plus grand étonnement de se voir à table, demanda à déjeuner, et ne voulut jamais convenir d'en avoir déjà fait un.

» Un autre jour, au moment qu'on attendait qu'elle s'éveillât pour lui donner un médicament, la crise de somnambulisme l'ayant prise, elle se plaignit dans cet état de ce qu'on ne lui apportait pas à déjeuner, se leva pour aller le prendre, passa à cet effet dans la chambre voisine, s'empara d'une robe qu'elle reconnut au toucher pour être celle d'une de ses sœurs, la mit en disant : *C'est égal, je peux la mettre pour un moment*, et gagna la porte pour sortir; arrêtée par sa mère, elle se débattit, se courrouça, poussa des cris violents, frappant du pied et s'arrachant les cheveux, comme elle eût pu faire dans le plus grand désespoir. Un morceau de pain qu'on lui présenta la calma, elle retourna sur son lit et mangea avec la plus grande tranquillité.

» Ayant une fois perdu la parole dans une de ses crises, depuis neuf heures du matin jusqu'à dix heures du soir, au point de ne pouvoir se faire entendre que par signes ou par écrit, et paraissant même avoir beaucoup de chagrin, tout à coup Aimée fit une grande exclamation, appela sa mère, battant des mains en signe de joie, et s'écria : *Je suis guérie !* Elle se leva, descendit pour souper, se mit à table, répétant « qu'elle » était parfaitement guérie; que depuis sa maladie elle » avait toujours été fatiguée d'un grand appesantisse» ment dans les moments même où elle était le mieux; » mais qu'il venait de se passer en elle quelque chose » d'extraordinaire, et qu'elle se trouvait aussi bien » qu'avant d'être malade. » C'était un vendredi : tout alla bien, en effet, jusqu'au mercredi suivant, que mademoiselle Aimée eut à dix heures du matin une crise des plus violentes, dans laquelle elle se débattit tellement, qu'il fallut plusieurs personnes pour la contenir. Elle défit en entier son lit, qu'on avait remis en place la veille, porta seule la paillasse et tout le reste du lit à terre, d'un autre côté de la chambre; refit le lit avec le plus grand soin, et après s'y être couchée demanda à dîner. On lui apporta de la soupe, qu'elle mangea d'un grand appétit, ainsi que du premier plat qu'on lui servit ensuite; mais, au second, elle ouvrit les yeux, revint à elle, parut des plus étonnées de se trouver ainsi couchée, demanda qui l'avait portée où elle était, et qu'on lui donnât à dîner. On lui répondit qu'elle avait dîné; elle n'en voulut absolument rien croire, disant qu'elle s'était mise au lit à dix heures; que certainement elle n'avait pas mangé depuis, et dîna pour la seconde fois.

» Une chose, au reste, digne de remarque, c'est que mademoiselle Aimée, dans ses crises, a toujours adressé la parole à une tierce personne avec laquelle on eût dit qu'elle conversait, et cela sans jamais déraisonner. Elle a fait plusieurs fois son lit pendant ses crises, a déshabillé une de ses sœurs pour la coucher avec elle, a été chercher dans un tiroir son mouchoir de tête pour la coiffer de nuit, distinguant à l'odorat le mouchoir qu'elle choisissait de ceux de ses autres sœurs, reconnaissant de même à l'odorat ou au tact toutes les personnes qui s'approchaient d'elle; flairant aussi tout ce qu'on lui présentait, et l'acceptant ou le repoussant, suivant qu'il était ou qu'il n'était pas à elle.

» Un jour, après avoir déshabillé une de ses sœurs, elle la peigna et lui fit de ses cheveux une quinzaine de petites tresses, sonna pour dire de mettre au feu le fer à friser, mit avec soin des papillottes, demanda des épingles noires après s'être assurée qu'il n'y en avait pas dans la table de toilette; alla chercher dans l'armoire de cette sœur sa plus belle robe (sans déranger aucunement les autres), des bas de soie, des souliers.

La crise ayant cessé tout à coup, Aimée témoigna la plus grande surprise de voir sa sœur ainsi parée, et lui demanda où elle devait aller. Pendant huit jours au moins, se plaçant devant une glace pour se coiffer de nuit, elle s'est toujours endormie en faisant un troisième nœud à son mouchoir de tête, et serait tombée si on ne l'eût soutenue, comme elle faisait chaque fois qu'elle se mettait à genoux pour faire sa prière.

» Ayant été en diverses circonstances menée à la campagne pour y prendre l'air et la distraire, elle passa la première fois un jour entier sans avoir d'attaque de somnambulisme, de manière à faire croire qu'elle en était délivrée; mais plusieurs autres fois elle en fut prise en montant en voiture, et ne fut pas moins étonnée que contente, à la fin de l'attaque, de se voir à la campagne. Elle y parcourut un jour, en courant les yeux fermés, toutes les chambres de la maison, comme si elle en eût bien connu tous les êtres, passant à toutes les portes sans jamais se heurter, comme si elle eût eu les yeux ouverts. Dans une de ses promenades à la campagne, Aimée ayant été prise d'une crise de somnambulisme, elle se coucha au milieu du chemin, disant qu'elle se mettait au lit, se plaignit de la dureté de son traversin.

» Dans une autre crise, voulant savoir l'heure, elle courut au jardin consulter au toucher le cadran solaire, les yeux parfaitement clos, et quoique sa sœur, qui l'avait suivie, mît sa main au-devant pour s'assurer qu'elle n'y voyait pas. Rentrée à la maison, et la crise passée, on demanda à Aimée l'heure qu'il était, et, ne sachant que répondre, elle retourna au jardin les yeux ouverts, cette fois, consulter le cadran solaire. Durant ses crises, elle a deux fois écrit de la campagne, à sa mère, des lettres du style le plus suivi. La crise ayant cessé à la seconde lettre avant que l'adresse y fût mise, on l'ôta de devant elle : la crise revenue deux heures après, Aimée réclama sa lettre pour y mettre l'adresse. Ayant été prise une fois de somnambulisme en revenant à pied dans la campagne, elle n'en continua pas moins son chemin ; ses sœurs étant venues en voiture à sa rencontre, elle les reconnut toutes, monta avec elles sans la moindre difficulté, comme si elle eût parfaitement vu, et sans que le cocher s'aperçût de son état de somnambulisme.

» Dans ses promenades du soir, à la ville, elle a été souvent prise dans les rues, a désigné les maisons de sa connaissance où on avait parlé d'elle. Dans les derniers temps de la maladie d'Aimée, on ne pouvait lui faire la moindre espèce de singerie ou de grimace, pour badiner, qu'elle n'eût une attaque. L'aboiement d'un chien de la rue, et le bruit un peu prolongé de quelque instrument de musique que ce fût, en déterminaient de très-fortes.

» Dans les temps les plus récents, elle a enseigné les moyens de la sortir de crise. Elle a prescrit tantôt de lui toucher les paupières avec un doigt mouillé, et tantôt de serrer simplement le bout d'un de ses petits doigts : la pression de quelqu'un des autres doigts n'opéra rien. Après avoir fixé l'heure de la sortie de crise en lui serrant le bout du petit doigt, si on a voulu le faire avant l'heure, elle a dit que c'était inutile, que l'heure n'était pas encore arrivée, et elle ne s'est pas trompée. Ses sœurs lui ayant demandé d'autres fois l'heure qu'il était : Laissez-moi, répondait-elle, monter ma pendule. Après avoir fait sur son front le même mouvement que si elle en eût en effet monté une, elle disait justement l'heure que marquait celle de l'appartement, quoiqu'il y eût souvent plus de deux heures qu'elle ne l'eût vue.

» Il est arrivé plusieurs fois à Aimée de dire : J'aurai une attaque tel jour, à telle heure ; et ses prédictions se sont constamment vérifiées, au point qu'une fois ses sœurs l'ayant tenue à la croisée pour la distraire et l'empêcher de penser à l'heure de l'attaque prédite, elle n'en a pas moins été prise à la minute. Elle ajouta une fois qu'une voix qu'elle entendait lui fixerait le jour de sa dernière attaque ; et en ayant éprouvé une le lendemain à onze heures, elle annonça que sa voix lui disait que ce serait le 7 du mois suivant (septembre), à onze heures de la pendule, qu'elle éprouverait cette crise. Elle n'eut, dans l'intervalle, jusqu'au 7 septembre, que de très-légères attaques. Mais ce jour, huitième de la prédiction, étant avec ses sœurs dans une chambre où n'était pas la pendule, et où elle ne pouvait pas l'entendre sonner, Aimée fut prise de somnambulisme à onze heures précises, au milieu d'une conversation. Après trois mois de maladie, et depuis le 7 septembre de l'année dernière, mademoiselle Aimée est parfaitement guérie : elle est grasse, très-fraîche, et n'a pas eu la plus légère attaque de nerfs. »

Cette observation fournit un type parfait des affections nerveuses dans lesquelles les praticiens doivent utiliser l'état somnambulique.

La jeune fille a donné de nombreuses preuves d'une lucidité incohérente, désordonnée même à tel point, que l'on serait très-porté à la considérer comme atteinte d'une sorte d'aliénation mentale, quand on ne sait pas dans quels troubles apparents peut jeter l'exaltation excessive des somnambules lucides livrés à eux-mêmes. Cependant, mademoiselle Aimée possédait une lucidité *spontanée* très-précieuse, facile à régler chez la plupart des malades bien dirigés tout d'abord par une volonté ferme et soutenue de les empêcher de s'abandonner au désordre d'idées accumulées qui les assiégent et dont ils font la plus mauvaise application. C'est quand on est à même de maîtriser moralement ces sortes de passions dites hystériques, que l'on reconnaît la puissante influence de la volonté d'un être fort sur un être faible, et sa communication sympathique.

Je vais rapporter un fait qui m'est personnel et où je suis parvenu en quelques instants à déterminer un somnambulisme lucide complet au moyen duquel j'ai pu immédiatement connaître les phases par lesquelles la patiente devait passer; le jour, l'heure et la minute où se manifesteraient les accès successifs dont elle devait encore être atteinte, leur durée, les moyens de les combattre, enfin l'époque exacte de la guérison. En outre, cette malade fit aux personnes qui l'assistaient avec moi accidentellement, des révélations de faits qui les concernaient et dont il était impossible qu'elle eût eu les moindres indices. Bien plus, elle me fit particulièrement savoir avec détails non-seulement ce qui se passait dans mes plus intimes relations de famille, mais encore ce qui arriverait dans tel temps et telles circonstances.

Je vais seulement résumer cette intéressante observation.

Joséphine ***, âgée de vingt-quatre ans, d'une constitution robuste, fille intelligente, de bonnes mœurs, douce, mais d'un caractère très-ferme et très-résolu, était nièce d'un de mes locataires, vieillard fort âgé, faible d'esprit, dont elle dirigeait seule la maison d'une manière confortable. Joséphine avait été saignée plusieurs fois et soignée par le docteur Recurt pour des attaques de nerfs qu'on avait attribuées à une surabondance de sang, sans qu'on s'en soit autrement préoccupé.

Au commencement de l'été de 1852, je me rendis dans la maison où son oncle occupait un appartement et où des travaux avaient été exécutés, pour les vérifier avec un architecte et les entrepreneurs. A peine avions-nous commencé l'examen des travaux, que la demoiselle Joséphine, qui vaquait à des occupations de ménage, tomba tout à coup sur les marches d'un perron et éprouva de violentes convulsions avec sentiment de strangulation, trismus des mâchoires, mais sans écume à la bouche. Je lui jetai un peu d'eau froide au visage sans avantage; on se hâta d'étendre un matelas par terre où je la fis maintenir en dirigeant les forces de plusieurs hommes de manière qu'on ne la blessât pas. Dans un moment de répit je voulus lui faire prendre une cuillerée d'eau de fleurs d'oranger avec un peu d'éther que des voisins venaient d'apporter, mais les mâchoires étaient tellement serrées qu'il me fut impossible de rien introduire dans la bouche. D'autres moyens antispasmodiques furent essayés sans succès; des convulsions terribles se succédaient à de courts intervalles. Je me décidai à la magnétiser d'*intention*, en lui parlant, bien qu'on m'assurât que lorsqu'elle était dans ses crises, elle ne répondait jamais aux questions qu'on lui adressait. Elle ne rentrait dans le calme, me dit son oncle, que lorsque ses forces étaient épuisées. Je persistai néanmoins à lui parler avec bonté et fermeté; je n'ai pas l'usage des autres moyens de magnétisation. Voici comment je procédai.

Pendant que plusieurs personnes tenaient Joséphine étendue sur le matelas en maintenant ses pieds, ses genoux, ses mains et ses bras pour éviter qu'elle ne me frappât involontairement, je passai mon bras droit derrière sa tête, autour de son cou, et je pris légèrement un point d'appui avec ma main gauche sur le creux de son estomac. — Allons, Joséphine, lui dis-je alors à haute voix, mais avec une inflexion de bienveillance, vous savez que je suis médecin, je veux vous soulager.... Voyons, aidez-moi.... Dites-moi ce qui pourrait vous être utile.... Vous ne me répondez pas, parlez, je vous en prie.... Vous le pouvez si vous le voulez.... Voulez-vous me répondre? Après avoir répété trois ou quatre fois cette interrogation, Joséphine prononça très-clairement le mot *oui*.—C'est bien, lui dis-je, courage; que vous faut-il? — *Mon mouchoir trempé d'eau froide sur la tête.*—Avez-vous besoin de boire quelque chose? —*Non.*

Très-confiant pour la suite de la crise, j'invite les assistants à s'écarter pour qu'un air pur pénètre mieux autour de la malade. Je fais renouveler le mouchoir imbibé d'eau froide sur la tête et je continue à converser avec Joséphine. — Avez-vous eu déjà des crises aussi fortes? — Oh! oui. — En aurez-vous encore? — Oui, jusqu'à ce que j'aie accompli ma vingt-cinquième année. — Combien d'ici-là? — Joséphine indique les jours et heures où elle aura des attaques, leur nombre *quatre,* avant que sa vingt-cinquième année soit accomplie. Je lui promets de ne pas manquer d'assister à toutes ses crises, même à celles qui devaient avoir lieu la nuit, puisqu'elle m'indiquait avec précision l'époque et le moment où elles se manifesteraient. Elle me répondit : — Aux trois premières, oui, mais à la dernière vous n'y serez pas. — Puisque je vous le promets! — Vous ne pourrez pas vous y trouver. — Pourquoi? — Parce que vous serez auprès d'une grande dame que vous ne pourrez pas quitter. En effet, je n'ai assisté qu'aux trois premières attaques; deux fois avec des confrères, messieurs Bellanger et Lelibon, qui m'avaient témoigné le désir de constater la prédiction que Joséphine avait faite plusieurs mois d'avance. Je n'ai point assisté à la quatrième crise; la *grande dame* que je ne pouvais pas quitter était tout simplement ma femme.

Mais ce qui paraîtra plus merveilleux c'est que la première fois que je me trouvai accidentellement à la crise de Joséphine et que je la fis parler ou plutôt que je la somnambulisai, elle était devenue si lucide, qu'aussitôt qu'elle eut cessé de parler de ce qui la concernait, elle me dit avec étonnement : « Mais, monsieur Comet, » votre dame est comme moi, et elle voit bien mieux que » moi. Oh! cette pauvre dame, il y a bien longtemps » qu'elle est comme ça. — Savez-vous quand cela cessera? — Ça ne finira qu'avec elle. Oh! mon Dieu, » comme je vois des choses qui vous affligent ainsi que » votre plus jeune fille madame D...! » Joséphine me donna alors à voix très-basse des indications surprenantes, sans être questionnée ni aucunement sollicitée de faire ces communications : Telle personne, me dit-elle, projette telle et telle chose; elle sera demain dans tel café, rue de Paris, y écrira une lettre pour..., puis passera devant tel endroit à onze heures précises pour..., etc. Enfin je suis obligé de mettre un terme à sa préoccupation incessante en m'efforçant de la réveiller. Elle cède enfin à mes désirs, et encore à moitié somnambule, je la fais lever et la mène faire une petite promenade dans le jardin, après laquelle elle est rentrée dans son état habituel, ne se rappelant rien de ce qui lui était arrivé et de ce qu'elle avait dit, et n'éprouvant qu'un sentiment de lassitude assez prononcé, qui ne l'a toutefois aucunement empêchée de reprendre ses occupations.

Les faits que Joséphine avait signalés comme devant avoir lieu le lendemain ont été constatés *de visu* et contre-vérifiés; ils se sont accomplis à l'heure exacte qu'elle avait annoncée. Depuis plusieurs années Joséphine est mariée et jouit d'une très-bonne santé.

On ne réussit pas toujours aussi promptement et aussi heureusement, en magnétisant *d'intention*, à déterminer le somnambulisme, surtout lucide; mais cette observation peut servir d'exemple pour se pénétrer de la manière dont il convient d'agir avec patience et persévérance pour arriver à somnambuliser les personnes atteintes de mouvements convulsifs, de quelque nature qu'ils soient, pendant leurs attaques. On peut d'ailleurs mettre en usage d'autres moyens de magnétisation si on les possède. Une très-grande susceptibilité nerveuse, les spasmes, la suspension de la sensibilité et sa perversion, les troubles passagers de l'intelligence normale, les hallucinations, la perturbation ou l'exaltation accidentelles des facultés mentales, sont des indications caractéristiques de la prédisposition des sujets à entrer dans l'état de somnambulisme; et l'on a trop souvent confondu les symptômes de la prédisposition à cet état particulier de la vie humaine avec les lésions cérébrales organiques qui sont les vraies causes de l'aliénation mentale. Dans tous les cas, si on échoue dans les tentatives pour déterminer le somnambulisme on n'aura porté aucun préjudice aux malades, tandis qu'au contraire on les prive d'un grand avantage en ne les rendant pas somnambules quand ils peuvent le devenir.

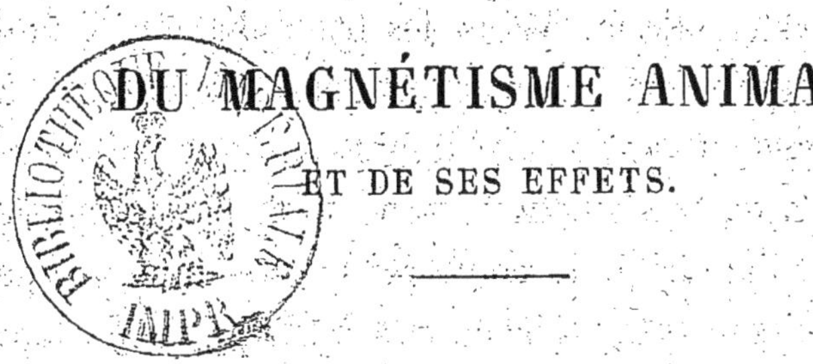

DU MAGNÉTISME ANIMAL

ET DE SES EFFETS.

Les effets du magnétisme animal ont été authentiquement constatés dans un rapport fait à l'Académie de médecine par les honorables et savants membres d'une Commission prise dans le sein de cette Compagnie pour étudier, vérifier et apprécier les faits qui ont pu se produire sous l'influence exclusive du magnétisme animal. Je me bornerai à consigner ici un extrait de l'exposé des travaux des commissaires, puis je rassemblerai les faits les plus saillants constatés dans leur rapport; enfin je relaterai un certain nombre d'autres faits curieux et intéressants qui ont été observés et recueillis par divers praticiens antérieurement et postérieurement au travail de la Commission.

Je n'ai personnellement aucune observation particulière à produire; je ne me suis jamais livré à la pratique du magnétisme animal, mais je me suis adonné à son étude depuis que je me suis trouvé, comme on l'a vu dans la première partie de cet ouvrage, dans le cas d'observer sur ma femme les merveilles du somnambulisme lucide naturel spontané. Je ne serai donc dans cette dernière partie de mon livre qu'un historien tout à fait désintéressé et impartial, n'ayant d'autre but que de défendre la vérité non-seulement contre l'erreur, mais surtout contre la mauvaise foi, l'incrédulité stupide et le dénigrement systématique. A tous les triomphateurs il faut des insulteurs; c'est pourquoi je donnerai la parole à ces derniers, autant que de besoin, afin que le lecteur puisse former sa conviction, non moins par le mérite des faits et l'autorité de ceux qui les constatent, que par l'impuissance des détracteurs à les priver de leur authenticité et de leur valeur réelle.

EXTRAIT D'UN RAPPORT *fait par M. Husson à l'Académie royale de médecine, les 21 et 28 juin 1831, au nom d'une Commission désignée par cette compagnie pour examiner les phénomènes du magnétisme animal.*

MESSIEURS,

Plus de cinq ans se sont écoulés depuis qu'un jeune médecin, M. Foissac, dont nous avons eu de fréquentes occasions de juger le zèle et l'esprit observateur, crut devoir fixer l'attention de la section de médecine sur les phénomènes du magnétisme animal. Il lui rappela que le rapport fait en 1784 par la Société royale de médecine, avait trouvé parmi les commissaires chargés des expériences, un homme consciencieux et éclairé, (M. de Jussieu), qui avait publié un rapport contradictoire à celui de ses collègues; que depuis cette époque le magnétisme avait été l'objet de nouvelles expériences, de nouvelles recherches; et si la section le trouvait convenable, il proposait de soumettre à son examen une somnambule qui paraissait propre à éclairer une question que plusieurs bons esprits de France et d'Allemagne regardaient comme loin d'être résolue, bien qu'en 1784 l'Académie des sciences et la Société royale de médecine eussent prononcé leur jugement contre le magnétisme.

Une Commission composée de MM. Adelon, Burdin aîné, Marc, Pariset et moi, fut chargée de vous faire un rapport sur la proposition de M. Foissac.

Ce rapport, présenté à la section de médecine dans sa séance du 13 décembre 1825, concluait à ce que le magnétisme fût soumis à un nouvel examen; cette conclusion donna lieu à une discussion animée qui se prolongea pendant trois séances, les 10 et 24 janvier et 14 février 1826. La Commission répondit, dans cette dernière séance, à toutes les objections dont son rapport avait été l'objet, et dans la même séance, après une mûre délibération, après le mode jusqu'alors inusité en matière de science d'un scrutin individuel, l'Académie arrêta qu'une Commission spéciale serait chargée d'examiner de nouveau les phénomènes du magnétisme animal.

Cette nouvelle Commission, composée de MM. Bourdois, Double, Itard, Guéneau de Mussy, Guersant, Fouquier, Laënnec, Leroux, Magendie, Marc et Thillaye, fut nommée dans la séance du 28 février 1826. Quelque temps après M. Laënnec ayant été forcé de quitter Paris pour raison de santé, je fus désigné pour le remplacer, et la Commission ainsi constituée s'occupa de remplir la mission dont elle avait été investie.

Son premier soin, avant la retraite de M. Laënnec,

fut d'examiner la somnambule qui avait été offerte par M. Foissac. Diverses expériences furent faites sur elle dans le local de l'Académie ; mais, nous devons l'avouer, notre inexpérience, notre impatience, notre méfiance trop vivement manifestées peut-être, ne nous permirent d'observer que des phénomènes physiologiques assez curieux, mais dans lesquels nous n'observâmes aucun phénomène de somnambulisme. Cette somnambule, fatiguée sans doute de notre exigence, cessa à cette époque d'être mise à notre disposition, et nous dûmes chercher dans les hôpitaux des moyens de poursuivre nos expériences.

M. Pariset, médecin de la Salpêtrière, pouvait plus que qui que ce fût nous aider dans nos recherches ; il s'y prêta avec un empressement qui malheureusement n'a point eu de résultat. La Commission, qui fondait une grande partie de ses espérances sur les ressources que pouvait lui fournir cet hôpital, soit sous le rapport des individus qu'elle aurait soumis aux expériences, soit sous celui de la présence de M. Magendie, qui avait demandé à les suivre comme commissaire, la Commission, disons-nous, se voyant privée des moyens d'instruction qu'elle espérait y trouver, eut recours au zèle de chacun de ses membres.

M. Guersant lui promit le sien dans l'hôpital des Enfants, M. Fouquier dans celui de la Charité, M. Guéneau et le rapporteur dans l'Hôtel-Dieu, M. Itard dans l'institution des Sourds-Muets, et dès lors chacun se disposa à faire des essais dont il devait rendre témoins les autres membres de la Commission. Bientôt d'autres et de plus puissants obstacles ne tardèrent pas à arrêter nos travaux; les causes qui ont pu faire naître ces obstacles nous sont inconnues, mais en vertu d'un arrêté du conseil général des hospices en date du 19 octobre 1825, qui défendait l'usage de tout remède nouveau qui n'aurait pas été approuvé par une commission nommée par le conseil, les expériences magnétiques ne purent être continuées à l'hôpital de la Charité.

Réduite à ses propres ressources, à celles que les relations particulières de chacun de ses membres pouvaient lui offrir, la Commission fit un appel à tous les médecins connus pour faire ou avoir fait du magnétisme animal l'objet de leurs recherches. Elle les pria de la rendre témoin de leurs expériences, de lui permettre d'en suivre avec eux la marche, d'en constater les résultats. Nous déclarons que nous avons été on ne peut mieux servis dans nos espérances par différents de nos confrères, et surtout par celui qui le premier avait soulevé la question de l'examen du magnétisme, par M. Foissac. Toutefois, Messieurs, ne croyez pas que votre Commission ait, dans aucune circonstance, confié à d'autres qu'à elle le soin de la direction des expériences dont elle a été témoin; que d'autres que le rapporteur aient tenu, minute par minute, la plume pour la rédaction des procès-verbaux constatant la succession des phénomènes qui se présentaient, et à mesure qu'ils se présentaient. La Commission a mis à remplir tous ses devoirs l'exactitude la plus scrupuleuse; si elle rend justice à ceux qui l'ont aidée de leur bienveillante coopération, elle doit détruire les plus légers doutes qui pourraient s'élever dans vos esprits sur la part plus ou moins grande que d'autres qu'elle auraient prise dans l'examen de cette question. C'est elle qui a toujours conçu les divers modes d'expérimentation, qui en a tracé le plan, qui en a constamment dirigé le cours, qui en a suivi et décrit la marche; enfin, en se servant d'auxiliaires plus ou moins zélés et éclairés, elle a toujours été présente, et toujours elle a imprimé sa direction propre à tout ce qui a été fait.

Aussi vous verrez qu'elle n'admet aucune expérience faite en dehors de la commission, même par des membres de l'Académie. Quelque confiance que doivent établir entre nous l'esprit de confraternité et l'estime réciproque dont nous sommes tous animés, nous avons senti que dans l'examen d'une question dont la solution est si délicate, nous ne devions nous en rapporter qu'à nous seuls et que vous ne pourriez vous en rapporter qu'à notre garantie. Nous avons cru cependant devoir excepter de cette exclusion rigoureuse un fait très-curieux, observé par M. J. Cloquet; nous l'avons admis parce qu'il était déjà, pour ainsi dire, la propriété de l'Académie, la section de chirurgie s'en étant occupée dans deux de ses séances.

Ce rapport, Messieurs, que nous sommes loin de vous présenter comme devant fixer votre opinion sur la question du magnétisme, ne peut, ne doit être considéré que comme la réunion et la classification des faits que nous avons observés jusqu'à présent; nous vous l'offrons comme une preuve que nous avons cherché à justifier votre confiance, et tout en regrettant qu'il ne repose pas sur un plus grand nombre d'expériences, nous avons cependant l'espoir que vous l'accueillerez avec indulgence, et que vous en entendrez la lecture avec quelque intérêt. Nous croyons toutefois devoir vous prévenir que ce que nous avons vu dans nos expériences ne ressemble en aucune manière à tout ce que le rapport de 1784 cite des magnétiseurs de cette époque. Nous n'admettons ni ne rejetons l'existence d'un fluide, parce que nous ne l'avons pas constatée; nous ne parlons ni du baquet, ni de la baguette, ni de la chaîne que l'on établissait en faisant communiquer tous les magnétisés par les mains, ni de l'application des moyens prolongés quelquefois pendant plusieurs heures sur les hypocondres et le ventre; ni du chant, ni de la musique qui accompagnaient les opérations magnétiques, ni de la réunion d'un grand nombre de personnes qui se faisaient magnétiser en présence d'une foule de témoins, parce que toutes nos expériences ont eu lieu dans le calme le plus parfait, dans le silence le plus absolu, sans aucun moyen accessoire, jamais par un contact immédiat et toujours sur une seule personne à la fois.

Nous ne parlons pas de ce que, du temps de Mesmer, on appelait si improprement *crise*, et qui consistait en convulsions, en rires quelquefois inextinguibles, en pleurs immodérés, en cris perçants, parce que nous n'avons jamais rencontré ces différents phénomènes.

Sous tous ces rapports nous ne balançons pas à prononcer qu'il existe une très-grande différence entre les faits observés et jugés en 1784, et ceux que nous avons recueillis dans le travail que nous avons l'honneur de vous présenter; que cette différence établit entre les uns et les autres une ligne de démarcation on ne peut plus tranchée, et que si la raison a fait justice d'une grande partie des premiers, l'esprit de recherche et d'observation doit s'étudier à multiplier et à apprécier les seconds.

Il en est du magnétisme, Messieurs, comme de beaucoup d'autres opérations de la nature, c'est-à-dire qu'il est nécessaire que certaines conditions soient réunies pour produire tels ou tels effets : c'est une vérité incontestable. Que ces conditions soient extérieures ou physiques, qu'elles soient intimes ou morales, comme celles que les magnétiseurs prétendent être indispensables au développement des phénomènes magnétiques, il suffit qu'elles existent et qu'elles soient exigées par eux, pour que la commission ait dû se faire une obligation de chercher à les réunir et un devoir de savoir s'y soumettre. Pourtant nous n'avons dû ni voulu nous dépouiller de cette inquiète curiosité qui nous portait en même temps à varier nos expériences et à mettre en défaut, si nous le pouvions, les pratiques et les promesses des magnétiseurs. Nous avons cherché tout simplement à être des observateurs curieux, méfiants et exacts.

Dans toutes les expériences que nous avons faites, nous avons toujours observé le silence le plus rigoureux, parce que nous avons pensé que dans le développement de phénomènes aussi délicats, l'attention du magnétiseur et du magnétisé ne devait être distraite par rien d'étranger. Nous ne voulions pas d'ailleurs mériter le reproche d'avoir nui par des conversations ou par des distractions au succès de l'expérience, et nous avons toujours eu soin que l'expression de nos physionomies n'inspirât ni gêne au magnétiseur ni doute au magnétisé; notre position, nous aimons à le répéter, a été constamment celle d'observateurs curieux et impartiaux. Ces diverses conditions, dont plusieurs avaient été recommandées dans les ouvrages du respectable M. Deleuze, ayant été bien établies, voici ce que nous avons vu :

La personne qui devait être magnétisée a été placée, assise, soit sur un fauteuil commode, soit sur un canapé, quelquefois même sur une chaise.

Le magnétiseur, assis sur un siége un peu plus élevé, en face et à un pied de distance d'elle, paraît se recueillir quelques moments, pendant lesquels il prend ses pouces entre deux doigts, de manière que l'intérieur de ses pouces touche l'intérieur des siens. Il fixe les yeux sur elle et reste dans cette position jusqu'à ce qu'il sente qu'il s'est établi une chaleur égale entre ses pouces et les siens. Alors il retire ses mains en les tournant en dehors, les pose sur les épaules, où il les laisse environ une minute, et les ramène lentement par une sorte de friction très-légère le long des bras jusqu'à l'extrémité des doigts; il recommence cinq ou six fois ce mouvement que les magnétiseurs appellent *passe*, puis il porte ses mains au-dessus de la tête, les y tient un moment, les descend en passant devant le visage à la distance d'un ou deux pouces, jusqu'à l'épigastre, où il s'arrête encore en appuyant ses doigts sur cette partie, et il descend lentement le long du corps jusqu'aux pieds. Ces *passes* se répètent la plus grande partie de la séance, et lorsqu'il veut la terminer, il les prolonge au delà de l'extrémité des mains et des pieds, en secouant ses doigts chaque fois. Enfin il fait devant le visage et la poitrine des *passes* transversales à la distance de trois ou quatre pouces, en présentant les deux mains rapprochées et en les écartant brusquement. D'autres fois il rapproche les doigts de chaque main et les présente à trois ou quatre pouces de distance de la tête ou de l'estomac, en les laissant dans cette position pendant une ou deux minutes, puis les éloignant et les rapprochant alternativement de ces parties avec plus ou moins de promptitude, il simule le mouvement tout naturel qu'on exécute lorsqu'on veut se débarrasser d'un liquide qui aurait humecté l'extrémité des doigts. Ces divers modes ont été suivis dans toutes nos expériences, sans nous attacher à l'un plutôt qu'à l'autre, souvent n'en employant qu'un, quelquefois nous servant de deux, et nous n'avons jamais été dirigés dans le choix que nous avons fait par l'idée qu'un mode produirait un effet plus prompt et plus marqué que l'autre.

La Commission ne suivra pas, dans l'énumération des faits qu'elle a observés, l'ordre des temps dans lequel elle les a recueillis; il lui a paru beaucoup plus convenable, et surtout beaucoup plus rationnel, de vous les présenter classés selon le degré plus ou moins prononcé de l'action magnétique qu'elle a reconnu dans chacun d'eux.

Ainsi nous avons établi les quatre divisions suivantes :

1° Les effets du magnétisme sont nuls chez les personnes bien portantes et chez quelques malades.

2° Ils sont peu marqués chez d'autres.

3° Ils sont souvent le produit de l'ennui, de la monotonie, de l'imagination.

4° Enfin on les a vus se développer indépendamment de ces dernières causes, très-probablement par l'effet du magnétisme seul (1).

Quand l'individu soumis à l'action du magnétisme est en somnambulisme, les magnétiseurs nous assurent qu'il n'entend ordinairement que les personnes que l'on a mises en rapport avec lui, soit celle qui le magnétise, soit celles que le magnétiseur aurait mises en communication avec lui par le moyen de la jonction des mains ou d'un contact immédiat quelconque. Selon eux, les organes extérieurs de ses sens sont tous ou presque tous assoupis, et cependant ils éprouvent des sensations. Ils ajoutent que l'on dirait qu'il se réveille en lui un sens intérieur, une sorte d'instinct qui l'éclaire tantôt sur sa conservation, tantôt sur celle des personnes avec lesquelles il est en rapport. Pendant tout le temps que dure ce singulier état, il est, disent-ils, soumis à l'influence de celui qui le magnétise, et paraît lui obéir avec une docilité sans réserve, sans même que

(1) Ce sont les faits intéressants classés dans cette quatrième division qui vont être extraits textuellement du rapport de la Commission.

sa volonté fortement prononcée à l'intérieur soit manifestée ni par un geste ni par une parole.

Ce singulier phénomène, Messieurs, a paru à votre Commission un objet d'autant plus digne de son attention et de ses recherches, que, bien que Bailly eût paru l'entrevoir, il n'était cependant pas connu lorsque le magnétisme fut soumis à l'examen des commissaires qui jugèrent le magnétisme en 1784, et qu'en outre c'était pour l'étudier que M. Foissac avait pour ainsi dire *exhumé* la question du magnétisme. Ce fut en effet en 1784, après la publication du rapport des commissaires, qu'il fut observé pour la première fois à Buzancy, près Soissons, par un des plus zélés sectateurs et promoteurs du magnétisme animal, M. de Puységur.

Dans un sujet qui pouvait être si facilement exploité par le charlatanisme, et qui nous paraissait si éloigné de tout ce que l'on connaissait jusqu'alors, vos commissaires ont dû être très-sévères sur le genre de preuves admises pour constater ce phénomène, et en même temps ils ont dû se tenir continuellement en garde contre l'illusion et la fourberie dont ils devaient craindre d'être les dupes.

La Commission réclame votre attention pour les observations suivantes, dans la disposition desquelles elle a eu pour but que le développement de ce singulier état et la manifestation des phénomènes qui le caractérisent vous offrissent toujours une progression croissante, de telle sorte qu'ils fussent de plus en plus évidents.

Mademoiselle Louise Delaphane, âgée de seize ans,

demeurant rue Tirechape, n° 9, avait une suppression menstruelle accompagnée de douleurs, de tension et de gonflement dans le bas-ventre, lorsqu'elle entra à l'Hôtel-Dieu le 13 juin 1826. Des sangsues appliquées à la vulve, des bains, et en général un traitement approprié, ne produisant aucun soulagement, elle fut magnétisée par M. Foissac les 22, 23, 24, 25, 26, 27 et 28 juin 1826. Elle s'endormit dans la première séance au bout de huit minutes. On lui parle, elle ne répond pas; on jette près d'elle un paravent de ferblanc, elle reste dans une complète immobilité; on brise avec force un flacon de verre, elle se réveille en sursaut. A la deuxième séance, elle répond par des signes de tête affirmatifs et négatifs aux questions qu'on lui adresse; dans la troisième, elle donne à entendre que dans deux jours elle parlera et indiquera la nature et le siége de sa maladie. On la pince très-fortement au point de faire naître une ecchymose, elle ne donne aucun signe de sensibilité. On lui débouche sous le nez un flacon plein d'ammoniaque, elle est insensible à une première inspiration; à la deuxième, elle porte la main à son nez. A son réveil elle se plaint de la douleur que lui cause la partie pincée et ecchymosée, de même que de l'inspiration du flacon d'ammoniaque, et elle retire brusquement sa tête. Les parents de cette fille résolurent de la faire sortir de l'Hôtel-Dieu, le 30 du même mois, parce qu'ils avaient appris qu'on la magnétisait. Elle y fut cependant magnétisée encore quatre fois; dans toutes ces épreuves elle ne parla jamais, et répondit seulement par des signes aux diverses questions qu'on lui adressa. Nous ajouterons qu'insensible aux chatouillements d'une plume introduite dans les narines, promenée sur ses lèvres et sur les ailes du nez, au bruit d'une planche jetée brusquement sur une table, elle se réveille au bruit d'un bassin de cuivre lancé sur le carreau et au bruit d'un sac d'écus qu'un autre jour on vide de haut dans ce même bassin.

Une autre fois, le 9 décembre 1826, M. du Potet magnétise devant la Commission le nommé Baptiste Chamet, charretier à Charonne, qu'il avait magnétisé pour la dernière fois il y avait deux ou trois ans. Au bout de huit minutes, interpellé à diverses reprises pour savoir de lui s'il dort, il fait brusquement un signe de tête affirmatif; plusieurs questions restent sans réponse. Comme il paraît souffrir, on lui demande ce qui lui fait mal : il indique avec la main la poitrine; on lui demande encore quelle est cette partie, alors il répond : C'est le foie; et il indique toujours la poitrine. M. Guersant le pince très-fortement au poignet gauche, et il ne témoigne aucune douleur; on lui ouvre la paupière, qui cède très-difficilement à cette tentative, et l'on voit le globe de l'œil tourné comme convulsivement vers le haut de l'orbite et la pupille notablement contractée.

La Commission a vu dans les deux observations qu'elle vient de rapprocher la première ébauche du somnambulisme, de cette faculté au moyen de laquelle les magnétiseurs disent que dans le sommeil des organes extérieurs des sens, il se développe chez les magnétisés un sens intérieur et une espèce d'instinct capable de se manifester par des actes extérieurs raisonnés. Dans chacun des cas rapportés ci-dessus, la Commission a vu, en effet, soit des réponses par signes ou par phrases à des questions faites; soit des promesses, à la vérité toujours déçues, d'événements qui n'arrivent pas, mais pourtant les premières traces de l'expression d'un commencement d'intelligence.

M. du Potet proposa à la Commission de la rendre témoin d'expériences dans lesquelles il mettrait dans toute son évidence la réalité du somnambulisme magnétique. Il s'engageait, et nous avons sa promesse signée par lui, à produire à volonté, et hors de la portée des individus mis par lui en somnambulisme, des mouvements convulsifs dans une partie quelconque de leur corps, par le fait seulement de la direction de son doigt vers cette partie. Il regardait ces convulsions comme le signe certain de l'existence du somnambulisme.

C'est principalement sur M. Petit, âgé de trente-deux ans, instituteur à Athis, que les mouvements convulsifs ont été déterminés avec le plus de précision par l'approche des doigts du magnétiseur. M. du Potet le présenta à la Commission, en lui annonçant que ce M. Petit était très-susceptible d'entrer en somnambulisme, et que, dans cet état, lui, M. du Potet, pouvait à sa volonté et sans l'exprimer par la parole, par la seule approche de ses doigts, déterminer dans les parties que la Commission aurait indiquées par écrit, des mouvements convulsifs apparents. Il fut endormi très-promptement; et c'est alors que la Commission, pour prévenir tout soupçon d'intelligence, remit à M. du Potet une note rédigée en silence à l'instant même, et dans laquelle elle avait indiqué par écrit les parties qu'elle désirait qui entrassent en convulsion. Muni de cette instruction, il dirigea d'abord la main vers le poignet droit, qui entra en convulsion. Il se plaça ensuite derrière le magnétisé, et dirigea son doigt en premier lieu vers la cuisse gauche, puis vers le coude gauche et enfin vers la tête. Ces trois parties furent presque aussitôt prises de mouvements convulsifs. M. du Potet dirigea sa jambe gauche vers celle du magnétisé, celui-ci s'agita de manière qu'il fut sur le point de tomber. M. du Potet dirigea ensuite son pied vers le coude droit de M. Petit, et ce coude droit s'agita; puis il porta son pied vers le coude et la main gauches, et des mouvements convulsifs très-forts se développèrent dans tout le membre supérieur. Un des commissaires, M. Marc, dans l'intention de prévenir davantage encore toute espèce de supercherie, lui mit un bandeau sur les yeux, et les expériences précédentes furent répétées avec une légère différence dans le résultat. D'après l'indication mimique et instantanée d'un ou de deux d'entre nous, M. du Potet dirigea son doigt vers la main gauche : à son approche les deux mains s'agitèrent. On désira que l'action se portât à la fois sur les deux membres inférieurs. D'abord les doigts furent approchés sans résultat. Bientôt le somnambule remua d'abord les mains, puis se recula, puis agita les pieds. Quelques moments plus tard, le doigt approché de la main la fit retirer et produisit une agitation générale. MM. Thillaye et Marc dirigèrent les doigts sur diverses parties du corps et provoquèrent quelques mouvements convulsifs. Ainsi M. Petit a toujours eu, par l'approche des doigts, des mouvements convulsifs, soit qu'il ait eu ou qu'il n'ait pas eu un bandeau sur les yeux, et ces mouvements ont été plus marqués quand on a dirigé vers les parties soumises aux expériences une tige métallique telle qu'une clef ou une branche de lunettes.

Vous avez tous, Messieurs, entendu parler d'un fait qui a fixé dans le temps l'attention de la section de chirurgie, et qui lui a été communiqué dans la séance du 16 avril 1829, par M. Jules Cloquet. La Commission a cru devoir le consigner ici comme une des preuves les moins équivoques de la force du sommeil magnétique. Il s'agit d'une dame P...., âgée de soixante-quatre ans, demeurant rue Saint-Denis, n° 151, qui consulta M. Cloquet le 8 avril 1829, pour un cancer ulcéré qu'elle portait au sein droit depuis plusieurs années, et qui était compliqué d'un engorgement considérable des ganglions axillaires correspondants. M. Chapelain, médecin ordinaire de cette dame, qui la magnétisait depuis quelques mois dans l'intention, disait-il, de dissoudre l'engorgement du sein, n'avait pu obtenir d'autre résultat, sinon de produire un sommeil très-profond pendant lequel la sensibilité paraissait anéantie, les idées conservant toute leur lucidité. Il proposa à M. Cloquet de l'opérer pendant qu'elle serait plongée dans le sommeil magnétique. Ce dernier, qui avait jugé l'opération indispensable, y consentit, et le jour fut fixé pour le dimanche suivant 12 avril. La veille et l'avant-veille, cette dame fut magnétisée plusieurs fois par M. Chapelain, qui la disposait, lorsqu'elle était en somnambulisme, à supporter sans crainte l'opération; qui l'avait même amenée à en causer avec sécurité, tandis qu'à son réveil elle en repoussait l'idée avec horreur.

Le jour fixé pour l'opération, M. Cloquet, en arrivant à dix heures et demie du matin, trouva la malade habillée et assise dans un fauteuil, dans l'attitude d'une personne paisiblement livrée au sommeil naturel. Il y avait à peu près une heure qu'elle était revenue de la messe, qu'elle entendait habituellement à la même heure; M. Chapelain l'avait mise dans le sommeil magnétique depuis son retour. La malade parla avec beaucoup de calme de l'opération qu'elle allait subir; tout étant disposé pour l'opérer, elle se déshabilla elle-même et s'assit sur une chaise.

M. Chapelain soutint le bras droit. Le bras gauche fut laissé pendant sur le côté du corps. M. Pailloux, élève interne de l'hôpital Saint-Louis, fut chargé de présenter les instruments et de faire les ligatures. Une première incision, partant du creux de l'aisselle, fut dirigée au-dessus de la tumeur jusqu'à la face interne de la mamelle; la deuxième, commencée au même point, cerna la tumeur par en bas et fut conduite à la rencontre de la première. Les ganglions engorgés furent disséqués avec précaution, à raison de leur voisinage de l'artère axillaire, et la tumeur fut extirpée. La durée de l'opération a été de dix à douze minutes.

Pendant tout ce temps, la malade a continué à s'entretenir tranquillement avec l'opérateur, et n'a pas donné le plus léger signe de sensibilité ; aucun mouvement dans les membres ou dans les traits, aucun changement dans la respiration ni dans la voix, aucune émotion, même dans le pouls, ne se sont manifestés. La malade n'a pas cessé d'être dans l'état d'abandon et d'impassibilité automatiques où elle était quelques minutes avant l'opération ; on n'a pas été obligé de la contenir, on s'est borné à la soutenir. Une ligature a été appliquée sur l'artère thoracique latérale, ouverte pendant l'extraction des ganglions ; la plaie étant réunie par des emplâtres agglutinatifs et pansée, l'opérée fut mise au lit, toujours en état de somnambulisme, dans lequel on l'a laissée quarante-huit heures. Une heure après l'opération, il se manifesta une légère hémorrhagie qui n'eut pas de suite. Le premier appareil fut levé le mardi suivant 14 ; la plaie fut nettoyée et pansée de nouveau ; la malade ne témoigna aucune sensibilité ni douleur ; le pouls conserva son rhythme habituel.

Après ce pansement, M. Chapelain réveilla la malade, dont le sommeil somnambulique durait depuis une heure avant l'opération, c'est-à-dire depuis deux jours. Cette dame ne parut avoir aucune idée, aucun sentiment de ce qui s'était passé ; mais en apprenant qu'elle avait été opérée, et voyant ses enfants autour d'elle, elle en éprouva une très-vive émotion, que le magnétiseur fit cesser en l'endormant aussitôt.

Au milieu des expériences dans lesquelles la Commission avait cherché à apprécier cette faculté de mettre en mouvement sans contact la contractilité des muscles de M. Petit d'Athis, d'autres essais se faisaient sur lui pour observer la clairvoyance, c'est-à-dire la vision à travers les paupières fermées, dont on disait qu'il était doué pendant le somnambulisme.

M. Petit fut magnétisé le 15 mars 1826, à huit heures et demie du soir, et endormi à peu près en une minute. Le président de la Commission, M. Bourdois, s'assura que le nombre des pulsations avait, depuis qu'il était endormi, diminué de vingt-deux par minute, et que le pouls avait même quelque chose d'irrégulier. M. du Potet, après avoir mis un bandeau sur les yeux du somnambule, dirige sur lui, à plusieurs reprises, ses doigts en pointe à deux pieds environ de distance. Aussitôt il se manifeste dans les mains et dans les bras, vers lesquels était dirigée l'action, une contraction violente. M. du Potet ayant également approché ses pieds de ceux de M. Petit, toujours sans contact, celui-ci les retire avec vivacité. Il se plaint d'éprouver, dans les membres sur lesquels l'action s'était portée, une vive douleur et une chaleur brûlante. M. Bourdois essaye de produire les mêmes effets; il les obtient également, mais avec moins de promptitude et à un degré plus faible.

Ce point bien établi, on s'occupe de reconnaître la clairvoyance du somnambule. Celui-ci ayant déclaré qu'il ne pouvait voir avec le bandeau, on le lui retire. Mais alors toute l'attention se porte à constater que les paupières sont exactement fermées. A cet effet, on tient presque constamment, pendant les expériences, une lumière au-devant des yeux de M. Petit, à la distance d'un ou deux pouces, et plusieurs personnes eurent les yeux presque continuellement fixés sur les siens. Aucune ne put apercevoir le moindre écartement entre les paupières. M. Ribes fit remarquer que leurs bords étaient superposés de manière que les cils se croisaient. On examine aussi l'état des yeux : on les ouvre de force sans que le somnambule s'éveille, et l'on remarque que la prunelle est portée en bas et dirigée vers le grand angle de l'œil.

Après ces observations préliminaires, on procède à vérifier les phénomènes de *la vision avec les yeux fermés.*

M. Ribes, membre de l'Académie, présente un catalogue qu'il tire de sa poche. Le somnambule, après quelques efforts qui paraissent le fatiguer, lit très-distinctement ces mots : *Lavater, il est bien difficile de connaître les hommes.* Ces derniers mots étaient imprimés en caractères très-fins. On lui met sous les yeux un passe-port; il le reconnaît et le désigne sous le nom de *passe homme.* Quelques instants après, on substitue au passe-port un port d'armes que l'on sait être presque en tout semblable au passe-port, et on le lui présente du côté blanc. M. Petit peut seulement reconnaître que c'est une pièce encadrée et assez semblable à la première : on le retourne; alors, après quelques instants d'attention, il dit ce que c'est et lit distinctement ces mots : *De par le Roi,* et à gauche : *Port d'armes.*

On lui montre ensuite une lettre ouverte; il dit ne pas pouvoir la lire, il n'entend pas l'anglais. C'était en effet une lettre anglaise.

M. Bourdois tire de sa poche une tabatière sur laquelle était un camée encadré en or. Le somnambule ne peut d'abord le voir distinctement : le cadre d'or l'éblouissait, disait-il. Quand on eut ouvert le cadre, il dit voir l'emblème de la fidélité. Pressé de dire quel était cet emblème, il ajoute : « Je vois un chien, il est » comme dressé devant un autel. » C'est là en effet ce qui était représenté.

On lui présente une lettre fermée : il ne peut rien découvrir du contenu. Il suit seulement la direction des lignes avec le doigt; mais il lit fort bien l'adresse, quoiqu'elle contînt un nom assez difficile : *A M. de Rockenstroh.*

Toutes ces expériences fatiguaient extrêmement M. Petit. On le laissa un instant reposer. Puis, comme il aime beaucoup le jeu, on lui proposa, pour le délasser, de faire une partie de cartes. Autant les expériences de pure curiosité semblent le contrarier et le fatiguer, autant il fait avec aisance et dextérité ce qui lui fait plaisir et ce à quoi il se porte de son propre mouvement.

Un des assistants, M. Raynal, ancien inspecteur de l'Université, fit avec M. Petit un cent de piquet et perdit; celui-ci maniait les cartes avec la plus grande agilité et sans jamais se tromper. On essaya plusieurs fois inutilement de le mettre en défaut en soustrayant ou en changeant des cartes; il comptait avec une surprenante facilité le nombre des points marqués sur la carte à marquer de son adversaire.

Pendant tout ce temps, on n'avait cessé d'examiner les yeux et de tenir auprès d'eux une lumière; on les avait toujours trouvés exactement fermés; on remarqua que le globe de l'œil semblait néanmoins se mouvoir sous la paupière et suivre les divers mouvements des mains. Enfin, M. Bourdois déclara que, selon toutes les vraisemblances humaines, et autant qu'on en pouvait juger par les sens, les paupières étaient exactement closes.

Pendant que M. Petit faisait une deuxième partie de piquet, M. du Potet, sur l'invitation de M. Ribes, dirigea par derrière la main vers son coude; la contraction précédemment observée eut lieu de nouveau. Puis, sur la proposition de M. Bourdois, il le magnétisa par derrière et toujours à plus d'un pied de distance, dans l'intention de l'éveiller. L'ardeur que le somnambule portait au jeu combattait cette action, et faisait que sans le réveiller elle le gênait et le contrariait. Il porta plusieurs fois la main derrière la tête comme s'il y souffrait. Il tomba enfin dans un assoupissement qui paraissait être un sommeil naturel assez léger, et quelqu'un lui ayant parlé dans cet état, il s'éveilla comme en sursaut. Peu d'instants après, M. du Potet, toujours placé près de lui et à quelque distance, le plongea de nouveau dans le sommeil magnétique, et les expériences recommencèrent. M. du Potet désirant qu'il ne restât aucune ombre de doute sur la nature d'une action physique exercée à volonté sur le somnambule, proposa de mettre à M. Petit tel nombre de bandeaux que l'on voudrait et d'agir sur lui dans cet état. On lui couvrit en effet la figure jusqu'aux narines avec plusieurs cravates; on tamponna avec des gants la cavité formée par la proéminence du nez, et l'on recouvrit le tout d'une cravate noire descendant en forme de voile jusqu'au cou. Alors on recommença de nouveau et de toutes les manières les essais d'action à distance, et constamment les mêmes mouvements se manifestèrent dans les parties vers lesquelles la main ou le pied étaient dirigés.

Après ces nouvelles épreuves, M. du Potet ayant ôté à M. Petit les bandeaux, fit avec lui une partie d'écarté pour le distraire. Il joua avec la même facilité qu'auparavant, et gagna encore. Après sa partie, le somnambule se leva, se promena à travers le salon, écartant les chaises qui se trouvaient sur son passage, et alla s'asseoir à l'écart. Là, M. du Potet le réveilla à plusieurs pieds de distance; mais ce réveil ne fut pas complet, à ce qu'il paraît, car quelques instants après il s'assoupit. Il fallut faire de nouveaux efforts pour le réveiller complétement. Éveillé, il a dit ne conserver aucun souvenir de ce qui s'était passé pendant son sommeil.

A coup sûr, si, comme M. Bourdois l'a consigné à part sur le procès-verbal de cette séance, « la con-
» stante immobilité des paupières et leurs bords super-
» posés de manière que les cils paraissaient entre-croi-
» sés, sont des garanties suffisantes de la clairvoyance
» de ce somnambule à travers les paupières, il est im-

» possible de refuser, sinon sa croyance, au moins son
» étonnement à tout ce qui s'est passé dans cette séance,
» et de ne pas désirer être témoin de nouvelles expé-
» riences pour pouvoir fixer son opinion sur l'existence
» et la valeur du magnétisme animal. »

Le vœu exprimé à cet égard par notre président n'a pas tardé à recevoir son exécution chez trois somnambules qui, outre cette clairvoyance observée sur le précédent, ont présenté des preuves d'une intuition et d'une prévision très-remarquables, soit pour eux soit pour d'autres.

Ici la sphère paraît s'agrandir; il ne s'agit plus de satisfaire à une simple curiosité, de chercher à s'assurer s'il existe un signe qui puisse faire prononcer que le somnambulisme a ou n'a pas lieu, si un somnambule peut lire les yeux fermés, se livrer pendant son sommeil à des combinaisons de jeu plus ou moins compliquées, questions curieuses, intéressantes, dont la solution, celle de la dernière surtout, est, comme spectacle, un phénomène très-extraordinaire, mais qui, en véritable intérêt et surtout en espérances sur le parti qu'en peut tirer la médecine, sont infiniment au-dessous de celles dont la Commission va vous donner connaissance.

Il n'est personne parmi vous, Messieurs, qui dans tout ce qu'on a pu lui citer du magnétisme, n'ait entendu parler de cette facilité qu'ont certains somnambules, non-seulement de préciser le genre de maladies dont ils sont affectés, la durée, l'issue de ces maladies, mais encore le genre, la durée et l'issue des maladies des personnes avec lesquelles on les met en rapport. Les trois observations suivantes nous ont paru tellement importantes, que nous avons cru devoir vous les faire connaître dans leur entier, comme présentant des exemples fort remarquables de cette intuition, de cette prévision; vous y trouverez en même temps la réunion de divers phénomènes qui n'ont pas été observés chez les autres magnétisés.

Paul Villagrand, étudiant en droit, né à Magnac-Laval (Haute-Vienne), le 18 mai 1803, fut frappé, le 25 décembre 1825, d'une attaque d'apoplexie qui fut suivie de la paralysie de tout le côté gauche du corps. Après dix-sept mois de divers traitements par l'acupuncture, un séton à la nuque, douze moxas le long de la colonne vertébrale, traitements qu'il suivit soit chez lui, soit à la maison de santé, soit à l'hospice de perfectionnement, et dans le cours desquels il eut deux nouvelles attaques, fut admis le 8 avril 1827 dans l'hôpital de la Charité. Bien qu'il eût éprouvé un soulagement notable des moyens mis en usage avant son entrée dans cet hôpital, il marchait avec des béquilles sans pouvoir s'appuyer sur le pied gauche. Le bras du même côté exécutait bien divers mouvements, mais Paul ne pouvait le lever vers la tête. Il y voyait à peine de l'œil droit, et avait l'ouïe très-dure des deux oreilles. C'est dans cet état qu'il fut confié aux soins de notre collègue M. Fouquier, qui, outre la paralysie bien évidente, lui reconnut des symptômes d'hypertrophie du cœur.

Pendant cinq mois il lui administra l'extrait alcoolique

de noix vomique, le fit saigner de temps en temps, le purgea et lui fit appliquer des vésicatoires. Le bras gauche reprit un peu de force, les maux de tête auxquels il était sujet s'éloignèrent, et son état resta stationnaire jusqu'au 29 août 1827, époque à laquelle il fut magnétisé pour la première fois par M. Foissac, d'après l'ordre et sous la direction de M. Fouquier. Dans cette première séance, il éprouva une sensation de chaleur générale, puis des soubresauts dans les tendons. Il s'étonna d'être envahi, pour ainsi dire, par une envie de dormir, se frotta les yeux pour la dissiper, fit des efforts visibles et infructueux pour tenir ses paupières ouvertes; enfin sa tête tomba sur sa poitrine et il s'endormit. A dater de ce moment, la surdité et le mal de tête ont cessé. Ce n'est qu'à la neuvième séance que le sommeil devint profond, et c'est à la dixième qu'il répondit par des sons inarticulés aux questions qu'on lui adressa. Plus tard il annonça qu'il ne pourrait guérir qu'à l'aide du magnétisme, et il se prescrivit la continuation des pilules d'extrait de noix vomique, des sinapismes et des bains de Baréges. Le 25 septembre la Commission se rendit à l'hôpital de la Charité, fit déshabiller le malade et constata que le membre inférieur gauche était manifestement plus maigre que le droit, que la main droite serrait plus fort que la gauche, que la langue tirée hors de la bouche était portée vers la commissure droite, et que dans la buccination la joue droite était plus bombée que la gauche.

On magnétisa alors Paul, qui ne tarda pas à entrer en somnambulisme. Il récapitula ce qui était relatif à son traitement et prescrivit que dans le jour même on lui appliquât un sinapisme à chaque jambe pendant une heure et demie, que le lendemain on lui fît prendre un bain de Baréges, et qu'en sortant du bain on lui mît des sinapismes pendant douze heures sans interruption, tantôt à une place, tantôt à une autre; que le surlendemain, après avoir pris un second bain de Baréges, on lui tirât une palette et demie de sang par le bras droit. Enfin il ajouta qu'en suivant ce traitement, le 28, c'est-à-dire trois jours après, il marcherait sans béquilles en sortant de la séance où il dit qu'il faudrait encore le magnétiser. On suivit le traitement qu'il avait indiqué, et au jour dit, le 28 septembre, la Commission vint à l'hôpital de la Charité. Paul se rendit appuyé sur des béquilles à la salle des conférences, où il fut magnétisé comme de coutume et mis en somnambulisme. Dans cet état, il assura qu'il retournerait à son lit sans béquilles, sans soutien. A son réveil il demanda ses béquilles, on lui répondit qu'il n'en avait plus besoin. En effet, il se leva, se soutint sur la jambe paralysée, traversa la foule qui le suivait, descendit la marche de la chambre d'expériences, traversa la deuxième cour de la Charité, monta deux marches, et arrivé au bas de l'escalier, il s'assit. Après s'être reposé deux minutes, il monta, à l'aide d'un bras et de la rampe les vingt-quatre marches de l'escalier qui conduit à la salle où il couche, il alla à son lit sans appui, s'assit encore un moment, et fit ensuite une nouvelle promenade dans la salle, au grand étonnement de tous les malades, qui, jusqu'alors, l'avaient toujours vu cloué dans son lit. A dater de ce jour, Paul ne reprit plus ses béquilles.

La Commission se réunit encore le 11 octobre suivant à l'hôpital de la Charité. On le magnétisa, et il annonça qu'il serait parfaitement guéri à la fin de l'année, si on lui établissait un séton à deux pouces au-dessous de la région du cœur. Dans cette séance on le pinça à plusieurs reprises; on lui enfonça une épingle à une ligne de profondeur dans le sourcil et dans le poignet, sans qu'il donnât aucun signe de sensibilité.

Le 16 octobre, M. Fouquier reçut du conseil général des hospices une lettre qui l'invitait à suspendre les expériences magnétiques qu'il avait commencées à l'hôpital de la Charité. On fut donc obligé d'interrompre ce traitement magnétique, dont *le paralysé ne pouvait*, disait-il, *assez louer l'efficacité.* M. Foissac le fit sortir de l'hôpital et le plaça rue des Petits-Augustins, n° 18, dans une chambre particulière, où il continua son traitement.

Le 29 du même mois, la Commission se rendit chez le malade pour examiner les progrès de sa guérison; mais, avant de le magnétiser, elle constata que la marche avait lieu sans béquilles et qu'elle paraissait plus assurée que dans la précédente séance. Ensuite on lui fit essayer ses forces au dynamomètre. Pressé par la main droite, l'aiguille marquait trente kilogrammes, et de la main gauche douze. Les deux mains réunies la firent monter à trente et un. On le magnétisa; en quatre minutes le somnambulisme se déclara, et Paul assura qu'il serait totalement guéri le 1er janvier. On essaya ses forces : la main droite fit monter l'aiguille du dynamomètre à vingt-neuf kilogrammes (un de moins qu'avant le sommeil); la main gauche (la paralysée) à vingt-six, quatorze de plus qu'avant le sommeil, et les deux mains réunies à quarante-cinq, quatorze de plus qu'avant.

Toujours dans le somnambulisme il se lève pour marcher et franchit vivement l'espace; il saute à cloche-pied sur le pied gauche; il se met à genou sur le genou droit; il se relève en se soutenant par la main gauche sur un assistant, et en faisant porter sur le genou gauche tout le poids de son corps. Il prend et soulève M. Thillaye, le fait tourner sur lui-même, et se rassoit l'ayant sur ses genoux. Il tire de toute sa force le dynamomètre, et fait monter l'échelle de traction à seize myriagrammes. Sur l'invitation qu'on lui fait de descendre l'escalier, il quitte brusquement son fauteuil, prend le bras de M. Foissac, qu'il quitte à la porte, descend et remonte les marches deux à deux, trois à trois, avec une rapidité convulsive, qu'il modère cependant quand on lui dit de les franchir une à une. Aussitôt qu'il est réveillé, il perd cette augmentation étonnante de ses forces. Alors, en effet, le dynamomètre ne marque plus que trois myriagrammes trois quarts, c'est-à-dire douze et quart de moins qu'avant le réveil. Sa démarche est lente mais assurée; il ne peut soutenir le poids de son corps sur la jambe gauche (la paralysée), et il essaye inutilement de soulever M. Foissac.

Nous devons noter, Messieurs, que peu de jours

avant cette dernière expérience, ce malade avait perdu deux livres et demie de sang ; qu'il avait encore deux vésicatoires aux jambes, un séton à la nuque, un autre à la poitrine. Vous reconnaîtrez par conséquent avec nous quelle prodigieuse augmentation de force le magnétisme avait développée dans les organes malades, celle des organes sains restant la même, puisque pendant tout le temps qu'a duré le somnambulisme, la force totale du corps avait été plus que quadruplée.

Paul renonça par la suite à tout traitement médical. Il voulut seulement qu'on se bornât à le magnétiser ; et vers la fin de l'année, comme il témoignait le désir d'être mis et maintenu pendant huit jours en somnambulisme, pour que sa guérison fût complète le 1er janvier, il fut magnétisé le 25 décembre ; et à dater de ce jour il resta en somnambulisme jusqu'au 1er janvier.

Pendant ce temps il fut, à des intervalles inégaux, éveillé environ douze heures, et dans ces courts moments de réveil on lui laissait croire qu'il n'était endormi que depuis quelques heures. Pendant tout son sommeil, ses fonctions digestives se firent avec un surcroît d'activité.

Il était endormi depuis trois jours, lorsque, accompagné de M. Foissac, il partit à pied le 28 décembre de la rue Mondovi, et alla trouver M. Fouquier à l'hôpital de la Charité, où il arriva à neuf heures. Il y reconnut les malades auprès desquels il était couché avant sa sortie, les élèves qui faisaient le service dans la salle, et il lut les yeux fermés, un doigt étant appliqué sur chaque paupière, quelques mots qui lui furent présentés par M. Fouquier. Tout ce dont nous étions les témoins nous parut si étonnant, que la Commission voulant suivre jusqu'à la fin l'histoire de ce somnambule, se réunit de nouveau le 1er janvier, chez M. Foissac, où elle trouva Paul endormi depuis le 25 décembre. Il avait supprimé, quinze jours auparavant, les sétons de la nuque et de la poitrine, et s'était fait établir au bras gauche un cautère qu'il devait conserver toute la vie. Il déclarait du reste qu'il était guéri; qu'en ne commettant aucune imprudence il arriverait à un âge avancé, et qu'il succomberait à une attaque d'apoplexie.

Toujours endormi, il sort de chez M. Foissac, il marche et court dans la rue d'un pas ferme et assuré; à son retour il porte avec la plus grande facilité une personne présente qu'il n'avait pu qu'avec peine soulever avant d'être endormi.

Le 12 janvier, la Commission se rassembla de nouveau chez M. Foissac, où se trouvaient M. de Lascases, député; M. de ..., aide de camp du roi, et M. Ségalas, membre de l'Académie. M. Foissac nous annonça qu'il allait endormir Paul, que dans cet état de somnambulisme on lui appliquerait un doigt sur chaque œil fermé, et que malgré cette occlusion complète des paupières, il distinguerait la couleur des cartes, qu'il lirait le titre d'un ouvrage et quelques mots ou lignes indiqués au hasard dans le corps même de l'ouvrage. Au bout de deux minutes de manœuvres magnétiques Paul est endormi. Les paupières étant tenues fermées constamment et alternativement, par MM. Fouquier, Itard,

Marc et le rapporteur, on lui présente un jeu de cartes neuves, dont on brise la bande de papier portant le timbre de la régie; on les mêle, et Paul reconnaît facilement et successivement les roi de pique, as de trèfle, dame de pique, neuf de trèfle, sept de carreau, dame de carreau et huit de carreau.

On lui présente, ayant les paupières tenues fermées par M. Ségalas, un volume que le rapporteur avait apporté. Il lit sur le titre : *Histoire de France.* Il ne peut lire les deux lignes intermédiaires, et il lit sur la cinquième le nom seul : *Anquetil,* qui y est précédé de la préposition *par.* On ouvre le livre à la page 89, et il lit à la première ligne : *le nombre de ses*... il passe le mot *troupes* et continue : *au moment où on le croyait le plus occupé des plaisirs du carnaval*... Il lit également le titre courant : *Louis*, mais ne peut lire le chiffre romain qui le suit. On lui présente un papier sur lequel on a écrit les mots : *agglutination* et *magnétisme animal;* il épelle le premier et prononce les deux autres. Enfin on lui a présenté le procès-verbal de cette séance : il en a lu assez distinctement la date et quelques mots écrits plus lisiblement que d'autres. Dans toutes ces expériences, les doigts ont été appliqués sur la totalité de la commissure de chaque œil, en pressant de haut en bas la paupière supérieure sur l'inférieure, et nous avons remarqué que le globe de l'œil avait été dans un mouvement constant de rotation, et paraissait se diriger vers l'objet soumis à la vision.

Le 2 février, Paul fut mis en somnambulisme chez MM. Scribe et Brémard, négociants, rue Saint-Honoré.

Le rapporteur de la Commission était le seul membre présent à l'expérience. On ferma les paupières comme dans la précédente, et Paul lut dans l'ouvrage intitulé *Les mille et une nuits* le titre, le mot *préface* et la première ligne de cette préface moins le mot *peu*. On lui présenta aussi un volume intitulé *Lettres de deux amies*, par madame Campan. Il distingua sur une estampe la figure de Napoléon, il en montra les bottes et dit qu'il y voyait deux femmes. Ensuite il lut couramment les quatre premières lignes de la page 3, à l'exception du mot *raviver*. Enfin il reconnut, sans les toucher, quatre cartes qu'on lui présenta successivement deux à deux.

Dans une autre séance, qui eut lieu le 13 mars suivant, Paul essaya inutilement de distinguer différentes cartes qu'on lui appliqua sur l'épigastre; mais il lut encore les yeux fermés dans un livre ouvert au hasard, et cette fois ce fut M. Jules Cloquet qui boucha les paupières. Le rapporteur écrivit aussi sur un morceau de papier les mots : *Maximilien Robespierre*, qu'il lut également bien.

Les conclusions à tirer de cette longue et curieuse observation sont faciles. Elles découlent naturellement de la simple exposition des faits que nous avons rapportés, et nous les établissons de la manière suivante : 1° un malade qu'une médecine rationnelle, faite par un des praticiens les plus distingués de la capitale, n'a pu guérir de la paralysie, trouve sa guérison dans l'emploi du magnétisme et dans l'exactitude avec laquelle on suit le traitement qu'il se prescrit lui-même quand il est en somnambulisme; 2° dans cet état ses forces sont notablement augmentées; 3° il nous donne la preuve la plus irrécusable qu'il lit ayant les yeux fermés; 4° enfin il prévoit l'époque de sa guérison, et cette guérison arrive.

L'observation suivante nous montrera cette prévision encore plus développée chez un homme du peuple tout à fait ignorant, et qui, à coup sûr, n'avait jamais entendu parler du magnétisme.

Pierre Cazot, âgé de vingt ans, ouvrier chapelier, né d'une mère épileptique, était sujet depuis dix ans à des attaques d'épilepsie qui se renouvelaient cinq à six fois par semaine, lorsqu'il entra à l'hôpital de la Charité dans les premiers jours du mois d'août 1827. Il fut soumis de suite au traitement du magnétisme, s'endormit à la troisième séance et devint somnambule à la dixième, qui eut lieu le 19 août. Ce fut alors, à neuf heures du matin, qu'il annonça que le jour même, à quatre heures après midi, il aurait une attaque d'épilepsie, mais qu'on pouvait la prévenir si on le magnétisait un peu auparavant. On préféra vérifier l'exactitude de sa prévision et aucune précaution ne fut prise pour s'y opposer. On se contenta de l'observer sans qu'il s'en doutât. A une heure il fut saisi d'une violente céphalalgie, à trois heures il fut forcé de se mettre au lit, et à quatre heures précises l'accès éclata; sa durée fut de quatre minutes. Le surlendemain Cazot étant en somnambulisme, M. Fouquier lui enfonça à l'improviste une épingle d'un pouce de long entre l'index et le pouce de la main droite; il lui perça avec la même épingle le lobe de l'oreille; on lui écarta les paupières et l'on frappa plusieurs fois la conjonctive avec la tête d'une épingle, sans qu'il donna le moindre signe de sensibilité.

La Commission se rendit à l'hôpital de la Charité, le 24 août, à neuf heures du matin, pour suivre les expériences que M. Fouquier, l'un de ses membres, avait le projet de continuer sur lui. M. Foissac, qui l'avait déjà magnétisé, se plaça en face et à six pieds de distance de Cazot; il le fixa, ne fit aucun geste avec les mains, garda le silence le plus absolu, et Cazot s'endormit en huit minutes. Trois fois on lui plaça sous le nez un flacon plein d'ammoniaque; sa figure se colora, la respiration s'accéléra, mais il ne se réveilla pas. M. Fouquier lui enfonça dans l'avant-bras une épingle d'un pouce. On lui en introduisit une autre à une profondeur de deux lignes, obliquement sous le sternum, une troisième obliquement aussi à l'épigastre, une quatrième perpendiculairement dans la plante du pied. M. Guersant le pinça à l'avant-bras de manière à y laisser une ecchymose; M. Itard s'appuya sur sa cuisse de tout le poids de son corps. On chercha à provoquer le chatouillement en promenant sous le nez, sur les lèvres, sur les sourcils, les cils, le cou et la plante du pied, un petit morceau de papier; rien ne put le réveiller. Nous le pressâmes de questions : « Combien aurez-vous encore d'accès ? — Pendant un an. — Savez-vous s'ils seront rapprochés les uns des autres ? — Non. — En aurez-vous un ce mois-ci ? —

J'en aurai un lundi 27, à trois heures moins vingt minutes. — Sera-t-il fort? — Il ne le sera pas la moitié de celui qui m'a pris dernièrement. — Quel autre jour aurez-vous un autre accès? » — Après un mouvement d'impatience il répond : « D'aujourd'hui en quinze, c'est-à-dire le 7 septembre. — A quelle heure? — A six heures moins dix minutes du matin. »

La maladie d'un des enfants de Cazot le força de sortir ce jour-là même, 24 août, de la Charité; mais on convint de l'y faire revenir le lundi 27 au matin, pour observer l'accès qu'il avait annoncé devoir arriver le même jour à trois heures moins vingt minutes. Le concierge ayant refusé de le recevoir lorsqu'il s'y présenta, Cazot se rendit chez M. Foissac pour se plaindre de ce refus. Ce dernier préféra, nous a-t-il dit, dissiper cet accès par le magnétisme, que d'en être seul témoin; nous n'avons pu par conséquent constater l'exactitude de cette prévision. Mais il nous restait encore à observer l'accès annoncé pour le 7 septembre, et M. Fouquier, qui fit entrer Cazot le 6 à l'hôpital, sous prétexte de lui donner des soins qu'il ne pouvait recevoir hors de l'établissement, le fit magnétiser dans le courant de cette journée du 6 par M. Foissac, qui l'endormit par la force seule de sa volonté et la fixité de son regard. Dans son sommeil Cazot répéta que le lendemain il aurait une attaque à six heures moins dix minutes, et qu'on pourrait la prévenir s'il était magnétisé un peu auparavant.

A un signal convenu et donné par M. Fouquier, M. Foissac, dont Cazot ignorait la présence, le réveilla comme il l'avait endormi, par la force seule de sa volonté, malgré les questions qu'on adressait à ce somnambule et qui n'avaient pas d'autre but que de lui cacher le moment où il devait être réveillé. Pour être témoin du second accès, la Commission se réunit le 7 septembre, à six heures moins un quart du matin, dans la salle Saint-Michel de l'hôpital de la Charité. Là elle apprit que la veille, à huit heures du soir, Cazot avait été saisi d'une douleur de tête qui l'avait tourmenté toute la nuit; que cette douleur lui avait procuré la sensation d'un carillon et qu'il avait eu des élancements dans les oreilles. A six heures moins dix minutes nous fûmes témoins de l'accès épileptique caractérisé par la roideur et la contraction des membres, la projection répétée et saccadée de la tête en arrière, la courbure arquée du corps en arrière, la clôture convulsive des paupières, la rétraction du globe de l'œil vers le haut de l'orbite, les soupirs, les cris, l'insensibilité au pincement, le serrement de la langue entre les dents. Tout cet appareil de symptômes a duré cinq minutes, pendant lesquelles il y a eu deux rémissions de quelques secondes chacune; ensuite il y a eu brisement des membres et une lassitude générale.

Le 10 septembre, à sept heures du soir, la Commission se réunit chez M. Itard pour continuer ses expériences sur Cazot. Ce dernier était dans le cabinet où la conversation s'est engagée et a été entretenue avec lui jusqu'à sept heures et demie, moment auquel M. Foissac, arrivé depuis lui et resté dans l'antichambre, séparé de lui par deux portes fermées et à une distance de douze pieds, commença à le magnétiser. Trois minutes après, Cazot dit : « Je crois que M. Foissac est là, car je me sens abasourdi. » Au bout de huit minutes il était complétement endormi. On le questionne, et il assure de nouveau que de ce jour en trois semaines, le 1er octobre, il aura un accès épileptique à midi moins deux minutes.

Il s'agissait d'observer avec autant de soin que nous l'avions fait le 7 septembre l'accès épileptique qui avait été prédit pour le 1er octobre. A cet effet la Commission se rendit ce même jour à onze heures et demie chez M. Georges, fabricant de chapeaux, rue des Ménétriers, n° 17, où Cazot demeurait et travaillait. Nous apprîmes de ce M. Georges que Cazot est un ouvrier très-rangé, d'une excellente conduite, et incapable soit par la simplicité de son esprit, soit par sa moralité, de se prêter à une supercherie quelconque; que Cazot, ne se sentant pas bien portant, était resté dans sa chambre et qu'il ne travaillait pas; qu'il n'avait pas eu d'accès d'épilepsie depuis celui dont la Commission avait été témoin à l'hôpital de la Charité; qu'il y avait en ce moment auprès de Cazot un homme intelligent sur la véracité et la discrétion duquel on pouvait compter; que cet homme n'a point annoncé à Cazot qu'il avait prédit une attaque pour aujourd'hui; que M. Foissac a eu depuis le 10 septembre des relations avec ledit Cazot, sans qu'on puisse en inférer qu'il lui ait rappelé sa prédiction et qu'au contraire M. Foissac a paru attacher une très-grande importance à ce que personne ne rappelât audit Cazot sa prédiction. M. Georges monte à midi moins cinq minutes dans une pièce située au-dessous de celle où habite Cazot, et une minute après il est venu nous prévenir que l'accès avait lieu. Nous sommes tous montés à la hâte, MM. Guersant, Thillaye, Marc, Gueneau de Mussy, Itard et le rapporteur, au sixième étage, où, étant arrivés, la montre d'un des Commissaires marquait midi moins une minute au temps vrai. Réunis autour du lit de Cazot, nous avons trouvé l'accès épileptique caractérisé par les symptômes suivants : Roideur tétanique du tronc et des membres, renversement de la tête et parfois du tronc en arrière, rétraction convulsive par en haut du globe des yeux, dont on ne voit que le blanc; injection très-prononcée de la face et du cou, contraction des mâchoires, convulsions fibrillaires partielles des muscles de l'avant-bras et du bras droit; bientôt après opisthotonos tellement prononcé que le tronc était soulevé en arc de cercle et que le corps n'avait d'autre appui que la tête et les pieds, lesquels mouvements se sont terminés par une brusque détente. Peu de moments après cette attaque, c'est-à-dire après une minute de relâche, un nouvel accès semblable au précédent s'est déclaré. Il y a eu des sons inarticulés, la respiration était haletante, par secousses, le larynx s'abaissant et s'élevant rapidement et le pouls battant cent trente-deux à cent soixante fois. Il n'y a pas eu d'écume à la bouche, ni de contraction du pouce vers la face palmaire. Au bout de six minutes, l'accès s'est terminé par des soupirs, l'affaissement des membres, l'ouverture des paupières, qui lui a permis de fixer les assistants d'un air étonné, et il nous a dit être courbaturé surtout dans le bras droit.

Quoique la Commission ne pût douter de l'action bien réelle que le magnétisme produisait sur Cazot, même à son insu et à une certaine distance, elle voulut encore en acquérir une preuve nouvelle. Et comme il avait été prouvé dans la dernière séance que M. Foissac avait eu avec lui des relations, dans lesquelles il aurait pu lui dire qu'il avait annoncé une attaque qui devait arriver le 1er octobre, la Commission voulut aussi, en provoquant de nouvelles expériences sur Cazot, induire M. Foissac en erreur sur le jour où son épileptique aurait l'attaque qu'il avait annoncée d'avance. Par ce moyen nous nous mettions à l'abri de toute espèce de connivence, à moins qu'on ne suppose qu'un homme que nous avons toujours vu probe et loyal voulût s'entendre avec un homme sans éducation, sans intelligence, pour nous tromper.

La Commission se réunit donc dans le cabinet de M. le docteur Bourdois, le 5 octobre, à midi, heure à laquelle Cazot y arriva avec son enfant. M. Foissac avait été invité à s'y rendre à midi et demi. Il arriva à l'heure dite à l'insu de Cazot, se retira dans le salon, sans aucune communication avec nous. On alla cependant lui dire, par une porte dérobée, que Cazot était assis sur un canapé éloigné de dix pieds d'une porte fermée, et que la Commission désirait qu'il l'endormît et l'éveillât à cette distance, lui restant dans le salon et Cazot dans le cabinet.

A midi trente-sept minutes, pendant que Cazot est

occupé à la conversation à laquelle nous nous livrions et qu'il examine les tableaux qui ornent le cabinet, M. Foissac, placé dans la pièce voisine, commence ses manœuvres magnétiques, et nous remarquons qu'au bout de quatre minutes, Cazot clignote légèrement les yeux, qu'il a un air inquiet et qu'enfin il s'endort en neuf minutes. M. Guersant, qui lui avait donné des soins à l'hôpital des Enfants pour ses attaques d'épilepsie, lui demande s'il le reconnaît ? Réponse affirmative. M. Itard lui demande quand il aura un accès ? Il répond que ce sera d'aujourd'hui en quatre semaines, le 3 novembre, à quatre heures cinq minutes du soir. On lui demande ensuite quand il en aura un autre? Il répond, après s'être recueilli et avoir hésité, que ce sera cinq semaines après le précédent qu'il vient d'indiquer, le 9 décembre, à neuf heures et demie du matin.

Le procès-verbal de cette séance ayant été lu en présence de M. Foissac pour qu'il le signât avec nous, nous avions voulu, comme il a été dit ci-dessus, l'induire en erreur; et en le lui lisant avant de le faire signer aux membres de la Commission, le rapporteur lût que le premier accès de Cazot aurait lieu le dimanche 4 novembre, tandis que le malade avait annoncé qu'il aurait lieu le samedi 3. Il le trompa également sur le second, et M. Foissac prit note de ces fausses indications comme si elles étaient exactes; mais ayant, quelques jours après, mis Cazot en somnambulisme, ainsi qu'il avait coutume de le faire pour dissiper ses maux de tête, il apprit de lui que c'était le 3, et non le 4, qu'il devait avoir son accès, et il en avertit

M. Itard le 1er novembre, croyant qu'il y avait eu erreur dans la rédaction de notre procès-verbal.

La Commission prit pour observer l'accès du 3 novembre les précautions qu'elle avait prises pour examiner celui du 1er octobre ; elle se rendit à quatre heures du soir chez M. Georges ; elle apprit de lui, de sa femme et d'un de ses ouvriers que Cazot avait travaillé comme de coutume toute la matinée jusqu'à deux heures, et qu'en dînant il avait ressenti du mal de tête ; que cependant il était descendu pour reprendre son travail ; mais que le mal de tête augmentant et qu'ayant eu un étourdissement, il était remonté chez lui et s'était étendu sur son lit, où il s'est endormi. Alors MM. Bourdois, Fouquier et le rapporteur montèrent, précédés de M. Georges, vers la chambre de Cazot. M. Georges y entra seul et le trouva profondément endormi, ce qu'il nous fit remarquer par la porte entr'ouverte sur l'escalier. M. Georges lui parla haut, le remua, le secoua par le bras sans pouvoir le réveiller, et à quatre heures six minutes, au milieu des tentatives faites par M. Georges pour le réveiller, Cazot a été pris des principaux symptômes qui caractérisent un accès d'épilepsie et semblable en tout à ce que nous avions observé sur lui précédemment.

Le second accès annoncé dans la séance du 6 octobre pour le 9 décembre, c'est-à-dire deux mois auparavant, a eu lieu à neuf heures trois quarts, au lieu de neuf heures et demie, un quart d'heure plus tard qu'il n'avait été prédit, et fut caractérisé par les mêmes phénomènes précurseurs et par les mêmes symptômes que ceux des 7 septembre, 1er octobre et 3 novembre.

Enfin le 11 février, Cazot fixa l'époque d'un nouvel accès au dimanche 22 avril, à midi et cinq minutes; et cette annonce se vérifia comme les précédentes, à cinq minutes près, c'est-à-dire l'accès à midi et dix minutes. Cet accès, remarquable par sa violence, par l'espèce de fureur avec laquelle Cazot se mordit la main et l'avant-bras, par les secousses brusques et répétées qui le soulevaient, durait depuis trente-cinq minutes, lorsque M. Foissac, qui était présent, le magnétisa. Bientôt l'état convulsif cessa pour faire place à un état de somnambulisme magnétique pendant lequel Cazot se leva, se mit sur une chaise et dit qu'il était très-fatigué; qu'il aurait encore deux accès : l'un de demain en neuf semaines à six heures et trois minutes (25 juin). Il ne veut pas penser au second accès, parce qu'il faut songer à ce qui arrivera auparavant. (A ce moment il renvoie sa femme, qui était présente), et il ajoute qu'environ trois semaines après l'accès du 25 juin il deviendra fou; que sa folie durera trois jours, pendant lesquels il sera si méchant, qu'il se battra avec tout le monde, qu'il maltraitera même sa femme, son enfant; qu'on ne devra pas le laisser avec eux, et qu'il ne sait pas s'il ne tuerait pas une personne qu'il ne désigne pas. Il faudra alors le saigner tout de suite des deux pieds. « Enfin, ajoute-t-il, je serai guéri pour le mois d'août, et une fois guéri la maladie ne me reprendra plus, quelles que soient les circonstances qui arrivent. »

C'est le 22 avril que toutes ces prévisions nous sont annoncées, et deux jours après, le 24, Cazot, voulant arrêter un cheval fougueux qui avait pris le mors aux dents, fut précipité contre la roue d'un cabriolet, qui lui fracassa l'arcade orbitaire gauche et le meurtrit horriblement. Transporté à l'hôpital Beaujon, il y mourut le 15 mai. On trouva à l'ouverture du crâne une méningite récente, des collections purulentes sous les téguments du crâne, et à l'extrémité du plexus choroïde une substance jaunâtre intérieurement, blanche à l'extérieur, et renfermant de petites hydatides.

Nous voyons dans cette observation un jeune homme sujet depuis dix ans à des attaques d'épilepsie, pour lesquelles il a été successivement traité à l'hôpital des Enfants, à Saint-Louis, et exempté du service militaire. Le magnétisme agit sur lui, quoiqu'il ignore complétement ce qu'on lui fait. Il devient somnambule; les symptômes de sa maladie s'améliorent; les accès diminuent de fréquence; les maux de tête, l'oppression disparaissent sous l'influence du magnétisme; il se prescrit un traitement approprié à la nature de son mal et dont il se promet la guérison. Magnétisé à son insu et de loin, il tombe en somnambulisme, en est retiré avec la même promptitude que lorsqu'il était magnétisé de près. Enfin il indique avec une rare précision un et deux mois d'avance le jour et l'heure où il doit avoir un accès d'épilepsie. Cependant, doué de sa prévision pour des accès aussi éloignés, bien plus, pour des accès qui ne doivent jamais avoir lieu, il ne peut pas prévoir que dans deux jours il sera frappé d'un accident mortel.

Sans chercher à concilier tout ce qu'une pareille observation peut au premier coup d'œil offrir de contradictoire, la Commission vous fera remarquer que les prévisions de Cazot ne sont relatives qu'à ses accès; qu'elles se réduisent à la conscience de modifications organiques qui se préparent et arrivent en lui comme le résultat nécessaire des fonctions intérieures; que ces prévisions, quoique plus étendues, sont tout à fait semblables à celles de certains épileptiques qui reconnaissent à certains symptômes précurseurs, comme la céphalalgie, les vertiges, la morosité, l'*aura epileptica,* qu'ils auront bientôt un accès. Serait-il étonnant que les somnambules, dont, comme vous l'avez vu, les sensations sont extrêmement vives, puissent prévoir leur accès longtemps d'avance, d'après quelques symptômes ou impressions intérieures qui échappent à l'homme éveillé? C'est de cette manière, Messieurs, que l'on pourrait entendre la prévision attestée par Aretée, dans deux endroits de ses immortels ouvrages, par Sauvages, qui en rapporte un exemple, et par Cabanis. Ajoutons que la prévision de Cazot n'est pas rigoureuse, absolue; qu'elle est conditionnelle, puisqu'en prédisant un accès, il annonce qu'il n'aura pas lieu si on le magnétise, et qu'effectivement il n'a pas lieu, elle est tout organique, tout intérieure. Ainsi, nous concevons pourquoi il n'a pas prévu un événement tout extérieur, savoir, que le hasard lui ferait rencontrer un cheval fougueux, qu'il aurait l'imprudence de vouloir l'arrêter et qu'il recevrait une blessure mortelle. Il a donc pu prévoir un accès qui n'a dû jamais arriver. C'est l'aiguille d'une montre qui, dans un temps donné, doit parcourir une certaine portion du cercle d'un cadran, et qui ne la décrit pas parce que la montre vient à être brisée (1).

---

(1) A ces judicieuses explications données par la Commission sur les circonstances extraordinaires qui ont accompagné le fait remarquable de somnambulisme lucide observé sur Cazot, voici ce que le terrible M. Dubois (d'Amiens), après avoir émis naturellement quelques imputations *désobligeantes* pour les commissaires, a écrit de sérieux pour annihiler le fait et en tirer une conséquence contraire à celle exprimée dans le rapport :

« Il pourrait arriver que des esprits chagrins, quoique convaincus » de la réalité de la prévision de Cazot, quoique entraînés par la force » de la dialectique de la Commission, fussent tentés d'accuser la prévi- » sion d'inutilité dans le cas qui nous occupe. Comment s'est-il fait, » nous diraient-ils, que cette prévision ait averti Cazot d'un petit mal- » heur et ne l'ait pas averti d'un grand ? M. le rapporteur va leur ré- » pondre, et à cette occasion, il fera usage d'une comparaison qui a » été accueillie dans le sein de l'Académie avec un murmure d'appro- » bation. La comparaison est ingénieuse ; elle est défectueuse seulement » sous un rapport : c'est que la montre n'a que des actes organiques » d'une seule espèce, c'est qu'elle n'a pas de libre arbitre, tandis que » Cazot avait des actes purement organiques et des actes dépendants » de sa volonté. Le rapporteur dit que ses prévisions n'étaient relatives » qu'à des actes tout intérieurs, tout organiques ; eh bien, c'est préci- » sément là ce qui n'est pas prouvé ! Il n'est pas prouvé, en effet, que » ses attaques dites *d'épilepsie* n'aient pas été des actes *volontaires ;* » il n'est pas prouvé que ces actes dussent nécessairement arriver chez » Cazot, comme l'aiguille d'une montre doit nécessairement arriver à » un endroit déterminé du cadran.

» Je finirai par un conseil, dont les commissaires auraient pu tirer » quelque profit dans le cours de leurs expériences. Quand les som- » nambules doués de la prévision et de l'intuition se feront forts de » vous indiquer à l'avance la nature des maladies dont ils devront être » attaqués, la durée, l'issue de ces mêmes maladies, etc., et cela à » l'heure, à la minute, rejetez tous ceux qui vous annonceront des ma- » ladies du genre *de celles qu'on peut simuler*, mais accueillez et ob- » servez soigneusement ceux qui vous diront : Tel jour, à telle heure, » j'éprouverai les symptômes d'une péritonite ou d'une entérite ; tel » jour j'aurai une *pneumonie*, et si vous m'auscultez, vous trouverez

Nous venons de vous offrir dans les deux observations précédentes deux exemples très-remarquables de l'intuition, de cette faculté développée pendant le somnambulisme, et en vertu de laquelle deux individus magnétisés voyaient la maladie dont ils étaient atteints, indiquaient le traitement par lequel on devait la combattre, en annonçaient le terme et prévoyaient les attaques. Le fait dont nous allons vous présenter l'analyse nous a offert un nouveau genre d'intérêt. Ici le magnétisé, plongé dans le somnambulisme, juge la maladie des personnes avec lesquelles il se met en rapport; il en détermine la nature et en indique le remède.

» de la crépitation dans tel point de mon poumon gauche, et de la » bronchophonie dans tel autre, etc. »

Quand M. Dubois (d'Amiens) écrivait en 1833 ces dernières lignes, il ne s'attendait pas à être pris dans ses propres filets et à être convaincu de mauvaise.... *logique*.

Il rejette tous les cas de somnambulisme lucide et les facultés d'intuition que cet état détermine si les maladies prédites peuvent être *simulées*, soit; mais il déclare qu'il *faut accueillir* et *observer soigneusement* ceux qui vous disent : « Tel jour j'aurai une *pneumonie*, et si vous m'auscultez vous trouverez de la crépitation dans tel point de mon poumon gauche, etc. »

Eh bien! est-ce que moi son confrère, son ancien, je ne l'ai pas convoqué expressément, ainsi que ses autres collègues de la Commission du magnétisme, pour vérifier la prédiction que ma femme avait faite en leur présence, le 28 novembre 1839, d'une *pneumonie* dont elle devait être atteinte grièvement le 5 décembre suivant? (Voir pages 43 et suiv.) M. Dubois est-il venu, comme il conseille si bien de le faire, *observer soigneusement* la malade, l'ausculter et constater les signes caractéristiques d'une *pneumonie* qui ne peut être simulée? Non! personne même n'est venu, parce qu'il aurait fallu reconnaître l'accomplissement de la prédiction, et qu'un fait bien caractérisé est un argument brutal qui ne laisse pas de faux-fuyant, qui résiste aux raisonnements captieux, aux méchantes insinuations et aux propos drôlatiques. Dr C.

Mademoiselle Céline a été mise en somnambulisme en présence de la Commission, les 18 et 21 avril, 17 juin, 9 août, 23 décembre 1826; 13 et 17 janvier et 21 février 1827.

En passant de l'état de veille à celui de somnambulisme, elle éprouve un refroidissement de plusieurs degrés, appréciable au thermomètre; sa langue devient sèche et rugueuse, de souple et humide qu'elle était auparavant; son haleine, jusqu'alors douce, est fétide et repoussante.

La sensibilité est presque abolie pendant la durée de son sommeil, car elle fait six inspirations ayant sous les narines un flacon rempli d'acide chlorhydrique, et elle n'en témoigne aucune émotion. M. Marc la pince au poignet; une aiguille à acupuncture est enfoncée de trois lignes dans la cuisse gauche, une autre de deux lignes dans le poignet gauche; on réunit ces deux aiguilles par un conducteur galvanique: des mouvements convulsifs très-marqués se développent dans la main, et mademoiselle Céline paraît étrangère à tout ce qu'on lui fait. Elle entend les personnes qui lui parlent de près et en la touchant, et elle n'entend pas le bruit de deux assiettes que l'on brise à côté d'elle.

C'est lorsqu'elle est plongée dans cet état de somnambulisme que la Commission a reconnu trois fois chez elle la faculté de discourir sur les maladies des personnes qu'elle touche et d'indiquer les remèdes qu'il convient de leur opposer.

La Commission trouva parmi ses membres quelqu'un qui voulut bien se soumettre aux indagations de cette somnambule : ce fut M. Marc. Mademoiselle Céline fut priée d'examiner avec attention l'état de la santé de notre collègue. Elle applique la main sur le front et la région du cœur, et au bout de trois minutes elle dit : que le sang se portait à la tête; qu'actuellement M. Marc avait mal dans le côté gauche de cette cavité; qu'il avait souvent de l'oppression, surtout après avoir mangé; qu'il devait avoir souvent une petite toux; que la partie inférieure de la poitrine était gorgée de sang; que quelque chose gênait le passage des aliments; que cette partie (et elle désignait la région de l'appendice xiphoïde) était rétrécie; que pour guérir M. Marc il fallait qu'on le saignât largement, que l'on appliquât des cataplasmes de ciguë, et que l'on fît des frictions avec du laudanum sur la partie inférieure de la poitrine; qu'il bût de la limonade gommée, qu'il mangeât peu et souvent, et qu'il ne se promenât pas immédiatement après le repas.

Il nous tardait d'apprendre de M. Marc s'il éprouvait tout ce que la somnambule avait annoncé. Il nous dit qu'en effet il avait de l'oppression lorsqu'il marchait en sortant de table; que souvent, comme elle l'annonçait, il avait de la toux, et qu'avant l'expérience il avait mal dans le côté gauche de la tête, mais qu'il ne ressentait aucune gêne dans le passage des aliments (1).

---

(1) J'ai promis de donner autant que de besoin la parole aux détracteurs du magnétisme; il faut voir comment le grand démolisseur des tréteaux des thaumaturges, des jongleurs et des pantins, réfute les faits constatés par les membres de la Commission. Lui n'avait rien vu, rien observé de ces faits, et comme il ne faisait pas partie de l'Académie, il s'était donc donné tout à fait gratuitement, de son auto-

Nous avons été frappés de cette analogie entre ce qu'éprouve M. Marc et ce qu'annonce la somnambule.

---

rité privée, la tâche de juger, en dehors de cette compagnie, le rapport de sa Commission, sur lequel, par un excès de prudence, l'assemblée n'avait pas ouvert la discussion.

Après avoir appelé Voltaire à son aide et préludé par des sarcasmes, des insinuations malveillantes et des jeux de mots surannés, à un combat plus sérieux, voici comment M. Dubois (d'Amiens) s'exprime textuellement dans son factum :

« A mesure que nous avançons dans l'examen des faits qui se sont » passés sous les yeux des commissaires, l'intérêt augmente, le mer» veilleux s'accroît et l'esprit est à la fois confondu par tant de pro» diges et écrasé sous le poids de tant de preuves irrécusables. Sans » doute l'intuition et la prévision étaient déjà évidentes et même por» tées à un très-haut degré dans les deux cas précédents, puisque les » commissaires nous répètent encore que les deux individus qui en font » le sujet *voyaient la maladie dont ils étaient atteints* (Paul voyait » en effet sa paralysie et Cazot son épilepsie), *indiquaient le traitement* » *par lequel on devait les combattre, en annonçaient le terme et en pré-* » *voyaient les attaques*, ce qui est prouvé, comme on le sait, par les » faits interprétés tout naturellement. Mais avec tout cela ces deux » individus étaient des *égoïstes ;* tout se rapportait à eux : diagnostic, » pronostic, traitement, tout était pour eux, rien pour les autres ; et » alors, je vous le demande, à quoi bon tant de finesse dans l'intui» tion, tant de perspicacité dans la prévision ? La nature se mettait en » frais pour bien peu de chose ! Ici les faits seront d'un intérêt général, » la question embrasse l'humanité entière, et les hommes vraiment phi» lanthropes n'auront plus à gémir sur l'exiguïté des résultats. Emprun» tons au rapporteur ses propres expressions : *Ici le magnétisé, plongé* » *dans le somnambulisme, juge la maladie des personnes avec lesquelles* » *il se met en rapport : il en détermine la nature et en indique le* » *remède.*

» Nous sommes d'abord avertis que mademoiselle Céline, qui a *natu-* » *rellement* l'haleine fort douce, contracte pendant qu'on la magnétise » une haleine fétide et repoussante. C'est lorsqu'elle est plongée dans » cet état de somnambulisme que la Commission a reconnu *trois fois* » chez elle la faculté de *discourir* sur les maladies des personnes qu'elle » touche et d'indiquer les remèdes *qu'il convient* de leur opposer.

» Discourir sur les maladies ! En vérité, nous sommes impatients

Nous l'avons soigneusement annoté, et nous avons attendu une autre occasion pour constater de nouveau cette singulière faculté. Cette occasion fut offerte au rapporteur, sans qu'il l'eût provoquée, par la mère d'une jeune demoiselle à laquelle il donnait des soins depuis fort longtemps.

» d'entendre mademoiselle Céline : M. le rapporteur nous en fait venir » l'eau à la bouche. Trois fois, dit-il, elle a discouru par-devant la » Commission, et fort heureusement, lui, rapporteur, a recueilli pré- » cieusement les discours proférés par cette demoiselle.

» O Laennec, Corvisart, Avenbrugger! et vous tous médecins auscul- » tateurs, percuteurs, etc., que vous êtes petits près de mademoiselle » Céline! Que de temps, que de labeur ne vous faut-il pas pour décou- » vrir de larges hépatisations des poumons, de vastes cavernes, etc.? » Que vos indagations, comme dit le rapporteur, sont étroites, péni- » bles et mesquines! Voyez mademoiselle Céline : *trois minutes* lui ont » suffi pour l'exploration de toutes les cavités de M. Marc ; elle voit sa » tête, elle suit ses bronches, elle pénètre dans son estomac; enfin, » pour nous servir encore des expressions du rapporteur, elle *détermine* » *la nature* de ses maladies! N'est-ce pas, en effet, déterminer des ma- » ladies que de dire : Ce monsieur a mal à la tête; ou bien, il a une » petite toux; ou bien, il a quelque chose qui gêne le passage des ali- » ments? Il est bien vrai qu'il ne faut pas beaucoup de temps pour » remarquer que M. Marc est chargé d'une mauvaise graisse, qu'il a » le teint olivâtre, qu'il a le cou extrêmement court, conséquemment » qu'il doit éprouver quelque difficulté à respirer, surtout lorsque son » estomac est plein; mais mademoiselle Céline avait trouvé tout cela, » par *une indagation* particulière. Ce n'est pas tout, *elle a indiqué les* » *remèdes*, car ce n'est pas M. Foissac qui lui avait enseigné les noms » et les usages de la ciguë, du laudanum, etc., etc.; c'est son *inda-* » *gation* qui lui avait fait encore trouver cela.

» Que l'Académie avait bien choisi ses commissaires! »

Que prouve cette longue et inconvenante ironie, pour ne pas qualifier plus exactement ce qu'on ne peut considérer comme une loyale critique? Si le lecteur n'est pas encore bien convaincu de l'impuissance de M. Dubois (d'Amiens) à combattre les faits les plus importants relatés dans le Rapport de la Commission, il le sera bientôt. Dr C.

La malade était âgée de vingt-trois à vingt-cinq ans, atteinte depuis deux ans environ d'une hydropisie ascite, accompagnée d'obstructions nombreuses, les unes du volume d'un œuf, d'autres du volume du poing, quelques-unes du volume d'une tête d'enfant, et dont les principales avaient leur siége dans le côté gauche du ventre. L'extérieur du ventre était inégal, bosselé; ces inégalités correspondaient aux obstructions dont la capacité abdominale était le siége. M. Dupuytren avait déjà pratiqué dix à douze fois la ponction à cette malade, et avait toujours retiré une grande quantité d'albumine claire, limpide, sans odeur, sans aucun mélange. Le soulagement suivait toujours l'emploi de ce moyen.

Le rapporteur a été trois fois présent à cette opération, et il fut facile à M. Dupuytren et à lui de s'assurer du volume et de la dureté de ces tumeurs, par conséquent de reconnaître leur impuissance pour la guérison de cette malade. Ils prescrivirent néanmoins différents remèdes, et ils attachèrent quelque importance à ce que mademoiselle *** fût mise à l'usage du lait d'une chèvre à laquelle on ferait des frictions mercurielles.

Le 21 février 1827, le rapporteur alla chercher M. Foissac et mademoiselle Céline, et il les conduisit dans une maison rue du Faubourg du Roule, sans leur indiquer ni le nom, ni la demeure, ni la nature de la maladie de la personne qu'il voulait soumettre à l'examen de la somnambule.

La malade ne parut dans la chambre où se fit l'expérience que quand M. Foissac eut endormi mademoiselle Céline; et alors, après avoir mis une de ses mains dans la sienne, elle l'examina pendant huit minutes, non pas comme le ferait un médecin en pressant l'abdomen, en le percutant, en le scrutant dans tous les sens, mais seulement en appliquant la main à plusieurs reprises sur le ventre, la poitrine, le dos et la tête.

Interrogée pour savoir d'elle ce qu'elle avait observé chez mademoiselle ***, elle répondit que tout le ventre était malade, qu'il y avait un squirrhe et une grande quantité d'eau du côté de la rate; que les intestins étaient très-gonflés, qu'il y avait des poches où des vers étaient renfermés; qu'il y avait des grosseurs du volume d'un œuf, dans lesquelles étaient contenues des matières puriformes, et que ces grosseurs devaient être douloureuses; qu'il y avait au bas de l'estomac une glande engorgée de la grosseur de trois de ses doigts, que cette glande était dans l'intérieur de l'estomac et devait nuire à la digestion; que la maladie était ancienne, et qu'enfin mademoiselle *** devait avoir des maux de tête. Elle conseilla l'usage d'une tisane de bourrache et de chiendent nitrée, de cinq onces de suc de pariétaire pris chaque matin, de très-peu de mercure pris dans du lait. Elle ajouta que le lait d'une chèvre que l'on frotterait d'onguent mercuriel une demi-heure avant de la traire conviendrait mieux.

N. B. Sans attacher une grande importance à cette singulière rencontre de la prescription faite par la somnambule de l'usage du lait d'une chèvre frictionnée d'onguent mercuriel avec cette même prescription recommandée à la malade par M. Dupuytren et par le rapporteur, la Commission a dû consigner dans son travail cette coïncidence. Elle la présente comme un fait dont le rapporteur garantit l'authenticité, mais dont elle ni lui ne peuvent donner aucune explication (1).

---

(1) Voici l'occasion que M. Dubois (d'Amiens) a saisie pour clore sa polémique en tirant le bouquet de son feu d'artifice; je crois donc devoir lui donner encore la parole.

M. Dubois s'exprime ainsi :

« Nous allons voir maintenant si ce qui s'est passé dans cette consul- » tation était ou non de nature à confirmer ou au moins à éveiller des » soupçons, c'est-à-dire si, comme dans le cas de M. Marc, la somnam- » bule se bornera à quelques indications vagues et insignifiantes, ou si » elle mettra effrontément le doigt non-seulement sur ce qui existe » matériellement, mais aussi sur les prescriptions déjà suivies par la » malade.

» Une précision aussi remarquable et aussi frappante sous certains » rapports aura-t-elle pour effet de faire ouvrir les yeux aux commis- » saires? Non, elle paraîtra merveilleuse, si vous voulez, prodigieuse; » mais elle ne fera qu'ajouter encore à leur aveuglement pour le ma- » gnétisme animal.

» Enfin on interroge la somnambule sur le traitement à faire suivre » à la malade, elle répond : Que le lait d'une chèvre que l'on frotterait » d'onguent mercuriel conviendrait!!!

» Je le demande : N'est-ce pas une imprudence, une maladresse in- » signe de la part de la somnambule que d'aller jusqu'à indiquer ce » moyen thérapeutique? N'était-ce pas compromettre tout le succès de » l'intrigue? Eh bien, il paraît que non; on a voulu frapper le grand » coup aux yeux des commissaires, et on a réussi : Le rapporteur s'est » empressé d'*annoter* soigneusement cette circonstance précieuse, au » grand contentement des magnétiseurs.

» Beaucoup de médecins pensent avoir répondu à tout lorsqu'ils » vous ont dit avec suffisance : Ceci est *un fait*; mais savez-vous ce qui » établit le titre et la valeur d'un fait? C'est la connaissance des rap- » ports de causalité qu'il a avec telles ou telles circonstances; ainsi, » pour ne pas sortir du fait qui nous occupe, supposez que la somnam- » bule ait été informée d'abord, comme tout l'indique, de la prescrip- » tion de M. Dupuytren : que devient le fait? Rien autre chose qu'un

Dans une circonstance délicate où des médecins fort habiles, dont plusieurs sont membres de l'Académie,

---

» moyen grossier d'intrigue. Supposez, au contraire, qu'elle ait découvert l'urgence de ce moyen par un sens nouveau développé en elle-» même, le fait alors est un résultat immense : c'est un pas comme » jamais il n'a été donné d'en imprimer à la thérapeutique, et ce pas » on le devrait à une femme privée de toute instruction médicale! Le » rapporteur ajoute que c'est un fait dont il garantit l'*authenticité;* mais » qui doute que sa somnambule ait dit cela? M. Husson ne pourra donc » jamais sortir de cette étroitesse d'idées? Il ne veut pas concevoir que » l'authenticité ne donne aucune valeur à un fait de cette nature et que » c'est le *quomodo* seul qui nous importe. Il l'explique par l'*intuition* » et la *prévision*, facultés qu'il croit développées dans mademoiselle » Céline par le moyen du magnétisme; moi je trouve qu'on peut l'ex-» pliquer par la supposition, que non-seulement rien ne rend impos-» sible, mais que tout rend vraisemblable, d'une information préalable » donnée tout bonnement à cette demoiselle. C'est aux lecteurs à choisir » ici, comme dans toutes les autres expériences. »

Je conclurai comme M. Dubois; mais il y a lecteurs et lecteurs; ceux qui aiment les lazzis et la moquerie, et ceux qui préfèrent les discussions sérieuses et la vérité. De sorte que si la question pouvait être résolue à la majorité des opinions, l'habile gloseur pourrait bien perdre sa cause.

M. Dubois ne s'aperçoit donc pas que tous ses arguments ne sont que des allégations, des suppositions, des insinuations malveillantes; que sa critique n'est que l'expression accentuée de son tempérament passionné, et aucunement de sages et justes déductions qu'un esprit calme, désintéressé et loyal tire naturellement des faits?

Que M. Dubois me permette de lui donner personnellement quelques explications, et de répondre à quelques-uns de ses dires. C'est ce que la Commission ne pouvait faire sans compromettre sa dignité et l'autorité du Rapport.

Vous dites, monsieur, que *la somnambule met effrontément le doigt* non-seulement sur ce qui existe matériellement, mais aussi sur les prescriptions déjà suivies par la malade. Si la somnambule ne voyait pas ce qui existe et ce qui s'est fait, *elle ne serait pas lucide.* Si une somnambule *lucide* ne voyait rien autre chose que ce que tous les médecins peuvent voir, il n'y aurait pas de motif pour que les plus hautes notabilités de la science et de l'art fussent conviées à se réunir en commis-

avaient prescrit un traitement mercuriel pour un engorgement des glandes cervicales, qu'ils attribuaient à un

---

sion de l'Académie de médecine pour étudier et apprécier pendant plusieurs années consécutives les effets attribués au magnétisme animal.

Vous voyez partout de la *fraude*, *de l'intrigue grossière*, et vous tonnez, monsieur, contre *l'aveuglement, le manque de sagacité, l'étroitesse d'idées* des commissaires qui ont vu autrement, c'est-à-dire mieux que vous, qui n'avez assisté à aucune des épreuves. Comment est-il possible que vous ayez la prétention d'apprécier mieux que les membres de la Commission les faits dont ils ont été témoins et dont vous n'avez eu connaissance que par leur rapport? Est-ce que d'ailleurs les commissaires de l'Académie n'étaient pas des hommes de votre taille, intellectuellement et scientifiquement parlant? Les qualifications que vous leur appliquez à toute occasion ne peuvent vraiment être que l'expression d'une lésion de fonctions de votre *sensorium commune*, et la vérité ne peut être ainsi étouffée par l'effet d'une infirmité dont vous seriez atteint.

Vous dites encore, monsieur : N'était-ce pas une imprudence, une maladresse insigne, n'était-ce pas compromettre tout le succès de l'*intrigue*, que d'aller jusqu'à indiquer le même moyen thérapeutique qu'avait prescrit M. Dupuytren?

Mais si les somnambules et ceux qui les magnétisent sont si imprudents, si maladroits, il n'est pas logique de les accuser de finesse, de ruse, d'habileté de simulation et de supercherie.

Pour modérer votre emportement et vous dessiller les yeux, je vais vous apprendre, monsieur, ce que vous ne savez pas, comme bien d'autres, c'est que dans leurs consultations les somnambules voyant nettement tout ce qui est, tout ce qui a été et peut être fait, continuent de prescrire ce qui l'a été utilement, et ne se préoccupent pas du tout du reproche que les gens qui partagent vos idées pourront leur adresser. Dans ce cas, que vous ne rapportez pas très-fidèlement, la somnambule prescrivait d'abord *très-peu de mercure pris dans du lait;* elle a vu ensuite qu'on en faisait prendre à l'aide d'une chèvre frictionnée d'onguent mercuriel, elle s'est repris et a dit : Cela *conviendrait mieux*. C'est plus abasourdissant encore, n'est-ce pas? mais c'est toute la vérité. Relisez le texte ci-dessus du Rapport et remarquez, je vous prie, monsieur, que votre citation n'est pas exacte et qu'elle se trouve privée d'un complément d'une importance réelle. Du reste, sachez que les somnambules ne sont point jaloux des médecins, et qu'ils ne changent

vice vénérien, la famille de la malade qui était soumise à ce traitement, voyant survenir de graves accidents,

---

jamais, par caprice, morgue ou vanité, les prescriptions convenables, comme cela a lieu quelquefois sans nécessité dans les consultations entre médecins.

Encore un mot de réponse à votre dissertation sur les conditions que vous stipulez un peu bien à l'aise pour l'admission d'un fait.

Pour établir *le titre et la valeur d'un fait*, vous dites, monsieur, qu'il faut connaître ses rapports de *causalité;* que son authenticité ne lui donne aucune valeur et que c'est le *quomodo* qui vous importe. Il serait véritablement très-fâcheux qu'on pût en toutes circonstances vous satisfaire, car vous seriez doué tout à fait en pure perte du talent que vous possédez pour la dispute et qui vous distingue si éminemment. Mais permettez-moi d'infirmer la loi qu'il vous plaît d'établir, précisément par des faits qui ne pourraient y être soumis.

La vie, ou simplement un de ses actes, tels que la pensée, la mémoire, la volonté bonne ou mauvaise, le raisonnement juste ou faux; moins que cela : la vue, l'ouïe, l'odorat, etc., etc., ce sont des faits bien admis et avec lesquels nous nous sommes familiarisés, sans que jamais on ait pu connaître *le rapport de leur causalité*, ni *le comment* (*quomodo*) de leur manifestation. Je pense cependant que vous croyez, au moins exceptionnellement, à la réalité des cinq sens, bien qu'elle n'ait jamais été qu'observée et point du tout démontrée. Bien entendu, je ne parle pas des instruments (organes) de perception, mais du sens intime de la vue, de l'ouïe, de l'odorat, etc., etc.

Eh bien, si, dans un autre ordre d'idées que les vôtres, je supposais à mon tour que les facultés d'*intuition*, de *prévision*, développées spontanément chez certains individus, et par l'influence du magnétisme sur beaucoup d'autres, étaient de la même nature que la pensée, la mémoire, la volonté, le raisonnement, cela vous choquerait-il beaucoup, monsieur?

Si je supposais encore que l'*intuition*, la *prévision*, sont les manifestations d'un *sixième sens interne et latent*, avec lequel nous ne sommes point familiarisés parce qu'il n'est pas continuellement en action, et qu'il pourrait être de la même nature que cette lumière intérieure si vive, la *conscience*, si puissante et si indépendante de toutes nos facultés, que nous ne pouvons en maîtriser l'action, cela vous effaroucherait-il davantage?

Je voudrais bien apaiser votre colère, monsieur, calmer votre indi-

voulut avoir l'avis d'une somnambule. Le rapporteur fut appelé pour assister à cette consultation, et il ne négligea pas de profiter de cette nouvelle occasion d'ajouter encore à ce que la Commission avait vu. Il trouva une jeune femme, madame ***, ayant tout le côté droit du cou profondément engorgé par une grande quantité de glandes rapprochées les unes des autres. Une était ouverte et donnait issue à une matière purulente jaunâtre.

Mademoiselle Céline, que M. Foissac magnétisa en présence du rapporteur, se mit en rapport avec elle. Elle affirma que l'estomac avait été attaqué par une substance comme du poison; qu'il y avait une légère inflammation des intestins; qu'il y avait à la partie supérieure droite du cou une maladie scrofuleuse qui avait dû être plus considérable qu'elle ne l'était à présent; qu'en suivant un traitement adoucissant qu'elle

---

gnation contre les découvertes qui blessent votre haute intelligence en lui imprimant un cachet d'imperfection; mais je ne sais comment faire, puisque vous ne voulez rien observer ni étudier de ce qui est du somnambulisme lucide spontané ou provoqué.

Je puiserais bien dans les faits matériels ou physiques des exemples de l'impuissance où l'intelligence humaine se trouve de connaître *les rapports de causalité* et le *quomodo* de ces faits. Je pourrais vous parler de l'action thérapeutique spécifique de certains médicaments et vous prier de me faire connaître le *quomodo* des guérisons que vous pouvez obtenir par leur emploi? Mieux encore, j'aimerais à vous voir expliquer les rapports de *causalité* de la formation de l'électricité et le *quomodo* de sa transmission instantanée; ainsi que de la production des phénomènes déterminés dans ce qu'on dénomme aujourd'hui la *photographie*, etc., etc.; mais je n'ai pas l'espérance que vous condescendriez à me dévoiler tous ces mystères, et je dois m'arrêter là, pour ne pas, par mes velléités indiscrètes, me brouiller tout à fait avec vous. Dr C.

prescrit, il y aurait de l'amélioration dans quinze jours ou trois semaines. Ce traitement consistait en quelques grains de magnésie, huit sangsues au creux de l'estomac, des décoctions de gruau, un purgatif salin toutes les semaines, deux lavements chaque jour l'un de décoction de kina, et immédiatement après un autre de racine de guimauve, des frictions d'éther sur les membres, un bain toutes les semaines; et pour nourriture du laitage, des viandes légères et l'abstinence de vin. On suivit ce traitement pendant quelque temps, il y eut une amélioration notable. Mais l'impatience de la malade, qui trouvait que le retour à la santé n'était pas assez rapide, détermina la famille à convoquer une nouvelle réunion de médecins. Il y fut décidé que la malade serait soumise à un nouveau traitement mercuriel. Le rapporteur cessa alors de voir la malade et apprit qu'à la suite de l'administration du mercure, elle avait eu du côté de l'estomac des accidents très-graves qui la conduisirent au tombeau après deux mois de vives souffrances. Un procès-verbal d'autopsie signé par MM. Fouquier, Marjolin, Cruveilhier et Foissac, constata qu'il existait un engorgement scrofuleux ou tuberculeux des glandes du cou, deux légères cavernes remplies de pus, résultant de la fonte des tubercules au sommet de chaque poumon; la membrane muqueuse du grand cul-de-sac de l'estomac était presque entièrement détruite. Ces messieurs constatèrent, en outre, que rien n'indiquait la présence d'une maladie vénérienne, soit récente, soit ancienne.

Il résulte de ces observations : 1° que, dans l'état

de somnambulisme, mademoiselle Céline a indiqué les maladies de trois personnes avec lesquelles on l'a mise en rapport; 2° que la déclaration de l'une (M. Marc), l'examen que l'on a fait de l'autre après trois ponctions, et l'autopsie de la troisième, se sont trouvés d'accord avec ce que cette somnambule avait avancé; 3° que les divers traitements qu'elle a prescrits ne sortent pas du cercle des remèdes qu'elle pouvait connaître ni de l'ordre des choses qu'elle pouvait raisonnablement recommander; et 4° qu'elle les a appliqués avec une sorte de discernement (1).

---

(1) M. Dubois (d'Amiens) en a fini de son examen critique et craint de fatiguer le lecteur; il paraît l'être lui-même, car il se borne à apposer son *visa*, comme on va le voir, à la constatation des faits ci-dessus appréciés par la Commission :

« Mademoiselle Céline a été consultée trois fois sous les yeux de la » Commission. J'ai donné les détails des deux premières consultations; » quant à la troisième, elle est tellement analogue à la seconde, que, » pour ne pas fatiguer les lecteurs, je crois devoir me dispenser de la » rapporter. Je dirai seulement qu'il s'agissait encore d'une maladie » *fort ancienne* et *matériellement* déterminée; que c'est encore la fa- » mille de la malade qui voulut avoir l'avis de la somnambule de » M. Foissac, et que cette fois le rapporteur fut simplement *appelé pour* » *assister* à cette consultation magnétique. J'ajouterai que la somnam- » bule ne manqua pas de deviner, comme on le pense bien, qu'il y avait » à la partie supérieure droite du cou une *maladie scrofuleuse*; que » la Commission attribua à l'intervention du magnétisme cette nouvelle » preuve de perspicacité de la demoiselle Céline, et qu'elle pensa qu'il » n'y avait pas jusqu'à l'expression *scrofuleuse* qui ne lui ait été révélée » par l'agent magnétique. »

Je n'ai point à discuter ces dernières observations de M. Dubois, ironie à part, elles sont parfaitement exactes et ne comportent aucune rectification. Il ne me reste plus qu'à faire connaître aux lecteurs la résolution que j'ai prise pour me mettre à l'abri des réclamations tardives que M. Dubois pourrait faire sur mon travail. J'adresse à ce con-

A tous ces faits que nous avons péniblement recueillis, que nous avons observés avec tant de défiance et d'attention, que nous avons cherché à classer de la manière qui pût le mieux vous faire suivre le développement des phénomènes dont nous avions été les témoins, que nous nous sommes surtout efforcés de vous présenter dégagés de toutes les circonstances accessoires qui en auraient embarrassé et embrouillé l'exposition, nous pourrions ajouter ceux que l'histoire ancienne et même l'histoire moderne nous rapportent sur les prévisions qui se sont souvent réalisées, sur les guérisons obtenues par l'imposition des mains, sur les extases, sur les convulsionnaires, sur les oracles, sur les hallucinations; enfin sur tout ce qui, s'éloignant des

---

frère toutes les livraisons publiées de mon ouvrage, avec la lettre d'envoi suivante :

A M. le docteur Fr. Dubois (d'Amiens).

Paris, le 1er octobre 1860.

MONSIEUR ET HONORÉ CONFRÈRE,

J'ai le plaisir de vous adresser, *chargées à la poste*, toutes les livraisons publiées de mon ouvrage : *La vérité aux médecins et aux gens du monde*, afin que vous puissiez prendre une connaissance exacte et complète de la polémique que je soutiens contre vos élucubrations sur le magnétisme animal. Je n'ai plus que deux livraisons à faire paraître, et s'il vous semblait utile de réfuter les arguments que j'ai employés, il faudrait que vous m'adressassiez votre réponse avant la publication de la dernière livraison, qui aura lieu le 1er décembre prochain, pour que je puisse l'insérer à la fin du volume. Mais s'il vous convient de satisfaire à mon invitation d'ici à quinze ou dix-huit jours au plus, votre travail trouvera place dans le cahier de novembre, immédiatement à la suite des questions qui viennent d'être discutées.

Recevez, Monsieur et honoré Confrère, l'expression de mes plus franches civilités.

Le Dr COMET.

phénomènes physiques explicables par l'action d'un corps sur un autre, rentre dans le domaine de la physiologie et peut être considéré comme un fait dépendant d'une influence morale non appréciable par nos sens. Mais la Commission était instituée pour examiner le somnambulisme, pour faire des expériences sur ce phénomène, qui n'avait pas été étudié par les commissaires de 1784, et pour vous en rendre compte; elle serait donc sortie du cercle dans lequel vous l'aviez circonscrite, si, cherchant à appuyer ce qu'elle avait vu sur des autorités qui auraient observé des faits analogues, elle eût grossi son travail de faits qui lui auraient été étrangers. Elle a raconté avec impartialité ce qu'elle a vu avec défiance; elle a exposé avec ordre ce qu'elle a observé en diverses circonstances, ce qu'elle a suivi avec une attention aussi minutieuse que continue. Elle a la conscience que le travail qu'elle vous présente est l'expression fidèle de tout ce qu'elle a observé. Les obstacles qu'elle a rencontrés vous sont connus (1); ils sont en partie cause du

(1) On se rappelle qu'au moment où l'on obtenait les résultats les plus favorables par l'emploi du magnétisme sur Paul Villagrand, à l'hôpital de la Charité, M. le professeur Fouquier, chef du service et membre de la Commission, reçut du Conseil général des hospices une lettre qui lui enjoignait de suspendre l'emploi de ce moyen thérapeutique, et que l'on fût obligé de faire sortir le malade de l'hôpital et de l'établir en ville pour que la Commission pût continuer de suivre son traitement. (Voir p. 285.) La Commission avait réclamé contre cette décision du Conseil général des hospices, en faisant valoir les avantages déjà obtenus par le malade et la probabilité de sa guérison complète si le traitement n'était pas interrompu. Mais « périsse l'humanité plutôt qu'un principe », et après mûre délibération du Conseil général des

retard qu'elle a mis à vous présenter son rapport, quoique depuis longtemps les matériaux fussent entre ses mains. Toutefois nous sommes loin de nous excuser et de nous plaindre de ce retard, puisqu'il donne à nos observations un caractère de maturité et de réserve qui doit appeler votre confiance sur des

---

hôpitaux, l'administrateur de l'assistance publique adressa une réponse officielle dans laquelle sont énoncés, pour justifier la mesure prise contre les expériences magnétiques, des motifs assez curieux pour que le lecteur éprouve quelque satisfaction à en prendre connaissance.

A M. le docteur Bourdois de la Motte, président de la Commission du magnétisme.

Paris, le 10 décembre 1827.

« MONSIEUR,

» Le Conseil général des hospices a entendu dans sa dernière séance la lecture de la lettre que vous lui avez adressée sous la date du 3 de ce mois relativement aux expériences commencées dans l'hôpital de la Charité sur le magnétisme.

» Le Conseil a pesé tous les motifs présentés dans votre lettre; cependant il ne peut consentir à ce qu'il soit fait dans les établissements confiés à sa surveillance des expériences sur un traitement qui donne lieu depuis longtemps à des débats entre les hommes les plus instruits.

» En me chargeant, Monsieur, de vous faire connaître cette décision, le Conseil m'a invité à vous témoigner tous les regrets qu'il éprouve de ne pouvoir seconder, dans cette circonstance, les intentions des médecins éclairés qui composent la Commission que vous présidez.

» J'ai l'honneur d'être, etc. » Signé : VALDRUCHE. »

S'il se fût agi d'expériences faites pour l'emploi des médicaments les plus dangereux, tels que l'acide prussique, la strychnine, etc., dont les essais ont fait à la même époque tant de victimes, la sollicitude de l'administration ne se fût pas autant émue. *Cependant le Conseil ne peut consentir à seconder, dans cette circonstance, les intentions des médecins éclairés qui composent la Commission, et qu'il soit fait des expériences sur un traitement qui donne lieu depuis longtemps* À DES DÉBATS ENTRE LES HOMMES LES PLUS INSTRUITS ! D^r^

faits que nous vous racontons loin de la prévention et de l'enthousiasme que vous pourriez nous reprocher, si nous les avions recueillis la veille. Nous ajoutons qu'il est loin de notre pensée de croire avoir tout vu; aussi nous n'avons pas la prétention de vous faire admettre comme axiome qu'il n'y a de positif dans le magnétisme que ce que nous mentionnons dans notre rapport. Loin de poser des limites à cette partie de la science physiologique, nous avons au contraire l'espoir qu'un nouveau champ lui est ouvert; et garants de nos propres observations, les présentant avec confiance à ceux qui après nous voudront s'occuper du magnétisme, nous nous bornons à en tirer les conclusions suivantes.

Ces conclusions sont la conséquence des observations dont se compose le rapport :

1° Le contact des pouces ou des mains, des frictions ou certains gestes que l'on fait à peu de distance du corps et appelés *passes*, sont les moyens employés pour se mettre en rapport, ou, en d'autres termes, pour transmettre l'action du magnétiseur au magnétisé;

2° Les moyens qui sont extérieurs et visibles ne sont pas toujours nécessaires, puisque dans plusieurs occasions la volonté, la fixité du regard, ont suffi pour produire les phénomènes magnétiques même à l'insu des magnétisés;

3° Le magnétisme a agi sur des personnes d'âge et de sexe différents;

4° Le temps nécessaire pour transmettre et faire éprouver l'action magnétique a varié depuis une demi-heure jusqu'à une minute;

5° Le magnétisme n'agit pas en général sur les personnes bien portantes;

6° Il n'agit pas non plus sur tous les malades;

7° Il se déclare quelquefois, pendant qu'on magnétise, des effets insignifiants et fugaces que nous n'attribuons pas au magnétisme seul, tels qu'un peu d'oppression, de chaleur ou de froid, et quelques autres phénomènes nerveux dont on peut se rendre compte sans l'intervention d'un agent particulier, savoir par l'espérance ou la crainte, la prévention ou l'attente d'une chose inconnue et nouvelle, l'ennui qui résulte de la monotonie des gestes, le silence et le repos observés dans les expériences; enfin par l'imagination, qui exerce un si grand empire sur certains esprits et sur certaines organisations;

8° Un certain nombre des effets observés nous ont paru dépendre du magnétisme seul, et ne se sont pas reproduits sans lui. Ce sont des phénomènes physiologiques et thérapeutiques bien constatés;

9° Les effets réels produits par le magnétisme sont très-variés. Il agite les uns, calme les autres. Le plus ordinairement il cause l'accélération momentanée de la respiration et de la circulation, des mouvements convulsifs fibrillaires passagers ressemblant à des secousses électriques, un engourdissement plus ou moins profond, de l'assoupissement, de la somnolence, et dans un petit nombre de cas ce que les magnétiseurs appellent *somnambulisme;*

10° L'existence d'un caractère unique propre à faire reconnaître dans tous les cas la réalité de l'état de somnambulisme n'a pas été constatée;

11° Cependant on peut conclure avec certitude que cet état existe quand il donne lieu au développement des facultés nouvelles qui ont été désignées sous les noms de clairvoyance, d'intuition, de prévision intérieure, ou qu'il produit de grands changements dans l'état physiologique, comme l'insensibilité, un accroissement subit et considérable de forces, et que cet effet ne peut être rapporté à une autre cause ;

12° Comme parmi les effets attribués au somnambulisme il en est qui peuvent être simulés, le somnambulisme lui-même peut quelquefois être simulé et fournir au charlatanisme des moyens de déception. Aussi, dans l'observation de ces phénomènes qui ne se présentent encore que comme des faits isolés qu'on ne peut rattacher à aucune théorie, ce n'est que par l'examen le plus attentif, les précautions les plus sévères, par des épreuves nombreuses et variées, qu'on peut échapper à l'illusion (1);

---

(1) On a beaucoup exagéré la difficulté de se procurer des somnambules réellement lucides ; on a signalé outre mesure la fourberie, la jonglerie des magnétiseurs et de leurs sujets somnambules. Il n'est pas si facile qu'on le croit de simuler cet état étrange, mais réel, de la vie humaine. Tout médecin qui voudra étudier tant soit peu les caractères propres à l'état somnambulique ne se laissera jamais tromper par des pratiques frauduleuses, quelque habiles qu'on puisse supposer ceux qui les mettraient en œuvre.

Ce n'est pas d'ailleurs les jeux merveilleux auxquels on dresse trop souvent, dans un intérêt de lucre, de très-bons somnambules, qu'il faut considérer comme le *criterium* de la lucidité. Il y a des somnambules très-peu *lucides*, dans la véritable acception de ce mot, qui sont doués de facultés étonnantes dans certaines épreuves qu'on se plaît à leur imposer et pour lesquelles ils ont un grand attrait, parce qu'elles satisfont leur vanité. Mais généralement ces sujets perdent très-vite

13° Le sommeil provoqué avec plus ou moins de promptitude et établi à un degré plus ou moins profond, est un effet réel mais non constant du magnétisme;

14° Il nous est démontré qu'il a été provoqué dans

---

les facultés d'intuition et de prévision, et ne conservent qu'une clairvoyance bornée à des actes qui sont toujours les mêmes. On peut les prendre très-justement pour des jongleurs, parce qu'ils en ont toutes les allures et j'ajouterai même les dispositions. Ces somnambules ont été mal dirigés, mal éduqués, pourrait-on dire; mal inspirés surtout par des magnétiseurs spéculateurs. Ils sont comme les individus dans le vie sociale ordinaire, pétris de bonnes ou mauvaises façons, selon leur éducation, leurs relations habituelles, le milieu dans lequel ils vivent, les sentiments dont ils ont été imbus, les passions qu'on a développées en eux. Je ne veux citer aucun nom de magnétiseurs et de somnambules qui ont joui d'une sorte de célébrité, et qui, par les curieux spectacles qu'ils offraient aux yeux d'un public enthousiaste, ont plus nui à la propagation du somnambulisme utile, qu'à confirmer sa réalité.

Les honnêtes somnambules, et ce sont les meilleurs, les seuls précieux, répugnent à être produits en public. Au contraire des premiers, ils sont modestes et comme honteux des facultés dont on les félicite d'être doués. Mais quand on les applique à faire du bien, à être utiles aux personnes qui souffrent, ils en ressentent une douce satisfaction qui développe complétement chez eux les facultés réunies de clairvoyance, d'intuition et de prévision.

Si l'intérêt pouvait être exclu de la profession de somnambule, sans doute on aurait des sujets dans des conditions parfaites pour l'exercice de la médecine; mais comment serait-il possible de trouver des personnes qui consentiraient, sans un pressant besoin, à se soumettre à des pratiques dont la réitération fréquente n'est peut-être pas sans influence fâcheuse sur la santé, et exigent une existence calme, douce, à l'abri des privations et de la fatigue de l'esprit et du corps?

Toutefois ce n'est pas la rémunération raisonnable que l'on doit accorder aux somnambules qui pourra vicier leur moralité et partant les manifestations de leur lucidité, s'ils ne sont pas portés à l'exagération des satisfactions de la vie, aux jouissances du luxe et des plaisirs mondains.

D[r] C.

des circonstances où les magnétisés n'ont pu voir et ont ignoré les moyens employés pour le déterminer;

15° Lorsqu'on fait tomber une fois une personne dans le sommeil magnétique, on n'a pas toujours besoin de recourir au contact et aux passes pour la magnétiser de nouveau; le regard du magnétiseur, sa volonté seule, ont sur elle la même influence. On peut non-seulement agir sur le magnétisé, mais encore le mettre complétement en somnambulisme, et l'en faire sortir à son insu, hors de sa vue, à une certaine distance et au travers des portes;

16° Il s'opère ordinairement des changements plus ou moins remarquables dans les perceptions et les facultés des individus qui tombent en somnambulisme par l'effet du magnétisme.

A. Quelques-uns, au milieu du bruit des conversations confuses, n'entendent que la voix de leur magnétiseur; plusieurs répondent d'une manière précise aux questions que celui-ci ou que les personnes avec lesquelles on les a mis en rapport leur adressent; d'autres entretiennent des conversations avec toutes les personnes qui les entourent.

Toutefois il est rare qu'ils entendent ce qui se passe autour d'eux. La plupart du temps ils sont complétement étrangers au bruit extérieur et inopiné fait à leur oreille, tel que le retentissement de vases de cuivre vivement frappés près d'eux, la chute d'un meuble, etc.

B. Les yeux sont fermés, les paupières cèdent difficilement aux efforts qu'on fait avec la main pour les ouvrir; cette opération, qui n'est pas sans douleur, laisse voir le globe de l'œil convulsé et porté vers le haut et quelquefois vers le bas de l'orbite.

C. Quelquefois l'odorat est comme anéanti. On peut leur faire respirer l'acide muriatique ou l'ammoniaque sans qu'ils en soient incommodés, sans même qu'ils s'en doutent. Le contraire a lieu dans certains cas, et ils sont sensibles aux odeurs.

D. La plupart des somnambules que nous avons vus étaient complétement insensibles. On a pu leur chatouiller les pieds, les narines et l'angle des yeux par l'approche d'une plume, leur pincer la peau de manière à l'ecchymoser, la piquer sous l'ongle avec des épingles enfoncées à l'improviste et à une assez grande profondeur, sans qu'ils aient témoigné de la douleur, sans qu'ils s'en soient aperçus. Enfin on en a vu une qui a été insensible à une des opérations les plus douloureuses de la chirurgie, et dont ni la figure, ni le pouls, ni la respiration, n'ont dénoté la plus légère émotion.

17° Le magnétisme a la même intensité, il est aussi promptement ressenti à une distance de 6 pieds que de 6 pouces, et les phénomènes qu'il développe sont les mêmes dans les deux cas;

18° L'action à distance ne paraît pouvoir s'exercer avec succès que sur des individus qui ont déjà été soumis au magnétisme;

19° Nous n'avons pas vu qu'une personne magnétisée pour la première fois tombât en somnambulisme. Ce n'a été quelquefois qu'à la huitième ou dixième séance que le somnambulisme s'est déclaré;

20° Nous avons constamment vu le sommeil ordinaire, qui est le repos des organes des sens, des facultés intellectuelles et des mouvements volontaires, précéder et terminer l'état de somnambulisme;

21° Pendant qu'ils sont en somnambulisme, les magnétisés que nous avons observés conservent l'exercice des facultés qu'ils ont pendant la veille. Leur mémoire même paraît plus fidèle et plus étendue, puisqu'ils se souviennent de ce qui s'est passé pendant tout le temps et toutes les fois qu'ils ont été en somnambulisme;

22° A leur réveil, ils disent avoir oublié totalement toutes les circonstances de l'état de somnambulisme et ne s'en ressouvenir jamais. Nous ne pouvons avoir à cet égard d'autres garanties que leurs déclarations;

23° Les forces musculaires des somnambules sont quelquefois engourdies et paralysées. D'autres fois les mouvements ne sont que gênés et les somnambules marchent ou chancellent à la manière des hommes ivres, et sans éviter, quelquefois aussi en évitant les obstacles qu'ils rencontrent sur leur passage. Il y a des somnambules qui conservent intact l'exercice de leurs mouvements; on en voit même qui sont plus forts et plus agiles que dans l'état de veille;

24° Nous avons vu deux somnambules distinguer les yeux fermés les objets que l'on a placés devant eux; ils ont désigné sans les toucher la couleur et la valeur des cartes; ils ont lu les mots tracés à la main, ou quelques lignes de livres que l'on a ouverts au hasard. Ce phénomène a eu lieu alors même qu'avec les doigts on fermait exactement l'ouverture des paupières;

25° Nous avons rencontré chez deux somnambules la faculté de prévoir des actes de l'organisme plus ou moins éloignés, plus ou moins compliqués. L'un d'eux a annoncé plusieurs jours, plusieurs mois d'avance, le jour, l'heure et la minute, de l'invasion et du retour d'accès épileptiques. L'autre a indiqué l'époque de sa guérison. Leurs prévisions se sont réalisées avec une exactitude remarquable. Elles ne nous ont paru s'appliquer qu'à des actes, ou des lésions de leur organisme;

26° Nous n'avons rencontré qu'une seule somnambule qui ait indiqué les symptômes de la maladie de trois personnes avec lesquelles on l'avait mise en rapport. Nous avions cependant fait des recherches sur un assez grand nombre;

27° Pour établir avec quelque justesse les rapports du magnétisme avec la thérapeutique, il faudrait en avoir observé les effets sur un grand nombre d'individus, et avoir fait longtemps et tous les jours des expériences sur les mêmes malades. Cela n'ayant pas eu lieu, la Commission a dû se borner à dire ce qu'elle a vu dans un trop petit nombre de cas pour oser rien prononcer;

28° Quelques-uns des malades magnétisés n'ont ressenti aucun bien. D'autres ont éprouvé un soulagement plus ou moins marqué, savoir : l'un, la suspension de douleurs habituelles; l'autre, le retour des forces; un troisième, un retard de plusieurs mois dans l'apparition des accès épileptiques; et un quatrième, la guérison complète d'une paralysie grave et ancienne;

29° Considéré comme agent de phénomènes physiologiques ou comme moyen thérapeutique, le magnétisme devrait trouver sa place dans le cadre des connaissances médicales, et, par conséquent, les médecins seuls devraient en faire ou surveiller l'emploi, ainsi que cela se pratique dans les pays du Nord;

30° La Commission n'a pu vérifier, parce qu'elle n'en a pas eu l'occasion, d'autres facultés que les magnétiseurs avaient annoncé exister chez les somnambules. Mais elle communique des faits assez importants dans son rapport, pour qu'elle pense que l'Académie devrait encourager les recherches sur le magnétisme comme une branche très-curieuse de psychologie et d'histoire naturelle.

Arrivée au terme de ses travaux, avant de clore ce rapport, la Commission s'est demandé si dans les précautions qu'elle a multipliées autour d'elle pour éviter toute surprise, si dans le sentiment de constante défiance avec lequel elle a toujours procédé, si dans l'examen des phénomènes qu'elle a observés, elle a rempli scrupuleusement son mandat. Quelle autre marche, nous sommes-nous dit, aurions-nous pu suivre? De quelle méfiance plus marquée et plus discrète aurions-nous pu nous pénétrer? Notre conscience, Messieurs, nous a répondu hautement que vous ne pouviez rien attendre de nous que nous n'ayons fait. Ensuite, avons-nous été des observateurs probes, exacts, fidèles? C'est à vous, qui nous connaissez depuis longues années, c'est à vous, qui nous voyez constamment près de vous, soit dans le monde, soit dans nos fréquentes assemblées, de répondre à cette question.

Certes, nous n'osons nous flatter de vous faire partager entièrement notre conviction sur la réalité des phénomènes que nous avons observés et que vous n'avez ni vus, ni suivis, ni étudiés avec et comme nous.

Nous ne réclamons donc pas une confiance aveugle à tout ce que nous vous avons rapporté. Nous concevons qu'une grande partie de ces faits sont si extraordinaires, que vous ne pouvez pas nous l'accorder. Peut-être nous-même oserions-nous vous refuser la nôtre, si, changeant de rôle, vous veniez les annoncer à cette tribune, à nous qui, comme vous aujourd'hui, n'aurions rien vu, rien observé, rien étudié, rien suivi.

Nous demandons seulement que vous nous jugiez comme nous vous jugerions, c'est-à-dire que vous demeuriez bien convaincus que ni l'amour du merveilleux, ni le désir de la célébrité, ni un intérêt quelconque, ne nous ont guidés dans nos travaux. Nous étions animés par des motifs plus élevés, plus dignes de vous, par l'amour de la science et par le besoin de justifier les espérances que vous aviez conçues de notre zèle et de notre dévouement.

Ont signé : Bourdois de Lamotte, *président ;* Fouquier, Guéneau de Mussy, Guersant, Husson, Itard, J. J. Leroux, Marc, Thillaye.

Nota. MM. Double et Magendie n'ayant pu assister aux expériences, n'ont pas cru devoir signer ce rapport.

Après avoir écouté avec une attention soutenue et un vif intérêt la lecture de ce rapport, que fit l'Académie? Rien d'abord; l'étonnement général donnait à cette assemblée une physionomie inaccoutumée. Des conversations particulières s'engagèrent sur tous les bancs, et un grand nombre d'académiciens entouraient le rapporteur et les autres membres de la Commission en les accablant de questions qui dénotaient une confiante et avide curiosité.

Un mauvais plaisant s'avisa de demander à haute voix qu'une seconde lecture du rapport fût faite; il ajouta que, puisque ce recueil de miracles paraissait si bien accueilli, on ne saurait trop le connaître. Plusieurs membres, en repoussant cette proposition insolite, demandent l'impression du rapport. M. Castel s'oppose à ce qu'elle ait lieu, alléguant que, si la plupart des faits énoncés étaient réels, la moitié des connaissances physiologiques serait anéanties, et que l'impression du rapport favoriserait une propagation fâcheuse de ces faits.

La lumière apportée par M. Castel amène une dissidence entre ceux des croyants qui redoutent les conséquences signalées de l'impression du rapport; néanmoins la majorité va l'emporter, lorsque M. Roux indique un moyen terme : c'est de faire *autographier* le rapport à un petit nombre d'exemplaires.

Cette proposition fut adoptée; mais la presse médicale parvint facilement à se procurer des copies du rapport, et c'est à l'aide d'une de ces copies que M. Dubois (d'Amiens) put édifier sa longue diatribe, qui fut publiée la première fois par la *Revue médicale*.

Cependant l'Académie, qui avait par un scrutin individuel, à la majorité des voix, décidé la formation d'une Commission destinée à recueillir et à constater les effets attribués au magnétisme animal, pouvait adopter les conclusions du rapport à la même majorité. Les opposants manœuvrèrent de manière à éloigner la discussion de ce rapport. Puis on fit tant et si bien, que cette discussion n'a jamais eu lieu et que l'Académie attend encore des jours meilleurs pour se prononcer sur la question du magnétisme, qui reste pendante et toujours en butte aux brutalités des incrédules systématiques. Ceux-ci ont recruté M. Dubois (d'Amiens), *intrepidus et gloriandus*, et l'ont placé à leur tête.

Mais le rapport est toujours là : il n'a rien perdu de son autorité. Ceux qui ont fui et refusé le combat n'ont pas droit de se proclamer vainqueurs.

Voici quelques faits qui ont été déterminés par le magnétisme animal antérieurement à ceux observés par la Commission de l'Académie de médecine. Ils n'ont pas moins d'authenticité que ces derniers, et leur valeur est égale, en raison des circonstances dans lesquelles ils se sont manifestés.

C'est à l'Hôtel-Dieu de Paris, en 1820, que diverses expériences ont été faites pour apprécier les effets du magnétisme animal. L'administration des hôpitaux ne mit alors aucun empêchement aux essais que M. Récamier avait autorisés dans son service, et qu'il dirigeait, il faut l'avouer, avec un scepticisme qui l'entraîna à agir sur les somnambules, moralement et physiquement, avec une sorte de cruauté. Un grand nombre de médecins incrédules prirent une part active à ces expériences, qui étaient tout à fait publiques; il n'y a donc aucune restriction à faire sur les résultats qui ont été obtenus.

M. Récamier, ayant voulu se convaincre par lui-même de la réalité de l'insensibilité de certains somnambules, soumit deux malades à l'épreuve si douloureuse du moxa. M. le docteur Robouam, alors interne dans le service, a fait et signé les deux déclarations suivantes :

1° « Je soussigné certifie que le six janvier mil huit cent vingt et un, M. Récamier, à sa visite, m'a prié de mettre dans le sommeil magnétique le nommé Starin, couché alors au n° 8 de la salle Sainte-Madeleine. Il l'a menacé auparavant de l'application d'un moxa s'il se laissait endormir. Contre la volonté du malade, moi, Robouam, l'ai fait passer dans le sommeil magnétique, pendant lequel M. Récamier a lui-même appliqué un moxa sur la partie antérieure, un peu externe et supérieure de la cuisse droite, lequel a produit une eschare de dix-sept lignes de longueur et de onze de largeur; que Starin n'a pas donné la plus légère marque de sensibilité, soit par cris, mouvements ou variation du pouls; qu'il n'a senti les douleurs résultant de l'application du moxa que lorsque je l'ai eu fait sortir du sommeil magnétique.

» *Signé* : ROBOUAM.

» Étaient présents à cette séance : madame Sainte-Monique, mère de la salle ; MM. Gibert, Lapeyre, Bergeret, Carquet, Truche.

2° » Je certifie que le huit janvier mil huit cent vingt et un, à la prière de M. Récamier, j'ai mis dans le sommeil magnétique la nommée Leroy (Lise), couchée au n° 23 de la salle Sainte-Agnès. Il l'avait auparavant menacée de l'application d'un moxa, si elle se laissait endormir. Contre la volonté de la malade, moi, Robouam, l'ai fait passer dans le sommeil magnétique, pendant lequel M. Gibert a brûlé, à l'ouverture des fosses nasales, de l'agaric, dont la fumée désagréable n'a rien produit de remarquable ; qu'ensuite M. Récamier *a appliqué lui-même*, sur la région épigastrique, un moxa qui a produit une escbare de quinze lignes de longueur sur neuf de largeur ; que pendant son application la malade n'a pas témoigné la plus légère souffrance, soit par cris, mouvements ou variation du pouls ; qu'elle est restée dans un état d'immobilité parfaite ; que, sortie du sommeil magnétique, elle a témoigné beaucoup de douleur ; qu'ayant dès ce moment cessé de la magnétiser, les vomissements qui existaient depuis onze mois, et qui, depuis six semaines, avaient été suspendus par le magnétisme, ont reparu et continué malgré tous les moyens mis en usage par M. Récamier, qui, le dix-neuf février, m'a lui-même prié de recommencer à la magnétiser.

» Étaient présents à cette séance : Mesdames Saint-Sauveur et Saint-Éloy, MM. Gibert, Créqui.

» Paris, 26 février 1821.

» *Signé* : Robouam, d. m. p. »

Nota. Ces procès-verbaux sont déposés, avec d'autres pièces constatant l'authenticité de faits magnétiques, chez Me Dubois, notaire, rue Saint-Marc-Feydeau.

Le fait suivant a été constaté par un grand nombre de médecins qui ont signé les procès-verbaux (1).

Mademoiselle Samson, âgée de dix-sept ans, eut une suppression causée par une frayeur et par l'exposition à une forte pluie. Le lendemain elle fut prise de douleur à l'épigastre, de vomissements et de fièvre. Toutes les substances ingérées, même les boissons adoucissantes, étaient aussitôt vomies. Après avoir passé six semaines à l'hôpital Beaujon, elle fut obligée de rentrer à la Charité, en sortit légèrement soulagée, mais rentra six jours après à l'Hôtel-Dieu, souffrant de la région épigastrique, vomissant tout ce qu'elle prenait et quelquefois même des flots de sang. Les ressources de la médecine étaient épuisées. Douze cents sangsues, vingt saignées, autant de vésicatoires, les ventouses scarifiées, l'eau glacée, les affusions froides, l'opium, le musc, l'assa fœtida, la compression du ventre et l'abstinence pendant dix jours de toute espèce d'aliments et de boissons, rien n'avait pu arrêter les vomissements de sang qui menaçaient les jours de la malade, et, réduite au dernier degré de marasme, elle attendait sa fin prochaine.

(1) MM. Barenton, Barrat, Bergeret, Bertrand, Boissat, Bourgery, Bouvier, Brèheret, Bricheteau, Carquet, Créqui, Delens, Druet, Fomart, Gibert, Hubert, Husson, Jacquemin, Kergaradec, Lapert, Leroux, Margue, Patissier, Rossen, Rougier, Sabatier, Sanson, Martin-Solon, Texier.

Après huit mois de maladie, elle fut magnétisée pour la première fois le 26 octobre 1820. L'action à distance ne fut exercée que pendant vingt minutes seulement; elle n'éprouva qu'un peu de picotement aux paupières et du malaise; mais à dater de ce moment les vomissements cessèrent, et rien pourtant n'avait été changé au régime habituel de la malade.

A la troisième séance, elle s'endormit si bien qu'on ne put la réveiller et qu'on fut obligé de la porter dans son lit, où elle dormit plusieurs heures. Plusieurs des spectateurs essayent en vain de se faire entendre de la somnambule en criant fortement dans ses oreilles collectivement ou séparément; on frappe à grands coups sur des meubles, on n'obtient aucun signe d'audition.

M. Récamier lui lève les paupières, la prend par les mains et la secoue fortement, pince cinq fois la malade, la soulève de son siége et la laisse retomber; on n'aperçoit aucun changement et rien qui puisse faire croire qu'elle a entendu ou senti. Le magnétiseur lui parle, elle l'entend; M. Récamier entrecoupe de ses questions les demandes du magnétiseur, la somnambule reste muette pour lui; on contrefait la voix du magnétiseur, on ne peut obtenir de réponse.

La santé de mademoiselle Samson était considérablement améliorée, lorsque, après la vingt-troisième séance, M. Geoffroy fut nommé chef du service; ce médecin consentit d'abord à ce que l'on continuât le magnétisme, mais le lendemain, 18 novembre, il reçut l'ordre d'en cesser l'emploi. En peu de temps le mieux acquis par mademoiselle Samson disparut, et cette fille, se voyant encore vouée à la douleur, après avoir été arrachée à une mort presque certaine par le magnétisme, restait plongée dans les larmes. M. Geoffroy, touché de sa triste position, invita l'interne, M. Robouam, à reprendre son traitement sans aucun appareil et le plus secrètement possible. Ce médecin recommença à magnétiser mademoiselle Samson; les vomissements s'arrêtèrent de suite, les symptômes fâcheux disparurent peu à peu, et mademoiselle Samson sortit enfin de l'Hôtel-Dieu, le 20 janvier 1821. Les commissaires de l'Académie ont eu l'occasion de l'examiner six ans après, de constater la continuation de ses facultés somnambuliques et l'amélioration notable de son état général de santé.

M. Bouillet, auteur du *Dictionnaire universel d'histoire et de géographie* et du *Dictionnaire des sciences, des lettres et des arts*, rend compte d'un fait qui montre jusqu'où peut être portée l'extinction de la sensibilité chez certains somnambules.

« Plusieurs personnes, dit M. Bouillet, m'ayant manifesté le désir d'être témoins de quelques phénomènes magnétiques, je fis venir chez moi la somnambule, après avoir réuni plus de vingt personnes. Ce fut à peu près une répétition des séances les plus orageuses de l'Hôtel-Dieu; on employa tous les moyens de se faire entendre d'elle ou de l'empêcher de m'entendre; on la tourmenta de mille manières sans vaincre son insensibilité. Un jeune homme, M. Alexandre Bautier, présent à cette séance, voulant faire une expérience décisive, s'était muni, sans m'en prévenir, d'un pistolet, et lui tira à l'oreille au moment où personne ne s'y attendait. Tous les assistants, surpris de cette détonation, tressaillirent, plusieurs dames poussèrent des cris d'effroi; pour notre somnambule, elle continua paisiblement une phrase qu'elle m'adressait, sans se douter de rien. Cependant le coup avait été tiré de si près que le bonnet et la collerette de la pauvre fille avaient été brûlés, et qu'il lui était entré dans le cou un grand nombre de grains de poudre; au réveil, la sensibilité ayant été rendue aux parties qui en avaient été momentanément privées, elle éprouva dans le cou de vives douleurs qui lui durèrent plus de quinze jours, et découvrit bientôt avec indignation l'état où on l'avait mise, à mon grand regret. »

Voici un fait remarquable recueilli aux leçons du professeur Rostan, à l'hôpital de la Pitié.

Après avoir posé cette question : « Se peut-il que les somnambules jouissent de l'étonnante faculté de prévision ? » M. Rostan s'exprime ainsi : J'ai vu des faits bien singuliers en ce genre, *et c'est à peine si j'ose en croire mes observations nombreuses.* — Cependant, continue le docteur Rostan, à l'hôpital de la Salpêtrière, je fis entrer une femme en somnambulisme devant plusieurs médecins. Assise sur son lit, elle était dans le calme le plus parfait, quand tout à coup elle s'agite violemment comme une personne en proie à la souffrance. Nous lui demandons la cause de ce changement subit; elle ne veut pas répondre d'abord, puis enfin nous dit : « Je sens Félicité qui s'approche. » En effet, au bout d'un instant, la porte s'ouvre, et nous voyons entrer la malade qu'elle venait de désigner. La somnambule paraissant alors souffrir de plus en plus, nous insistons pour en connaître la cause, mais elle s'excuse en disant qu'elle craint de chagriner son amie. Nous la faisons sortir, ne sachant pas trop à quelle révélation nous devions nous attendre, et nous pressons de nouveau les questions afin de dissiper notre incertitude. Elle répond : « Les médecins croient qu'elle » est attaquée de la poitrine, mais il n'en est rien; » c'est le cœur qui est malade. » ..... Elle continue : « Dans quatre jours, samedi, à deux heures, elle aura » une violente hémorrhagie, vous la ferez saigner, mais » vous ne l'empêcherez pas de mourir six jours après. »

L'hémorrhagie eût lieu le samedi à l'heure indiquée; on saigna suivant l'indication de la science, et six jours après la prévision eut son entier accomplissement.

L'autopsie vérifia le diagnostic de la somnambule (1).

Broussais, on le sait bien, n'était aucunement enclin à la crédulité; cependant, surpris de certaines manifestations somnambuliques qui s'étaient produites en sa présence, il autorisa quelques expériences magnétiques à l'hôpital militaire d'instruction du Val-de-Grâce, dont il était médecin en chef, premier professeur. M. Frapart y magnétisa quelques malades; l'un d'eux était atteint d'épilepsie; il devint somnambule à la première séance, et offrit les phénomènes d'intuition et de prévision. Il annonça pour une époque déterminée et une

(1). *Le magnétisme et le somnambulisme devant les corps savants.*

heure fixe un accès épileptique d'une grande violence, et dit que plusieurs hommes vigoureux devaient alors le saisir, le plonger entièrement dans un bain à la glace, et lui tenir la tête sous l'eau jusqu'à ce que la convulsion cessât ; qu'en le retirant du bain il fallait lui appliquer au mollet un fer rougi à blanc et ne l'ôter que lorsqu'il jetterait un cri. Cela fut mis à exécution, et dès lors il n'est survenu aucun accès. La guérison a été complète. Ce fait s'est accompli en présence des médecins, des élèves et des employés du Val-de-Grâce.

M. le docteur Roche, membre distingué de l'Académie de médecine, et qui a obtenu les honneurs de la présidence de cette Compagnie, a raconté à plusieurs confrères et devant moi un essai de magnétisation qu'il avait entrepris, et qui avait été suivi d'un résultat aussi complet qu'inespéré.

Ce médecin avait été appelé à donner des soins à une jeune dame très-impressionnable, pour une *aphonie*, extinction de voix qui avait résisté à plusieurs moyens employés pour la combattre. Cependant cette aphonie, survenue subitement, sans cause appréciable, ne pouvait guère être attribuée qu'à un trouble de l'action nerveuse ; c'est pourquoi M. Roche eut l'idée, avec l'assentiment et en présence du mari de la malade, de mettre en usage la magnétisation, ce qui fut accepté. Après quelques passes magnétiques, en quelques minutes, la malade parut s'endormir. M. Roche lui demanda si elle dormait. Elle lui répondit, sans cesser d'être aphone, en soufflant ces mots : *Oui ; et ma voix est revenue*. Le docteur ne put s'empêcher de sourire à cette déclaration; mais aussitôt que la magnétisée eut été réveillée, elle ne fut pas moins étonnée que les assistants et même son médecin d'avoir entièrement recouvré sa voix. M. Roche a la franchise de raconter volontiers ce fait, mais je ne crois pas que pour cela il ait une grande foi aux effets du magnétisme, car le succès de son essai ne l'a pas encouragé à en tenter d'autres. Cependant il est à ma connaissance que la malade ayant été à plusieurs reprises atteinte du même accident, le docteur Roche n'a pas hésité à la magnétiser, et chaque fois il a obtenu le même succès.

Je n'ai cité ce fait, qui n'a pas une grande importance, que parce que tous les médecins sont à même de s'assurer de sa réalité auprès de M. Roche, et qu'il peut les encourager à essayer sur leurs malades quelques essais de magnétisme, toujours sans inconvénients, souvent favorables, et qui les délivreront de l'incrédulité malheureuse où ils consentent à rester volontairement plongés.

Je me suis abstenu de rapporter, comme j'aurais pu le faire, un grand nombre de faits intéressants qui se sont produits sous l'influence du magnétisme animal, parce qu'ils n'ont pas été constatés par des représentants de la science officielle; mais je ne puis me dispenser de recueillir un cas très-remarquable de diagnostic et de thérapeutique assez récemment observé à Turin (Piémont), que M. Henri d'Audigier a consigné dans une chronique scientifique du journal la *Patrie*, et « qui » lui semble tout à fait propre à inspirer aux représen- » tants de la médecine officielle quelques réflexions

» salutaires, un peu de modestie et beaucoup de tolé-
» rance ».

Voici le fait :

« Giovannina Blandini, de Turin, enfant de douze ans, portait un jour à sa mère des tiges de jonc. Pendant le chemin, elle s'amusait à casser avec ses dents de petits morceaux de ce jonc, qu'elle expulsait ensuite de sa bouche par un souffle violent et spontané. Par malheur, dans une des aspirations que ce jeu l'obligeait à faire, un des morceaux fut entraîné par la colonne d'air et pénétra dans le poumon.

» Convulsions, emploi de vomitifs, soulagement apparent. Bientôt respiration pénible, symptômes d'une forte inflammation des voies respiratoires, sommeil léthargique, râle strident; à chaque aspiration, le corps se soulève par brusques saccades.

» On consulta plusieurs docteurs célèbres à Turin; et comme la mère éplorée leur manifesta sa crainte que le morceau de jonc ne fût entré dans les voies aériennes, on procéda au sondage, *et l'on n'en constata aucune trace;* les médecins *déclarèrent et soutinrent* qu'un corps étranger n'aurait pu séjourner aussi longtemps dans les voies respiratoires sans amener la mort par suffocation.

» Alors, cures rafraîchissantes, sangsues, saignées; peines perdues, et cela *pendant vingt-cinq jours!* L'enfant dépérit; on peut prévoir sa fin prochaine.

» Enfin, le 14 juillet, je parvins à décider la femme Blandini à conduire sa fille chez madame Montgruel, dont je connaissais l'obligeance et la lucidité. Madame

Montgruel, endormie par le docteur Borgna, déclara immédiatement que l'état de l'enfant provenait de l'introduction et du séjour d'un corps étranger dans les organes respiratoires.

» On lui répond : C'est une erreur ; les médecins ont examiné l'enfant et sont d'un avis tout différent.

» La somnambule insiste. Le corps étranger, dit-elle, est un morceau de jonc d'*un centimètre de longueur sur deux millimètres de largeur* ; il est établi dans le poumon gauche, au-dessous de la jonction des bronches; il y reste accroché aux tissus par de petites griffes qui sont le résultat de la cassure du bois. Puis elle indique un traitement, affirmant que si ses prescriptions sont ponctuellement suivies l'enfant rejettera bientôt le morceau de bois. Elle ajoute : Si l'on persiste à traiter cette enfant pour une maladie inflammatoire, il lui reste peu de temps à vivre, et, dans ce cas, j'*exige que l'on fasse l'autopsie,* afin d'établir qui a raison des médecins ou de moi.

» On obéit à ce ton de conviction et d'autorité. Quelques jours après, l'enfant est prise d'un accès de toux convulsive, provoquée par les remèdes, et rejette le morceau de jonc ; les dimensions de ce corps étranger sont exactement celles que la somnambule avait indiquées.

» L'enfant est parfaitement rétablie aujourd'hui, et le morceau de bois est en la possession du docteur Borgna.

» Cette déclaration, faite en mon âme et conscience, est un hommage que je me plais à offrir publiquement de mon estime et de ma reconnaissance à madame Montgruel. »

Turin, 1er août 1856.

Signé : ALPHONSE FAUSSONE DE CLAVESANA,
gentilhomme chambellan de la feue reine de Sardaigne.

La disposition que j'ai donnée à ce travail, les remarques que j'ai jointes aux observations relatées, les extraits substantiels du Rapport de la Commission de l'Académie de médecine, contenant, outre le récit circonstancié des faits, l'appréciation des conditions dans lesquelles le magnétisme doit être pratiqué, les procédés de magnétisation mis en usage pour provoquer le somnambulisme, enfin dans les conclusions motivées de ce rapport et les généralités qui y sont formulées, le lecteur ne peut manquer de trouver toutes les indications nécessaires pour le guider sûrement dans l'étude, l'emploi et l'application du magnétisme.

Il ne me reste plus, pour donner à mon livre tout l'intérêt pratique qu'on peut désirer y rencontrer, que de puiser à la source la plus pure, la plus abondante et la plus féconde que le vénérable et bienfaisant Deleuze, après trente-cinq ans d'observation et d'expérience, a consacrée *à tous* et *pour tous,* pour propager l'instruction pratique du magnétisme animal (1).

(1) « Je désire vivement que la lecture de cet écrit détermine les » hommes qui se sont livrés à la pratique du magnétisme à exécuter, » mieux que je n'ai pu le faire, le plan que je me suis proposé. Je les » invite à prendre dans mon *Instruction* tout ce qui paraîtra devoir

INSTRUCTION PRATIQUE

SUR LE MAGNÉTISME ANIMAL.

GÉNÉRALITÉS, PROCÉDÉS, EFFETS DU MAGNÉTISME.

Il y a trois actions dans le magnétisme : l'action physique, l'action spirituelle, l'action mixte.

Les principales conditions pour magnétiser sont : la volonté, la confiance, la bienveillance. Pour que l'action du magnétisme soit à la fois énergique et salutaire, il faut que ces trois conditions soient réunies.

La force magnétique se développe par l'exercice, et l'on en fait usage avec plus de facilité et de succès lorsqu'on a acquis l'habitude de s'en servir.

Tous les individus ne sont pas également sensibles à l'action magnétique. Ordinairement, le magnétisme n'exerce aucune action sur les personnes qui jouissent d'une santé parfaite. Le même individu qui était insen-

---

» être conservé, et à ne me citer que pour rectifier les erreurs qui peu» vent m'être échappées. Notre vœu à tous, c'est de faire le bien ; ce » vœu nous unit, il nous identifie, pour ainsi dire, les uns avec les au» tres ; quand un succès est obtenu, nous en jouissons également, quel » qu'en soit l'auteur. Il est possible qu'on mette quelque amour-propre » à avoir découvert une vérité : on n'en met jamais à avoir fait de » bonnes actions. » (DELEUZE, *Instruction pratique sur le magnétisme animal*, un vol. in-8° de près de 500 pages, Paris, 1825. C'est un livre d'une grande utilité pour bien connaître la manière d'employer le magnétisme seul comme moyen curatif des maladies. Nous en recommandons expressément la lecture aux chefs de famille et aux personnes charitables.) Dr C.

sible au magnétisme dans l'état de santé, en éprouvera des effets lorsqu'il sera malade.

La force magnétique existe également et au même degré chez les deux sexes, et les femmes doivent être préférées pour magnétiser les femmes dans certaines circonstances.

Les enfants depuis l'âge de sept ans magnétisent très-bien, lorsqu'ils ont vu magnétiser; ils agissent par imitation, avec une entière confiance, avec une volonté déterminée, sans nul effort, sans être distraits par le moindre doute ni par la curiosité du résultat.

La confiance, qui est une condition essentielle chez le magnétiseur, n'est point nécessaire chez le magnétisé; on agit également sur ceux qui croient au magnétisme et sur ceux qui n'y croient pas. Il suffit que le magnétisé s'abandonne et qu'il n'oppose aucune résistance. Cependant la confiance contribue à l'efficacité du magnétisme, comme à celle de la plupart des remèdes prescrits par les médecins.

Quoique le choix de tel ou tel procédé ne soit pas essentiel pour diriger l'action du magnétisme, il est utile de s'être fait une méthode que l'on suit par habitude et sans y penser, afin de n'être jamais embarrassé et de ne pas perdre de temps à chercher quels mouvements il est le plus à propos de faire.

Le magnétiseur ne doit avoir d'autre intention que de soulager ou guérir les malades; toute méthode qui n'a pour but que de produire des effets surprenants est essentiellement vicieuse.

Éloignez du malade toutes les personnes qui pourraient vous gêner; ne gardez auprès de vous que les témoins nécessaires; demandez-leur de ne s'occuper aucunement des procédés que vous employez et des effets qui en sont la conséquence, mais de s'unir d'*intention* avec vous pour faire du bien au malade. Arrangez-vous de manière à n'avoir ni trop chaud ni trop froid, à ce que rien ne gêne la liberté de vos mouvements, et prenez des précautions pour n'être pas interrompu pendant la séance.

Faites ensuite asseoir votre malade le plus commodément possible et placez-vous vis-à-vis de lui, sur un siége un peu plus élevé, et de manière que ses genoux soient entre les vôtres et que vos pieds soient à côté des siens. Demandez-lui d'abord de s'abandonner, de ne penser à rien, de ne pas se distraire pour examiner les effets qu'il éprouvera, d'écarter toute crainte, de se livrer à l'espérance.

Prenez ses pouces entre vos deux doigts, de manière que l'intérieur de vos pouces touche l'intérieur des siens, et fixez vos yeux sur les siens. Vous resterez dans cette situation jusqu'à ce que vous sentiez qu'il s'est établi une chaleur égale entre ses pouces et les vôtres. Cela fait, vous retirerez vos mains, en les écartant à droite et à gauche et les tournant de manière que leur surface intérieure soit en dehors, et vous les élèverez jusqu'à la hauteur de la tête : alors vous les poserez sur les deux épaules, vous les y laisserez environ une minute, et vous les ramènerez le long des bras jusqu'à l'extrémité des doigts. Vous recommencerez cette *passe* cinq ou six fois, toujours en détournant vos mains et les éloignant un peu du corps pour remonter. Vous placerez ensuite vos mains au-dessus de la tête, vous les y tiendrez un moment, et vous les descendrez, en passant devant le visage à la distance d'un ou deux pouces, jusqu'au creux de l'estomac. Là, vous vous arrêterez encore environ deux minutes, en posant les pouces sur le creux de l'estomac et les autres doigts au-dessous des côtes. Puis vous descendrez lentement le long du corps jusqu'aux genoux, ou mieux, et si vous le pouvez sans vous déranger, jusqu'au bout des pieds. Vous répéterez les mêmes procédés pendant la plus grande partie de la séance. Après les premières passes, vous pouvez vous dispenser de poser les mains sur la tête, et vous ferez les passes suivantes sur les bras en commençant aux épaules, et sur le corps en commençant à l'estomac.

Lorsque vous voudrez terminer la séance, vous aurez soin de prolonger vos passes au delà de l'extrémité des mains et des pieds, en secouant vos doigts à chaque fois.

Enfin vous ferez devant le visage, et même devant la poitrine, quelques passes en travers, à la distance de trois ou quatre pouces. Ces passes se font en présentant les deux mains rapprochées et en les écartant brusquement l'une de l'autre.

Il est essentiel de magnétiser toujours en descendant de la tête aux extrémités, et jamais en remontant des extrémités à la tête.

Il est à propos de faire en finissant quelques passes sur les jambes, depuis les genoux jusqu'au bout des pieds. Pour les faire plus commodément, on se place à genoux vis-à-vis de la personne qu'on magnétise.

Cette manière de magnétiser par des passes longitudinales, sans se fixer sur aucune partie de préférence, se nomme *magnétiser à grands courants*. Aux passes faites à petite distance, on en joint, avant de finir, quelques-unes à la distance de deux ou trois pieds.

Il est enfin un procédé par lequel il est très-avantageux de terminer la magnétisation. Il consiste à se placer à côté du malade tenu debout, et à faire, à un pied de distance, avec les deux mains, dont l'une est devant le corps et l'autre derrière le dos, sept ou huit passes, en commençant au-dessus de la tête et descendant jusqu'au plancher.

L'effet magnétique paraît plus promptement obtenu en employant conjointement les deux mains pour faire les passes; mais s'il faut prolonger la magnétisation, surtout à distance, on peut se servir alternativement de l'une et l'autre main, pour ne pas trop se fatiguer.

Lorsque le magnétiseur agit sur le magnétisé, on dit qu'ils sont *en rapport*, c'est-à-dire que le premier exerce sur le dernier une influence appréciable. Ce rapport s'établit quelquefois très-vite, quelquefois après un temps plus ou moins long. Une fois que le rapport est établi, l'action se renouvelle dans les séances suivantes à l'instant où l'on commence à magnétiser. Alors on se contente de prendre un moment les pouces ou de magnétiser à distance. Le magnétisme à distance est mieux supporté par les personnes nerveuses.

Pour faire les passes, il ne faut jamais employer de

force autre que celle indispensable pour soutenir la main et l'empêcher de tomber. On doit mettre de l'aisance dans ses mouvements et ne pas les faire trop rapides ; une passe de la tête aux pieds peut durer environ une demi-minute. Les doigts doivent être un peu écartés les uns des autres et légèrement fléchis, de manière que leurs extrémités soient dirigées vers la personne qu'on magnétise.

Dans le cas où le malade ne peut se lever, on se place auprès de son lit, on lui prend les pouces, on lui fait quelques passes sur les bras et sur les membres inférieurs à travers les couvertures ; on peut tenir une main fixée sur les genoux ou sur les pieds tandis que l'autre est en mouvement. On termine par des passes le long des jambes et par des passes transversales devant la tête, la poitrine et l'estomac. Lorsque le rapport est établi, on magnétise très-bien en se plaçant au pied du lit du malade vis-à-vis de lui ; on dirige alors les deux mains de la tête aux pieds et on les écarte après chaque passe, comme il a été ci-dessus indiqué.

Voilà en quoi consiste le *magnétisme à grands courants,* par lequel il est toujours à propos de commencer, et auquel on peut s'en tenir jusqu'à ce que l'on ait acquis l'expérience et la puissance nécessaires pour mettre en usage d'autres procédés.

Les premières séances doivent être d'environ une heure ; puis, lorsque le rapport est établi, l'action du magnétisme se manifestant très-promptement, une séance d'une demi-heure, plus ou moins, suffit dans le plus grand nombre des cas.

On ne peut présumer que le magnétisme n'agit pas sur un sujet qu'après l'avoir essayé régulièrement pendant une quinzaine de jours.

Ce qui peut arriver de plus heureux à celui qui essaye pour la première fois de magnétiser, c'est de rencontrer un sujet qui ne soit point insensible à l'action du magnétisme et qui n'en éprouve cependant que des effets légers et graduels. Si le premier malade dont on entreprend la cure est absolument insensible à l'action magnétique, on s'imagine qu'on s'y prend mal ou bien l'on doute de sa puissance, et à mesure qu'on en doute elle s'affaiblit. Si au contraire l'on voit d'abord des phénomènes merveilleux, on se livre à la curiosité, à l'enthousiasme, et l'attention est détournée de l'objet essentiel. Pour bien magnétiser, il faut s'attendre à tout, ne s'étonner de rien, et ne s'occuper des effets que l'on produit que pour mieux diriger l'action du magnétisme.

Il est avantageux de magnétiser tous les jours à la même heure, et surtout de ne pas changer l'heure qu'on a prise pendant plusieurs jours de suite.

Si le malade s'endort, laissez-le dormir tranquillement en continuant de le magnétiser. Quand vous voudrez vous reposer, prenez ses pouces ou placez vos mains sur ses genoux.

Si la séance se prolonge trop sans utilité, ou que vous vouliez la terminer, vous éveillerez doucement le magnétisé en lui disant : *Réveillez-vous*, et en faisant des passes en travers devant ses yeux; quelquefois il est nécessaire de faire de légères frictions sur les paupières ou d'y insuffler de l'air frais.

Mais vous ne devez jamais ni éveiller votre sujet subitement, ni permettre qu'on le touche, ni le quitter un seul instant jusqu'à ce que l'état singulier dans lequel vous l'avez mis ait entièrement cessé. Il pourrait résulter de graves inconvénients s'il arrivait qu'on le troublât dans cet état.

Il y a un très-grand avantage à ce que le magnétiseur soit un membre de la famille du magnétisé. Le meilleur magnétiseur pour une femme c'est son mari ou son père, pour un mari sa femme, pour une demoiselle sa mère ou sa sœur.

Quoique le magnétisme consiste dans l'influence qu'un individu exerce sur un autre, parmi les personnes qui ont été longtemps magnétisées, il en est qui, par leur volonté, peuvent se mettre dans l'état magnétique, surtout à l'aide d'un objet magnétisé.

Le magnétisme seul, par son influence spéciale, alors même qu'il ne détermine aucun phénomène extraordinaire, ni la lucidité somnambulique, et simplement considéré comme un moyen de soulager nos semblables, est un instrument de charité que tous les hommes de bonne volonté peuvent employer avec succès, sans aucune étude, sans aucune connaissance des sciences physiques. On peut dire même qu'un instinct inné nous porte souvent à l'exercer : par leurs caresses multipliées, leurs attouchements, les mères ne parviennent-elles pas à modérer et même à suspendre les souffrances de leurs enfants, qu'elles magnétisent avec une grande force de volonté, sans s'en douter ?

Les effets par lesquels le magnétisme manifeste son action sont extrêmement variés ; tantôt un seul de ces effets a lieu, tantôt plusieurs se montrent ensemble ou successivement. Il est assez ordinaire que ces effets, une fois qu'on les a produits, se renouvellent promptement à chaque séance ; ils changent quelquefois à mesure qu'il s'opère une modification dans l'état du malade.

Je vais décrire ceux de ces effets qui se présentent le plus communément.

Le magnétisé sent, à travers ses vêtements, pendant qu'on pratique les *passes*, une impression sur telle ou telle partie ou même sur toutes les régions du corps devant lesquelles sont dirigées les mains. Les jambes s'engourdissent, surtout si on ne prolonge pas les passes jusqu'aux pieds, et cet engourdissement cesse lorsqu'en terminant la magnétisation on fait des passes le long des jambes jusqu'aux orteils et au delà. Quelquefois il se produit de la chaleur sur une partie du corps et du froid sur une autre. Souvent il s'établit une chaleur générale et une transpiration plus ou moins forte. Des douleurs se manifestent où est le siége du mal. Ces douleurs changent de place et descendent.

Le magnétisé sent le besoin de fermer les yeux ; ses paupières se joignent de manière qu'il ne peut les ouvrir ; il éprouve du calme, du bien-être ; il s'assoupit, il s'endort ; il se réveille quand on lui parle, ou bien il se réveille de lui-même au bout d'un certain temps, et il se trouve mieux. Quelquefois enfin le magnétisé entre en *somnambulisme,* état dans lequel il entend son magnétiseur et lui répond sans se réveiller.

Comme l'état de somnambulisme doit entièrement changer la manière de magnétiser et qu'on ne l'obtient que chez le plus petit nombre des malades, il va être l'objet d'un chapitre à part. Il n'est question ici que de ce qui se passe lorsqu'il n'y a pas de somnambulisme et de la conduite qu'il faut tenir dans diverses circonstances.

L'action du magnétisme est rarement mais quelquefois déterminante d'accès de rire ou de pleurs, de roideur dans les membres et de mouvements nerveux accompagnés de bâillements; le magnétisé peut éprouver des maux de cœur, des nausées et même des vomissements; d'autres fois il ressent des coliques, un besoin d'uriner qui nécessitent des évacuations. Ce sont des crises dont il ne faut pas s'inquiéter; le magnétiseur doit calmer celles qui sont nerveuses par sa seule volonté; il ne doit pas s'effrayer, ne pas quitter le malade avant que la crise soit terminée. S'il s'agite et s'inquiète, il perd de sa puissance sur son sujet; il doit rester ferme, activer sa volonté de lui être dévoué et utile. Il doit d'abord prendre les pouces de la personne en crise en lui répétant avec bonté, mais assez impérativement, de se calmer, ce qui arrivera; puis s'écarter d'elle et la magnétiser *à grands courants*, en attirant sur les jambes et sur les pieds.

Si le magnétiseur, quoi qu'il arrive, ne se trouble pas; s'il ne laisse pas approcher de son sujet, s'il se fie à ses forces et à l'action de sa volonté, la crise se terminera et la personne magnétisée ne sentira point de fatigue et ne conservera qu'un faible souvenir de ce qui s'est passé. Si on veut continuer à la magnétiser, ce qui sera fort à propos, il faut, à la séance suivante, aussitôt qu'on s'est mis en rapport en prenant les pouces, magnétiser à grands courants et à distance, avec l'intention de calmer, et n'augmenter l'action que graduellement. Il faut surtout que le magnétiseur n'ait aucune inquiétude, qu'il fasse en sorte que le malade n'en ait pas non plus, et qu'il écarte tous les témoins dont la présence pourrait le troubler ou qu'il ne pourrait mettre en rapport avec son sujet.

Ces sortes de crises sont extrêmement rares et n'ont jamais de suites fâcheuses, si ce n'est avec les gens qui magnétisent pour faire des expériences, pour montrer des phénomènes, et non avec calme et dans la seule intention de faire le bien.

Tantôt le magnétisé désire que la séance se prolonge, tantôt qu'elle soit suspendue parce qu'il éprouve une sorte d'irritation; il faut à cet égard se prêter à ce qu'il désire.

Si le malade sent seulement une chaleur ou une fraîcheur s'échapper de vos doigts, contentez-vous de magnétiser à grands courants, et si l'action magnétique excite une douleur dans tel ou tel organe, concentrez l'action sur cet organe pour entraîner ensuite.

S'il se manifeste de la chaleur ou de la pesanteur à la tête, attirez sur les genoux.

Si le magnétisme produit de l'étouffement ou de l'irritation à la poitrine, faites les passes en commençant *au-dessous* de la poitrine, en continuant jusqu'aux genoux.

Si des coliques se font sentir et qu'elles indiquent, comme cela a souvent lieu chez les femmes, que la circulation devrait être accélérée, évitez d'arrêter les mains sur la poitrine et même sur l'estomac; portez l'action sur les flancs et au-dessous, faites des passes le long des cuisses et fixez quelque temps les mains sur les genoux.

Si le malade a des douleurs dans le dos, faites des passes le long de la colonne vertébrale.

Si le magnétisme vous paraît agir trop fortement, modérez-en l'action en faisant les passes de loin.

Si après avoir été réveillé le malade sent de nouveau l'envie de dormir, vous le laisserez seul, en prenant des précautions pour que son sommeil ne soit pas troublé. Le sommeil magnétique est essentiellement réparateur, et suffit souvent pour rétablir l'équilibre.

DU SOMNAMBULISME MAGNÉTIQUE.

La ressemblance apparente du somnambulisme ordinaire avec une crise que le magnétisme produit souvent, a fait donner le nom de *somnambulisme magnétique* à un mode d'existence pendant lequel le sujet qui s'y trouve a l'air de dormir. Si son magnétiseur lui parle, il répond sans se réveiller; il peut même exécuter divers actes de la vie de relation, et lorsque le somnambule revient à l'état naturel il ne conserve aucun souvenir de ce qui s'est passé. Ses yeux sont fermés, et ordinairement il n'entend et ne répond qu'aux personnes qu'on a mises en rapport avec lui.

Les fonctions des organes extérieurs des sens sont toutes ou la plupart suspendues; mais il se manifeste en lui un sens intérieur qui est peut-être le foyer central des autres, et qui les remplace d'une manière merveilleuse.

Voici les moyens pour obtenir de cet état les résultats les plus utiles sans s'exposer jamais au moindre inconvénient.

Lorsqu'on a lieu de croire à la manifestation du somnambulisme, on demande au magnétisé comment il se trouve, ou bien s'il dort? Si à cette question il se réveille, il n'y a pas de somnambulisme; s'il ne répond pas et reste endormi, on peut croire à une disposition au somnambulisme et espérer que cet état se développera dans quelque autre séance de magnétisation; s'il répond sans se réveiller, et qu'après son réveil il ne se souvienne pas de vous avoir entendu et répondu, le somnambulisme est réel. Il en serait de même si votre sujet témoignait seulement par un signe qu'il vous entend; ne le pressez pas alors, demandez-lui seulement encore s'il se trouve bien du magnétisme, s'il faut prolonger la magnétisation, et de vous indiquer par un signe de tête s'il faut que vous le réveilliez? Toutes questions auxquelles il peut satisfaire sans efforts.

Soyez patient, et gardez-vous de forcer votre action et votre volonté pour influencer votre sujet afin qu'il parle et que son somnambulisme se fortifie. Laissez la nature agir d'elle-même.

Il arrivera peut-être que le somnambulisme n'ira pas plus loin; qu'importe, si votre but n'est pas de rendre votre malade somnambule, mais de le guérir. Si le somnambulisme était nécessaire, cet état se développerait de lui-même. Observez seulement que ce demi-somnambulisme exige des précautions, telles que de ne pas laisser approcher du malade ceux qui ne sont pas en rapport avec lui, de ne pas le contrarier, de ne pas le réveiller brusquement, de continuer à vous occuper de lui.

Que vos questions soient simples, claires, graduées; faites-les lentement, en mettant un intervalle entre elles pour laisser au somnambule le temps de les saisir. Ne vous étonnez point de voir quelqu'un qui dort converser avec vous; ne faites que ce qui est nécessaire dans son intérêt propre.

Voici un exemple de la série des questions que vous ferez d'abord à votre somnambule : — Vous trouvez-vous bien ? — Les procédés que j'emploie vous conviennent-ils? — Voulez-vous m'en indiquer d'autres? — Combien de temps faut-il vous laisser dormir? — Quand faut-il vous réveiller? — Quand faut-il vous magnétiser de nouveau? — Avez-vous quelques avis à me donner? — Croyez-vous que je réussirai à vous guérir?

Pour les séances suivantes vous emploierez toujours le magnétisme à grands courants; le somnambulisme se manifestera de plus en plus promptement, mais quand votre somnambule vous aura dit qu'il dort, vous ne l'interrogerez pas immédiatement; laissez-le quelques minutes à lui-même. Alors après avoir répété quelques-unes des questions ci-dessus, vous lui demanderez s'il voit son mal. S'il répond *oui*, vous l'inviterez à le décrire; s'il dit *non*, vous l'engagerez à chercher à le voir et vous soutiendrez son attention. Ne lui suggérez aucune réponse, ne le pressez d'aucune manière. Une fois qu'il vous aura expliqué la nature de son mal, de ses causes, de ses suites, des crises qu'il éprouvera, vous lui recommanderez de chercher les remèdes qu'il est à propos de joindre au magnétisme; vous prendrez note de ce qu'il indiquera, vous lui demanderez s'il est bien sûr de l'effet que produiront ses prescriptions, et s'il se trouvait quelque chose qui vous parût ne pas convenir, vous lui proposeriez vos objections; s'il les repousse et insiste nettement et fermement pour qu'on suive ponctuellement ses prescriptions, il faut les exécuter sans modifications.

Cependant s'il s'agit d'un médicament dangereux, vous lui présenterez le médicament, vous le lui ferez toucher et goûter; vous lui demanderez de vous indiquer la dose, non-seulement par le nom d'une mesure ou d'un poids, mais en vous montrant la quantité dont il veut faire usage. Si après toutes ces précautions il insiste, vous pouvez vous en rapporter à lui.

Vous aurez soin surtout de bien vous informer des crises qui doivent amener sa guérison, pour n'être jamais alarmé de celles qu'il aura annoncées, pour bien savoir le moyen de les calmer, ou s'il faut vous abstenir de toutes tentatives à cet effet. Vous lui demanderez quelles sont les choses qu'il faut lui laisser ignorer, quelles sont celles dont il est à propos de le prévenir, et quels moyens il faut prendre pour lui faire exécuter ses prescriptions.

Lorsque votre somnambule sera éveillé, vous ne lui laisserez pas soupçonner qu'il a parlé, s'il ne vous a expressément recommandé de lui faire savoir telle ou telle chose, et dans ce cas même vous ne lui direz que ce qu'il a cru absolument nécessaire de savoir. Il est d'ailleurs assez rare qu'un malade ait la curiosité d'être informé de ce qu'il a dit en somnambulisme.

Il est des somnambules qui éprouvent de la répugnance à examiner leur état; la vue du désordre qu'ils aperçoivent dans leurs organes intérieurs les effraye. Si ce cas se présente, vous ne partagerez pas les craintes de votre somnambule; vous emploierez la puissance de votre volonté pour le déterminer à porter l'examen le plus scrupuleux sur sa maladie, à considérer sans effroi l'intérieur de son corps, comme si ce corps lui était étranger, à faire des efforts pour découvrir les moyens de guérison. Si vous avez du calme, si vous savez vouloir, votre somnambule vous obéira certainement; il se rassurera, il vous expliquera le danger actuel et les moyens d'y remédier: peut-être ne réussirez-vous pas à le guérir, mais vous lui procurerez tout le soulagement possible, et vous saurez à quoi vous devez vous attendre; ne perdez pas l'espérance lors même qu'il vous affirmerait que sa maladie est incurable: on a vu souvent des somnambules dire dans les premières séances qu'il était impossible de les arracher à la mort, et trouver ensuite les moyens de se rétablir.

Ne faites point à votre somnambule de questions anatomiques, n'entrez pas dans des discussions médicales avec lui. Bornez-vous à savoir ce qui est nécessaire pour sa guérison et ne portez pas son imagination à errer sur des objets étrangers à son état. S'il s'occupe de personnes éloignées, ne vous émerveillez pas de la faculté qu'il possède de voir à distance, et ramenez-le à ce qui le regarde.

Cependant si votre somnambule donne des preuves d'une lucidité remarquable, et qu'il vous affirme qu'il est en état de connaître la maladie d'une autre personne comme la sienne, vous pouvez consentir, pour rendre service à cette personne, qu'elle soit mise en rapport avec lui. Mais ces consultations doivent être rares, et généralement n'avoir lieu que pour des membres de la famille.

Avant de présenter un malade à votre somnambule vous lui ferez toucher quelque chose que ce malade aura porté, pour qu'il vous dise s'il n'éprouve pas de répugnance et s'il ne voit aucun inconvénient à se mettre en rapport avec lui. Vous exigerez que le malade ne parle que de sa santé, et si la conversation prenait une autre tournure, vous vous y opposeriez.

Vous ne laisserez magnétiser votre somnambule par qui que ce soit; les somnambules qui sont en rapport avec plusieurs magnétiseurs finissent par perdre leur lucidité.

Lorsqu'on veut demander quelque chose à un somnambule il faut exprimer sa volonté par des paroles. Les bons somnambules perçoivent la volonté sans qu'on leur parle. Mais pourquoi employer ce moyen sans nécessité? C'est une expérience, et l'on doit s'être fait une loi de s'interdire toute expérience. Néanmoins il est des cas où il est utile d'employer la seule influence de la volonté. Par exemple : vous verrez votre somnambule disposé à dire des choses qui ne doivent pas être dites devant des personnes qui se trouvent présentes, vous lui imposerez silence par votre volonté.

Lorsqu'en terminant la séance vous voudrez réveiller votre somnambule, vous ferez d'abord des passes sur les jambes pour dégager les centres nerveux; ensuite vous ferez quelques passes en travers sur les yeux pour les ouvrir, en disant à votre somnambule : *Réveillez-vous.* Souvent les yeux restent encore fermés après le réveil, vous ferez cesser cet état en passant plusieurs fois, et avec patience, les pouces en travers sur les paupières, de manière à y opérer de très-légères frictions; la projection de l'air sur le visage et le front par insufflation ou à l'aide d'un éventail, est très-favorable. Vous aurez grand soin de ne cesser ces diverses manœuvres que lorsque le somnambule sera parfaitement éveillé et revenu à son état ordinaire.

DU SOMNAMBULISME EXTATIQUE.

Je vais d'abord décrire l'espèce de somnambulisme dont je veux parler. Je dirai ensuite comment on doit se conduire avec les sujets qui entrent dans cet état, afin d'en tirer quelque avantage pour eux et pour soi-même.

Dans le somnambulisme extatique, la circulation est régulière, la chaleur est égale par tout le corps et les mouvements volontaires sont conservés. La sensibilité est exquise et l'impressionnabilité est portée au plus haut degré. Le somnambule jouit d'une lucidité merveilleuse, mais il ne perçoit aucune sensation par les organes des sens. Dans l'état ordinaire tout part de la circonférence pour arriver au centre; dans celui-ci tout part du centre pour aller à la circonférence, qui s'étend quelquefois à des distances illimitées. Mais ce n'est pas seulement cela qui caractérise le somnambulisme extatique, c'est l'indifférence absolue du sujet pour tout ce qui tient aux choses terrestres, aux intérêts matériels de fortune ou de réputation; c'est l'absence des passions et des opinions par lesquelles on est dominé dans l'état de veille, et même de toutes les idées acquises, dont on peut bien conserver le souvenir, mais auxquelles on n'attache plus d'importance; c'est l'indifférence que l'on a pour la vie; c'est une nouvelle manière de voir et d'apprécier toutes choses; c'est un jugement prompt et sage témoignant d'une intime conviction.

Le somnambule extatique semble avoir perdu les facultés par lesquelles nous nous dirigeons; les impressions et les notions qui viennent du dehors n'arrivent plus jusqu'à lui; mais pendant ce silence de ce qui est étranger à son âme, il sent se développer en lui-même une nouvelle lumière dont les rayons peuvent se porter sur tout ce qui est pour lui d'un intérêt réel. En même temps le sentiment de la conscience s'éveille et détermine seul le jugement qu'il doit porter. Ainsi le somnambule possède à la fois le flambeau qui l'éclaire et la boussole qui le dirige. Ce flambeau et cette boussole ne sont point le produit du somnambulisme, ils sont toujours en nous; mais les distractions du monde, les passions, surtout l'orgueil, et l'attachement aux biens périssables, nous voilent la lumière de l'un et nous empêchent de consulter l'autre.

Lorsque le somnambule extatique est arrivé à ce degré d'isolement, sa manière de s'énoncer est presque toujours différente de celle qu'il a dans l'état de veille; sa diction est pure et simple, élégante et précise; son accent n'a rien de passionné, tout annonce chez lui un état de calme parfait, une vue distincte de ce dont il parle, et une entière conviction; on n'aperçoit pas dans ses discours la moindre lueur de ce qu'on nomme exaltation ou enthousiasme; j'insiste sur ce point, parce que ceux qui ont parlé de cet état sans l'avoir observé, ont supposé qu'il avait un caractère tout contraire à celui qu'il a réellement et qui sert même à le distinguer.

Dans cette nouvelle situation d'esprit, l'extatique est pénétré d'idées religieuses dont souvent il ne s'était jamais occupé; il voit partout l'action de la Providence; cette vie ne lui paraît qu'un voyage pendant lequel nous devons recueillir ce qui nous est nécessaire pour notre éternelle demeure. L'indépendance de l'âme, la liberté de l'homme, l'immortalité, sont pour lui des vérités évidentes. Il est convaincu que Dieu nous entend, que la prière est le moyen le plus efficace pour obtenir son secours et pour réussir à écarter les malheurs qui nous menacent, ou du moins à les faire tourner à notre profit. L'attention à offrir à Dieu les travaux dont on est chargé, comme les peines qu'on éprouve, lui paraît le moyen de les convertir en bonnes œuvres. La charité est pour lui la première des vertus, celle qui nous facilite les moyens d'expier nos fautes, et qui suffit souvent pour les faire pardonner. Il en est tellement pénétré qu'il s'oublie lui-même pour les autres, et que nul sacrifice ne lui coûte pour faire du bien. Ce sentiment de bienveillance s'étend à tous, et il fait des vœux pour ceux qui ont des principes tout à fait opposés aux siens. Il supporte, sans exprimer la moindre plainte, l'injustice, l'ingratitude, les injures, et il endure les plus vives souffrances physiques et morales, avec une douceur et une résignation inénarrables; il consacre toutes ses douleurs à Dieu, et il semble recevoir immédiatement la récompense de son sacrifice; on l'entend quelquefois s'écrier : *Merci, mon Dieu! vous ne m'abandonnez pas : j'ai de la patience, c'est pour cela que vous me protégez.*

Les assistants ne comprennent pas que l'extatique puisse apercevoir la protection de Dieu dans la manifestation même des souffrances qui souvent le mènent au tombeau. Mais la prodigieuse différence qu'il reconnaît entre sa nouvelle manière d'envisager les actes de la vie terrestre et celle qu'il avait hors de son état d'extase, les nouvelles lumières qui l'éclairent, les nouvelles facultés dont il se trouve doué, l'immensité de l'horizon qui s'ouvre à sa clairvoyance, lui donnent cette persuasion. Ce qu'il dit lui semble dicté par une voix; ce qu'il voit lui est montré; il se regarde comme l'organe d'une intelligence supérieure et il n'en tire aucune vanité; au contraire, il s'incline, joint les mains et écoute avec humilité. Il ne parle à ceux qui l'entourent que pour leur transmettre les choses qu'ils doivent savoir.

Quelle que soit la profonde émotion dont il est saisi, heureux l'homme qui a la faveur de rencontrer un somnambule de cet ordre, car il n'est aucun moyen de faire naître chez un somnambule magnétisé les facultés que je viens de décrire. C'est une précieuse merveille de la nature que nous pouvons facilement déranger, mais que nous ne pouvons ni régler ni diriger. Il faut s'en approcher avec respect pour la consulter, mais ne jamais se permettre d'y toucher pour en accélérer ou prolonger les effets (1).

---

(1) D'après l'observation de notre état ordinaire, les psychologistes ont circonscrit le domaine de notre âme, en traitant d'illusion ou de fourberie tout ce qui s'étend au delà. Ceux qui ne connaissent point l'histoire naturelle de ces faits merveilleux nous prendront toujours, mon respectable ami, pour des visionnaires ou des charlatans, ou des dupes; triste alternative pour les hommes poussés à chercher la vérité dans des régions moins fréquentées que les grandes routes de l'esprit humain, où les ornières sont profondément tracées.

Il n'est donné à aucun magnétiseur, de quelque force qu'il soit doué, de provoquer l'état extatique. Cet état se dérobe à toute espèce d'influence volontaire; il se développe d'après des lois et des conditions intérieures dont l'essence nous est complétement inconnue, et sur lesquelles les somnambules ne nous ont pas jusqu'à présent donné la moindre lumière. Il est seulement de constante observation que si les états inférieurs de somnambulisme varient dans leur caractère et leur direction, l'état extatique est toujours dominé par l'idée religieuse, les sentiments les plus purs et les plus élevés, et qu'il porte la même couleur dans toutes les religions, dans tous les temps et dans tous les pays. Il me paraît que l'âme humaine entre alors dans une région où il n'y a plus rien de conventionnel, rien de traditionnel, rien d'arbi-

Si donc vous voyez se manifester *l'état extatique*, vous écouterez attentivement votre somnambule et vous prendrez note de ce qu'il dira ; mais vous ne lui ferez aucune question, car du moment où vous voulez le diriger, vous le faites sortir de la sphère dans laquelle il se trouve ; vous détournez ses facultés de l'objet pour lequel elles sont destinées, et vous le transportez dans le champ immense des illusions. La puissance de votre volonté si forte qu'elle soit, ne saurait le faire voir au delà du cercle dans lequel il est placé. Si vous mêlez vos idées aux siennes, vos conjectures à ses aperçus, vous troublerez sa clairvoyance. Le seul

---

traire. Aussi je n'ai jamais vu une personne corrompue parvenir à cet état, et je l'ai vue se perdre sur-le-champ lorsque la pureté du cœur avait reçu une altération profonde.

Cet état extatique procure souvent le parfait rétablissement de la santé. Il serait d'autant plus dangereux de s'opposer à son développement, que les efforts que l'on ferait pour l'arrêter y porteraient une forte désharmonie, ce qui pourrait coûter la vie au somnambule ; car, d'après toutes les observations, la vie est dans l'état extatique très-peu attachée à l'organisation, et je suis convaincu que le moindre choc pourrait l'en séparer.

Le plus grand bonheur qui puisse arriver à un homme, c'est d'être témoin de cet état extatique. Je ne connais rien qui puisse au même degré inspirer l'enthousiasme de la vertu, faire naître et fortifier les sentiments religieux, purifier l'âme, la détourner des vanités de ce monde, et la ramener vers cette région d'où découle toute vie et toute vérité. La vue de cet état sublime a presque toujours produit des révolutions subites et laissé des impressions indestructibles dans l'âme de ceux qui en ont été témoins. Cet état est encore le seul qui survive à des dispositions maladives dont l'existence est nécessaire pour faire naître des états subalternes passagers, et je connais en Europe plusieurs personnes chez qui il se conserve depuis plusieurs années dans sa plus grande pureté.

(*Lettre d'un médecin étranger* à M. Deleuze.)

moyen que vous ayez d'en favoriser le développement et l'application, c'est la confiance et la simplicité que vous lui montrez, non par vos paroles, mais par les dispositions de votre âme qui n'ont pas besoin d'être exprimées pour être senties et reconnues par lui.

S'il arrive que votre somnambule rentre plusieurs fois de suite dans l'état extatique, vous continuerez à l'écouter sans le remercier de ses communications, sans lui donner aucun éloge, mais avec le désir de profiter de ce qu'il vous dira, et vous aurez en lui un guide qui ne vous égarera point. Il vous convaincra de l'existence d'un ordre de choses étranger à l'ordre de ce monde, et vous fera connaître la source de la félicité pure et durable que ne peut nous donner rien de ce qui est hors de nous et qui est terrestre et passager.

Beaucoup d'hommes éclairés parmi ceux qui se sont occupés de physiologie, et qui ont quelques notions des phénomènes du magnétisme, ne manqueront pas d'affirmer que l'état extatique n'est qu'une des variétés du somnambulisme ordinaire, qui diffère seulement des autres par sa concentration sur les idées religieuses, et que cela ne prouve rien pour la vérité des opinions de ceux qui y sont entrés. Je ne discuterai pas cette question, parce que le but de cet écrit n'est ni de rechercher la nature des phénomènes du magnétisme, ni de prouver la vérité des notions qu'il nous donne. J'ai seulement voulu indiquer comment l'état particulier que j'ai fait connaître devait être observé lorsqu'il se présentait, et quelle conduite il fallait tenir pour n'en pas troubler ou changer la direction; ceux qui le verront comme moi et qui prendront les précautions convenables décideront ensuite par eux-mêmes du degré de confiance qu'on doit lui accorder. J'ai voulu enseigner le moyen d'éviter les erreurs qui viennent de nous; mais je ne prétends pas donner des caractères certains pour discerner la vérité. J'ai dit quand et comment on verrait les faits, et c'est à chacun à tirer de ces faits, par sa propre raison, les conséquences qui lui paraissent les plus probables et les mieux fondées. Je ferai seulement observer que la doctrine qu'ont exposée les somnambules extatiques parvenus au plus haut degré de concentration et de l'isolement, est aussi éloignée de la mysticité que du matérialisme, aussi opposée à l'intolérance qu'à l'incrédulité; qu'elle n'innove rien et ne fait que confirmer des opinions énoncées de tout temps par quelques sages, et qui sont les aspirations de tous les êtres humains. Loin de proscrire la philosophie, cette doctrine la met en rapport avec la religion; enfin, soit qu'on la regarde comme produite par l'imagination, ou comme inspirée par le sentiment intérieur, on est forcé de convenir que les conséquences qui en découlent donnent une haute idée de la dignité de l'homme, favorisent le bonheur des individus, et tendent à établir la paix et l'harmonie dans la société. Il est doux, il est beau, d'avoir un motif de plus d'espérer une autre vie, de croire que la Providence veille sur nous; que nos peines supportées avec résignation auront une récompense; que tous les hommes, fils d'un Père commun, doivent être unis par les liens de la charité; que ceux qui nous ont précédés sur la terre entendent nos vœux et prennent intérêt à nous, et que tous les gens de bien seront un jour réunis dans une communauté de sentiments et de jouissances où les délices d'un amour pur et la lumière d'une vérité sans nuage combleront tous les vœux de nos âmes, qui ont été créées pour connaître et pour aimer.

Parmi les hommes qui se sont occupés de magnétisme, il y a malheureusement quelques matérialistes. Je ne puis concevoir comment plusieurs des phénomènes dont ils ont été témoins, tels que la vue sans le secours des yeux, ou à des distances hors de toute portée de ces organes; la prévision des choses futures suivie de leur accomplissement bien constaté; la communication des pensées sans l'intervention des signes extérieurs, ne leur ont pas paru des preuves suffisantes de la spiritualité de l'âme. Mais enfin leur opinion est opposée à la mienne; ils sont de bonne foi, sans doute, puisqu'ils n'ont aucun intérêt à la soutenir; mes raisonnements ne pourraient changer leur manière de voir, et je serais bien présomptueux, si, en les combattant, je me flattais de les vaincre. Bien persuadé qu'ils sont dans l'erreur, je dois faire des vœux pour que de nouveaux phénomènes les éclairent. Peut-être s'ils avaient observé le développement du somnambulisme dans toute sa simplicité, s'ils n'avaient exercé aucune influence personnelle sur leurs somnambules, s'ils n'avaient pas excité leur imagination ou leur vanité en exigeant d'eux des choses extraordinaires; s'ils les avaient abandonnés à l'ordre naturel de leurs idées, ils auraient obtenu des résultats tout différents. Je les invite à suivre la marche que j'ai tracée ; c'est une expérience digne de leur sagacité, comme il est digne de leur courageuse franchise de rétracter leurs premières opinions, s'ils viennent à se convaincre qu'ils s'étaient trompés.

DE L'APPLICATION DU MAGNÉTISME SEUL AU TRAITEMENT DES MALADIES.

Je ne donnerai dans ce dernier chapitre qu'un court aperçu de l'emploi qui a été fait du magnétisme dans la thérapeutique des maladies. Je ne relaterai aucune observation de guérison obtenue, parce que je n'ai pas l'intention de préconiser la magnétisation comme préférable à tout autre mode de traitement. Je connais des résultats inespérés de l'emploi du magnétisme dans des cas fort graves ; mais la magnétisation n'étant pas une médication réglée, ni suffisamment expérimentée, qui puisse être opposée en toutes circonstances, ni qui soit douée ordinairement d'une action assez prompte pour être employée dans les cas d'urgence, je ne puis conseiller de préférer le magnétisme que pour traiter des affections chroniques pour lesquelles les secours de la science médicale ont été épuisés. Ce n'est pas que les effets du magnétisme ne puissent être favorables dans les maladies aiguës ; mais dans certaines circonstances on s'exposerait à des reproches et peut-être même à des regrets. Les maladies aiguës réclament généralement une médication promptement efficace et souvent énergique; parfois il faut agir sans perdre un instant, et il n'est pas possible d'attendre du magnétisme des effets qui sont rarement immédiats, comme peuvent l'être, par exemple, les effets d'une saignée, d'un vomitif ou simplement même d'un sinapisme.

On pourra au contraire donner la préférence au magnétisme dans les affections qui ne menacent pas l'existence des malades, bien que leur invasion puisse être subite; telles sont toutes les lésions nerveuses à forme spasmodique ou convulsive; les accès hystériques ou épileptiques; dans toutes les sortes de névralgies, les crampes, les douleurs nerveuses et musculaires des membres, la migraine, les coliques menstruelles; pour remédier à l'état d'ébranlement où se trouve l'économie à la suite d'une vive émotion; à l'irritation continue qui succède à un accès de colère, ou à un grand affaissement produit par la même cause. On magnétise avec un succès immédiat les femmes et les enfants, lorsqu'ils sont atteints d'indispositions légères, résultant d'un trouble de la circulation ou des voies digestives. Faut-il conclure de là qu'on doit être fort réservé dans l'emploi du magnétisme, qu'on ne doit y avoir recours que dans les incommodités légères ou dans les cas désespérés? Point du tout, il faut au contraire en faire usage toutes les fois qu'on le peut, mais avec prudence, sans rien compromettre.

On a cité des guérisons de presque toutes les maladies par le magnétisme; on aurait tort d'en conclure que le magnétisme est un spécifique contre toutes. Il est beaucoup d'individus sur lesquels il agit très-peu, comme il en est d'autres qui y sont extrêmement sensibles. Ainsi on ne peut pas dire que le magnétisme guérit telle ou telle maladie, mais seulement qu'il a guéri tels ou tels individus qui en étaient atteints, ce qui est bien différent.

Cependant si on ne peut affirmer d'avance que tel individu sera sensible au magnétisme et qu'il en éprouvera des effets salutaires, on sait quelles maladies ont le plus souvent cédé à l'influence de la magnétisation seule, et de quelle manière on doit en diriger l'emploi pour en tirer tout l'avantage possible.

Je vais donc parler de diverses maladies, indiquer la conduite à tenir qui me paraît la plus sage, et les cas où d'après les expériences on est le plus fondé à espérer du succès.

Vous observerez attentivement les sensations qu'éprouve le malade à mesure que vous établissez des courants et que vous faites lentement des passes sur tout le corps. Ces sensations, qui indiquent souvent le siége du mal, seront pour vous un motif de modifier, d'adoucir ou de renforcer votre action et de la diriger de préférence vers telle ou telle partie.

Vous examinerez si l'action du magnétisme est agréable à votre malade; dans le cas où elle le contrarierait, il faudrait cesser. Tâchez de mettre dans vos procédés la plus grande simplicité, pour qu'ils ne lui causent ni trouble, ni inquiétude, ni étonnement.

Si vous êtes trop fatigué, si vos forces sont épuisées, discontinuez, vous n'agiriez plus; attendez que vous soyez dans un état de calme et de bien-être complet.

Dans la convalescence des maladies on soutient beaucoup les forces par le magnétisme; mais ni pendant la maladie ni pendant la convalescence il ne faut magnétiser trop longtemps de suite. Deux ou trois séances de demi-heure ou trois quarts d'heure doivent suffire dans presque tous les cas. Je dis dans presque tous les cas, parce qu'il se rencontre quelquefois des circonstances où l'on doit sans interruption soutenir un mouvement imprimé, ou terminer une crise commencée. Ainsi, la goutte s'étant portée à la tête, vous serez parvenu à la faire descendre jusqu'à la poitrine, il faut continuer jusqu'à ce que vous l'ayez entraînée aux pieds. Mais alors l'effet qu'on produit suffit pour indiquer ce qu'on doit faire.

Parmi les preuves de la puissante influence du magnétisme, l'une des plus convaincantes, c'est qu'on l'a vu ranimer la vie au moment même où elle paraissait s'éteindre. Quand les organes essentiels sont altérés au point de ne pouvoir plus remplir leurs fonctions, ce retour à la vie est de courte durée, mais il est des cas où une telle puissance pourrait sauver un malade qui paraîtrait désespéré.

Le malade qui s'adresse à vous a une maladie plus ou moins ancienne; s'il a déjà fait usage de remèdes, vous l'engagerez à les suspendre, afin de mieux observer l'action du magnétisme.

Le magnétisme produit des crises de sueur ou d'urine.

Dans les maladies d'atonie, dans celles du système

lymphatique, employez le magnétisme avec toute l'énergie possible.

Dans les obstructions ou engorgements des viscères, on présente les doigts en pointe; on tourne pour diviser, on entraîne ensuite. Le traitement est quelquefois fort long. Des douleurs critiques se manifestent dans le siége de l'obstruction, mais le malade se trouve mieux chaque jour et l'obstruction se dissout peu à peu.

Dans la phthisie pulmonaire, le magnétisme facilite la respiration, apaise la toux, ranime les forces, diminue les souffrances et amène promptement un soulagement notable; mais il n'empêche point la marche de la maladie : peut-être même est-il à craindre qu'en augmentant l'activité de la circulation il n'accélère la dernière crise. Il ne faut en continuer l'usage qu'autant que le malade le désire et qu'il en éprouve du calme.

Les accès d'asthme sont presque toujours calmés par le magnétisme.

De toutes les maladies, la plus effrayante dans ses accès, la plus redoutable par les dangers auxquels elle expose et la plus rebelle aux remèdes, est précisément celle qui offre les preuves les plus convaincantes de la puissance du magnétisme; je veux parler de l'épilepsie. Ce n'est pas qu'on soit sûr d'en triompher. Si plusieurs épileptiques ont été radicalement guéris, chez beaucoup d'autres on a seulement diminué la violence et la fréquence des accès. Il ne faut donc jamais balancer à l'employer. Les essais peuvent être infructueux, mais ils n'ont aucun inconvénient.

La magnétisation bien faite réussit presque toujours à arrêter une attaque d'épilepsie; on aurait tort d'en conclure que la guérison de cette affection est facile, et l'on ne peut savoir à l'avance si elle cédera au traitement magnétique. Les accès étant ordinairement irréguliers et se renouvelant à des époques plus ou moins éloignées, ils peuvent être suspendus pour un temps plus ou moins long sans que leur cause soit détruite. Cependant on a plus de raison d'être rassuré lorsque les attaques étaient fréquentes, que lorsqu'elles étaient rares avant l'emploi du magnétisme. Par exemple celui qui avait des accès tous les jours peut être regardé comme guéri, s'il passe deux ou trois mois sans en avoir; tandis qu'il faut attendre au moins un an pour porter le même jugement sur celui qui n'avait des accès que tous les mois. Il suit de là que lorsque le malade est délivré de ses attaques, il faut continuer à le magnétiser pour en empêcher le retour et en détruire la cause. Lorsque plusieurs des époques auxquelles le malade éprouvait ordinairement des attaques se seront passées sans qu'il en ait eu le moindre sentiment, on pourra discontinuer de le magnétiser tous les jours; on mettra d'abord un, puis deux, puis trois jours, enfin un mois d'intervalle entre les séances.

On a très-souvent obtenu le somnambulisme dans l'épilepsie; s'il a lieu, le magnétiseur saura ce qu'il doit faire et ce qu'il doit espérer, pourvu qu'il se conforme aux principes exposés sur la direction des somnambules.

Dans les maladies dites *hystériques*, le magnétisme a une action puissante et salutaire. C'est dans ces affections qu'on obtient le plus souvent un somnambulisme très-lucide, accompagné de phénomènes extraordinaires; mais il ne faut oublier aucune des recommandations qui ont été faites pour obtenir les avantages que peut produire cet état merveilleux.

Le magnétisme est indiqué dans toutes les espèces de paralysie, mais si le magnétisme, tout en agissant d'une manière sensible, restait insuffisant, on s'aidera des remèdes indiqués par la médecine. La paralysie des membres inférieurs a souvent pour cause une affection de la moelle épinière; il faut dans ce cas magnétiser en commençant derrière les reins et conduire l'action le long des cuisses jusqu'au bout des pieds.

On devrait essayer du magnétisme dans les aliénations mentales; quand la maladie est accidentelle et récente on a tout lieu d'espérer le succès. On voit souvent des aliénés éprouver du bien-être auprès de certaines personnes qui les dominent naturellement et auxquelles ils se soumettent sans résistance; ce sont ces personnes qui réussiraient le plus facilement à les guérir; celles qui les effrayent ou qu'elles repoussent n'y parviendraient pas. Il est probable que chez plusieurs fous dont les accès sont irréguliers et intermittents, on produirait un calme suivi de sommeil et enfin de somnambulisme; alors la guérison serait à peu près sûre. S'il y avait une idée fixe, le magnétiseur pourrait la chasser par sa volonté. La plupart des tentatives qu'on ferait en ce genre seraient peut-être infructueuses; mais ici la chose est si importante et la médecine a si peu de ressources, qu'on ne doit pas négliger un moyen dont le succès est possible, puisque M. de Puységur et le médecin étranger correspondant de Deleuze l'ont constaté dans leurs écrits.

Je ne poursuivrai pas davantage l'énumération des maladies qui peuvent être traitées par le magnétisme; toutes d'ailleurs sont susceptibles d'être modifiées avantageusement par son influence. Si je cherche à exciter la confiance, j'ai mis quelque soin à maintenir cette confiance dans les limites de la sagesse. En suivant la marche que j'ai tracée, on n'aura jamais à se repentir d'avoir fait usage du magnétisme comme d'un auxiliaire puissant pour l'art de guérir.

SUR L'HYPNOTISME

CONSIDÉRÉ COMME AGENT DE MAGNÉTISATION.

J'ai déjà signalé en quoi consistait ce qu'on appelle l'hypnotisme (pages 9 et 95); comment il fut accueilli d'abord avec quelque engouement comme agent anesthésique, puis repoussé avec mépris quand on eut reconnu que c'était surtout un agent de magnétisation. L'hypnotisme ne méritait ni cet excès d'honneur ni cette indignité; il peut également déterminer l'insensibilité et le sommeil magnétique. Mais c'est un moyen brutal dont on ne peut régler ni modifier l'action en raison de l'impressionnabilité des sujets, et qui, dès lors, ne peut être employé usuellement sans de graves inconvénients, ainsi que des expériences inconsidérées l'ont eu bientôt prouvé. L'hypnotisme doit être réservé pour des cas tout à fait exceptionnels, et doit être pratiqué avec beaucoup de prudence et de précautions.

Je n'ai donc qu'un mot à dire sur ce moyen physique de magnétisation. Envers et contre tous, sans pouvoir être dénié, ni contredit, ni persiflé, l'hypnotisme prouve en déterminant l'état magnétique, que cet état existe; et cela en dépit de toutes les influences contraires, de toute force physique ou morale perturbatrice, de toute disposition réfractaire. Jusqu'à présent on croyait difficilement aux effets des *passes magnétiques*, à l'influence du regard et de la volonté des adeptes du magnétisme. Pourquoi cette influence resterait-elle méconnue si l'action d'un corps matériel peut en avoir la puissance? L'hypnotisme le prouve. Il faut donc reconnaître que par l'influence du geste, du regard, de la volonté, l'homme a une action réelle sur ses semblables. Ces locutions populaires n'ont-elles pas leur raison d'être : D'un geste il commande et se fait obéir. On ne peut se soustraire à son regard fascinateur. Sa volonté est souveraine, tout lui est soumis! Si donc on peut magnétiser des sujets en les obligeant à fixer les yeux pendant quelques minutes sur un objet brillant, mais qui a toujours moins d'éclat que l'œil de l'homme animé d'un vif désir, il est facile de comprendre comment peut s'opérer la magnétisation du geste, du regard et de la volonté.

L'hypnotisme a rendu un véritable service à l'humanité en forçant tous ceux que Bordeu signalait comme formant la foule scientifique des aveugles de naissance, à ouvrir les yeux à la lumière.

Bien que l'hypnotisme ne doive point être mis banalement en usage pour déterminer ce que sa dénomination caractérise : un sommeil particulier qui prive les individus de la sensibilité; il n'est pas moins vrai qu'on a obtenu sous ce rapport, dans l'Inde, des résultats très-avantageux de son emploi, parce qu'il s'agissait de déterminer l'état magnétique sur un très-grand nombre d'individus (l'armée des cipayes) d'une nature difficilement impressionnable, sur lesquels les procédés de magnétisation ordinaire, moraux surtout, n'ont généralement aucun effet. Dans nos contrées, dans nos grandes villes principalement, où la civilisation a développé et même exalté la susceptibilité nerveuse, où l'influence du moral sur le physique est portée à son apogée, il n'est le plus souvent nécessaire, pour déterminer l'état magnétique, que d'établir entre le magnétiseur et le magnétisé des corrélations sympathiques dont le geste, le regard et la volonté d'être utile sont les générateurs, et dont les effets sont plus promptement manifestes que ceux sollicités par une action physique sur les organes des sens.

C'est ainsi que je viens de le faire qu'il aurait fallu éclairer le public sur les inconvénients de l'hypnotisme, afin de modérer l'engouement qu'a un instant fait naître sa connaissance imprévue. Mais il ne fallait pas, pour détruire un sentiment irréfléchi, taxer la vérité de mensonge, et surtout reprocher à l'action spéciale de l'hypnotisme de révéler l'existence du magnétisme. C'était montrer le bout de l'oreille, et vouloir éteindre une lumière à la manière des insectes nocturnes qui viennent s'y brûler.

POSTSCRIPTUM.

J'ai, comme on l'a vu page 318, communiqué à M. Dubois (d'Amiens) tout ce qui le concernait dans cette publication, afin qu'il pût non-seulement réfuter ce que dans la discussion j'ai opposé à ses opinions publiées, mais aussi pour qu'il pût combattre ou rectifier les faits qui le touchent personnellement. Je voulais, en outre, en lui ouvrant loyalement la lice où la question du magnétisme était ardemment mais franchement soutenue, que mon travail pût recevoir la sanction de sa critique. C'est une œuvre de vérité que j'ai entreprise. J'y ai réuni, en puisant seulement à des sources non suspectes, tout ce que la question du somnambulisme spontané ou provoqué comporte de plus frappant, de plus extraordinaire, de plus authentique et de plus applicable à la démonstration que cet état particulier de la vie humaine peut servir à éclairer le diagnostic et la thérapeutique des maladies. Ce but est le seul que je me suis proposé.

M. Dubois (d'Amiens) a personnifié en lui l'incrédulité en tout ce qui touche au magnétisme animal; c'est le médecin le plus hostile, il l'a déclaré lui-même, à tous ceux qui cherchent à démontrer la réalité du magnétisme animal et de ses effets. M. Dubois (d'Amiens) jouit d'un talent incontestable de discussion, et la pointe acérée de ses arguments n'est jamais émoussée; il met habituellement les rieurs de son côté. C'était donc de ma part une périlleuse démarche que je faisais, en lui demandant le concours de sa critique, pour mieux établir, dans l'esprit de certains de mes lecteurs, la valeur et la portée des faits rassemblés dans ce volume, si toutefois M. Dubois ne parvenait pas, comme j'en avais la confiance légitime, à leur en démontrer le néant.

Un livre fait dans les conditions où je m'étais placé ne devait pouvoir tromper personne, puisque ses lecteurs auraient composé un grand jury d'appréciation, devant lequel la cause du magnétisme se serait trouvée plaidée à fond. Après avoir entendu les parties adverses s'expliquer sans entraves, le verdict devait être lumineusement et consciencieusement rendu.

Mais M. Dubois (d'Amiens) n'a fait aucune réponse à la lettre que je lui ai adressée, chargée par la poste, avec les vingt premières feuilles de ce volume. Je ne ferai aucune remarque sur son silence absolu; mais je me permettrai de lui dire, comme je l'ai déjà dit à l'Académie de médecine : « *Ce n'est pas lorsque l'on fuit et que l'on refuse le com-* » *bat, qu'on a le droit de se proclamer vainqueur.* »

A défaut de la critique spéciale que je m'attendais à subir de M. Dubois (d'Amiens), je vais en publier une toute franche et toute loyale que j'ai reçue pendant le cours de ma publication. Elle émane du doyen des médecins français; la haute position scientifique acquise par son auteur, son mérite, son indépendance bien connue, donnent à cette critiqué un caractère qui en augmente l'autorité. Je ne la combattrai pas dans ce qu'elle exprime de contraire à mes convictions, qui ne peuvent être changées par des raisonnements scientifiques et philosophiques. Quant aux faits, ils sont admis par mon bienveillant maître.

La lettre suivante m'a été adressée par M. le docteur Gama, ancien premier professeur, chirurgien en chef à l'hôpital d'instruction du Val-de-Grâce.

Le docteur COMET.

27 novembre 1860.

AU DOCTEUR COMET.

MON CHER CONFRÈRE,

J'ai lu les livraisons publiées de votre ouvrage sur le somnambulisme avec empressement et sans relâche; mais je ne saurais dire à quelle cause d'entraînement j'ai plutôt obéi, ou des faits qu'a offerts à l'observation votre chère épouse, ou de la remarquable précision avec laquelle vous les avez exposés. Votre livre a une grande portée, et, bien que vous auriez pu vous dispenser d'un assez grand nombre de détails, on ne peut cependant vous faire le reproche d'avoir été trop prolixe, car vous aviez promis et juré de tout dire. Les conclusions que vous avez tirées des opinions de MM. Frapart, Husson, Jules Cloquet, etc., vous ont servi à établir que ce n'est pas par des dénégations de ce qui est acquis que l'on doit procéder en matière de science. Vos citations sont heureuses, et ajoutent, en dissipant les doutes, au prix de votre travail, qui n'en contient pas moins cependant des erreurs, comme je ne tarderai pas à le prouver.

Mais, d'abord, j'ai à vous dire que je ne suis pas tout à fait étranger à votre sujet, car j'ai connu une femme, celle d'un de nos confrères, qui a présenté dans le somnambulisme concomitant avec une maladie intercurrente, en moins grand nombre il est vrai, des phénomènes semblables à ceux que vous avez observés chez madame Comet. Elle savait et disait de quoi l'on s'entretenait à l'instant dans une autre maison; elle nommait les personnes qui étaient entrées à son insu dans un appartement voisin de sa chambre, rendait mot à mot compte, si l'on insistait pour le savoir, de ce que les personnes se disaient; elle lisait l'heure précise que marquait le cadran d'une horloge publique éloignée; elle savait au juste ce que contenait en monnaie la bourse q'une personne présente, mais ne se mêlait jamais de son traitement. Après sa guérison, cette femme ne conserva pas plus de souvenir de ce qui s'était passé de si merveilleux en elle pendant le cours de sa maladie, qu'elle n'en avait eu dans les intervalles qui suivaient son état de somnambulisme. On n'osait même pas lui en parler, car elle en témoignait une sorte de honte. Tout ce que j'en ai appris est venu des communications que me faisait son mari, qui se nommait Prevost, chirurgien major à l'armée d'Espagne, où j'étais alors, en 1823, chirurgien en chef.

Maintenant, j'ai à faire quelques observations qui vont peut-être me mettre, sans espoir de retour, en désaccord avec vous sur l'essence même du somnambulisme. Je cite votre propre texte que je combats, page 84 et suivantes, où vous dites : que la science ne pourra jamais démontrer, telle est votre croyance, que les faits dont vous exposez la succession sont le produit des fonctions du système nerveux. Vous oubliez donc que votre somnambule a un cerveau, siége de la pensée qu'elle exprime et qui ne naît pas ailleurs? Vous substituez aux fonctions physiologiques cérébrales de prétendues facultés surnaturelles qui n'existent pas. Le mot *surnaturel* signifie nécessairement *hors nature*, et vous mettez hors nature des êtres qui ne vivent que parce qu'ils sont soumis aux lois naturelles. Le mot *intuition* employé dans le même sens, c'est-à-dire sans base organique, n'est pas plus acceptable. Vous pensez que la clairvoyance en ce qui touche les choses naturelles qu'elle a pour but, devient une existence à part qui serait alors sans objet; que la pénétration dans l'avenir, dont vous avez donné de si fréquents exemples, est inspirée d'en haut à vos somnambules, sans le secours d'agents matériels, et ce sont ces agents qui perçoivent la pénétration!

Le transport de l'intelligence qui fait entendre, voir, juger au travers des murailles, et quelquefois à une grande distance, n'est-il pas dans la dépendance des fonctions cérébrales, n'est-il pas un acte de la vie, n'appartient-il pas à l'essence de la pensée, synonyme du raisonnement? Tout ce qu'on peut dire de l'ensemble de ces corrélations, c'est que les facultés intellectuelles dépassent en puissance dans le somnambulisme lucide, comme vous l'appelez, celles dont l'exercice a lieu dans les circonstances ordinaires. Le centre cérébral dans son intégrité conserve la somme d'énergie qui lui est propre, et puisqu'un renversement des sensations quelles qu'elles soient, tel qu'il faut l'admettre, suspend momentanément les influences nerveuses extérieures, l'organe se replie en quelque sorte sur lui-même et se crée des fonctions nouvelles qu'il ne doit pas conserver.

Veut-on une qualification qui distingue cette puissance supérieure chez les somnambules? Il me semble qu'on peut la trouver dans l'expression d'*aptitudes cérébrales latentes* qu'on lui appliquerait; laissant ainsi l'esprit d'observation dans l'attente des indices qui annonceraient que ces aptitudes existent et sont sur le point de manifester leurs effets. On parviendrait de cette manière non-seulement à expliquer les révélations des somnambules, mais encore à distinguer d'autres phénomènes nocturnes se rattachant au somnambulisme lucide chez des individus qui n'y ont qu'une faible tendance innée et n'en répètent les actes que rarement : telle serait l'histoire des somnambules ordinaires. Ces somnambules ne mettent en jeu des fonctions de la vie de relation que les mouvements volontaires et le discernement le plus judicieux. Le renversement des fonctions que j'ai cherché à prouver dans le somnambulisme lucide au moment des révélations secrètes et pendant toute leur durée ou leurs répétitions, n'existe pas chez les somnambules ordinaires; telle est la différence à établir entre eux et les somnambules lucides; mais il y a dans les deux états continuité de l'action matérielle du cerveau, et au réveil s'opère le retour des fonctions à l'ordre naturel. Quel rôle ferait-on jouer aux facultés surnaturelles ou intuitives, si on raisonne d'après cette idée, dans le somnambulisme qui n'est point appelé *lucide*, quoiqu'il soit aussi clairvoyant que l'autre? On ne doit pas supposer qu'il s'agisse d'un plus ou d'un moins, car un principe, même faux, est absolu. J'ajouterai que les fonctions de la vie de relation ne sont même pas les seules qui dépendent de l'action cérébrale; on est forcé encore d'y comprendre celles de la vie intérieure ou organique, quoique l'influence du cerveau paraisse secondaire, comparée à celle de l'organe rachidien.

Les penchants moraux, les passions physiques, toute la série des fonctions de la vie de relation, normales ou dépravées, considérées dans l'état ordinaire, s'expliquent d'une manière plus satisfaisante et plus vraie par les aptitudes cérébrales que par toute autre doctrine. Mais je me trouve conduit à rendre l'homme libre de toutes les entraves dont on a toujours embarrassé le triomphe de sa nature même. Prenez-le en telle situation que vous voudrez, pourvu qu'il soit dans un état sain, n'est-il pas en contact avec l'univers, tant sont grandes et puissantes les influences auxquelles il est soumis? Rien ne s'oppose, puisqu'il est par ces influences hors des conditions qui le retiennent à la terre, à ce qu'on rende compte des phénomènes ou des effets qui se passent intérieurement en lui, ou qui se produisent extérieurement dans sa vie de relation autrement que par l'action cérébrale. L'électricité locale, par exemple, c'est-à-dire celle de l'atmosphère avec laquelle il est en rapport, et celle qui s'échappe incessamment de l'organisation humaine, ou tout autre fluide inconnu, se mêleraient par connexité d'expansions avec les diffusions électriques ou autres qui parcourent l'espace ; de sorte que la pensée, les appréhensions ou les désirs auraient un véhicule pour établir une communication entre des individus séparés par une grande distance. On se perd dans ces conjectures, mais voici un fait que m'a raconté un médecin de mes amis qui leur donne de la vraisemblance : il s'agit de deux frères dont l'un avait dû se rendre à Paris et l'autre était resté à leur demeure habituelle. Dans une visite que le voyageur rendit au médecin dont je tiens ce récit, il lui dit assez brusquement : Mon frère est mort à telle heure, etc., j'en ai la certitude d'après un bouleversement subit que j'ai ressenti en moi à ce moment. En effet, l'événement prédit si positivement fut vérifié et avait été accompagné de tous les détails qu'en avait donnés la prédiction. On sait encore quel empire exercent sur nous les pressentiments. Nous sommes entourés de mystères qui se rattachent à notre existence par des perceptions naturelles. Les pressentiments appartiennent au domaine de la philosophie moderne ; ils méritent de sérieuses réflexions et une étude de découvertes trop négligées des puissances insaisissables dont la matière terrestre révèle l'existence.

Je ne veux pas, mon cher Confrère, vous laisser ignorer un résultat des expériences que M. Frapart a faites au Val-de-Grâce, où M. Broussais et moi avons été témoins des effets produits par le magnétisme sur un de nos malades. En sortant du lieu où s'était tenue la séance, M. Broussais me dit : « Il y a sur cela beaucoup d'incrédules ; mais quand » on est témoin de faits pareils à ceux que nous venons de voir, il faut » bien se rendre à l'évidence. »

Je suis entièrement de votre avis quant à la *catalepsie*, que vous déclarez n'être point une maladie, mais seulement la suspension de l'influence nerveuse. Cette suspension consiste uniquement dans l'absence de l'action cérébrale.

Voilà tout ce que j'ai à vous dire concernant vos savantes et belles recherches sur un sujet qui attend de nouvelles lumières des travaux auxquels vous vous livrez avec tant d'ardeur.

Recevez, mon cher Confrère, l'assurance de mon sincère attachement.

GAMA.

SOMMAIRE DES MATIÈRES

CONTENUES DANS CE VOLUME.

FIN DU SOMMAIRE DES MATIÈRES.

EN VENTE A LA MÊME LIBRAIRIE :

L'ÉGLISE ROMAINE EN FACE DE LA RÉVOLUTION, par M. Crétineau-Joly. 2 très-beaux volumes in-8°, ornés de neuf portraits, savoir : les papes Pie VI, Pie VII, Léon XII, Grégoire XVI et Pie IX, et les cardinaux Consalvi, Pacca, Bernetti et Antonelli. Prix : 15 fr.

LA MAGIE AU DIX-NEUVIÈME SIÈCLE, ses Agents, ses Vérités, ses Mensonges, par le chevalier Gougenot des Mousseaux, auteur du livre *Dieu et les dieux*, etc., précédée d'une lettre adressée à l'auteur par le P. Ventura de Raulica, ancien général de l'ordre des Théatins, consulteur de la sacrée congrégation des rites, examinateur des évêques et du clergé romain. 1 vol. in-8°. Prix : 6 fr.

LA TABLE PARLANTE, Journal des faits merveilleux : Tables tournantes et parlantes, — Esprits frappeurs, — Apparitions, — Spectres, — Fantômes, — Mesmérisme, — Somnambulisme magnétique, Trembleurs des Cévennes, — Convulsionnaires de Saint-Médard, — Possession des Ursulines de Loudun, — Événement du presbytère de Cideville, — Femme électrique, — Oracles anciens, — Pythonisses, — Obsessions, — Possessions, — Magie, — Nécromancie, — Sorcellerie, — Revenants, etc., etc. 1 vol. in-8°. Prix : 6 fr.

DE L'INSPIRATION DES CAMISARDS, Recherches nouvelles sur les phénomènes extraordinaires observés parmi les protestants des Cévennes à la fin du XVIIe et au commencement du XVIIIe siècle, pour servir à l'intelligence de certaines manifestations modernes, par Hippolyte Blanc, précédé d'une lettre adressée à l'auteur par le T. R. P. Ventura de Raulica, ancien général de l'ordre des Théatins, examinateur des évêques et du clergé romain. 1 joli volume in-18 raisin. Prix : 2 fr.

ÉTUDES SUR LES POSSESSIONS EN GÉNÉRAL ET SUR CELLE DE LOUDUN EN PARTICULIER, par l'abbé Leriche, prêtre du diocèse de Poitiers, précédées d'une lettre adressée à l'auteur par le T. R. P. Ventura de Raulica, ancien général de l'ordre des Théatins, examinateur des évêques et du clergé romain. 1 joli vol. in-18 raisin. 2 fr.

MÉMOIRES DE MADAME LA MARQUISE DE LA ROCHEJAQUELEIN, suivis de son éloge funèbre, prononcé par Mgr l'évêque de Poitiers. 8e édition, ornée du portrait de l'auteur. — 1 vol. gr. in-8°. Prix : 10 fr.

LE LIVRE DES JEUNES MÈRES, par M. A. de Beauchesne. 1 vol. in-8°, imprimé sur vélin et tiré à 305 exemplaires numérotés. Prix : 8 fr.

Le même, 2e édition, in-18 jésus, orné d'une délicieuse vignette en taille-douce. 1 volume. Prix : 4 fr.

RÈGLES DE DROIT & DE MORALE TIRÉES DE L'ÉCRITURE SAINTE, mises en ordre et annotées par M. Dupin, docteur en droit, ancien bâtonnier de l'ordre des avocats, procureur général à la cour de cassation. 1 beau volume in-8° anglais. Prix : 5 fr.

MÉMOIRES DE M. DUPIN. Ces Mémoires formeront 4 volumes in-8°. — Les deux premiers volumes sont en vente.

Le tome Ier comprend les *Souvenirs du Barreau*. 1 vol. in-8°. Prix : 6 fr.

Les tomes II et III comprennent la *Carrière politique*. — Souvenirs parlementaires. — M. Dupin député, ministre, président (1827 à 1848). Prix : 12 fr.

Le quatrième volume est sous presse et paraîtra fin janvier 1861.

Paris. Typographie de Henri Plon, rue Garancière, 8.

www.ingramcontent.com/pod-product-compliance
Ingram Content Group UK Ltd.
Pitfield, Milton Keynes, MK11 3LW, UK
UKHW021843190726
13855UKWH00001B/124

9 782012 983083